国家出版基金项目
NATIONAL PUBLICATION FOUNDATION

平乐正骨系列丛书

总主编 郭艳幸 杜天信

郭艳幸 孙贵香 郭珈宜 主编

平乐正骨基础理论

2

PINGLE GUO'S
ORTHOPAEDIC

中国中医药出版社
·北京·

图书在版编目（CIP）数据

平乐正骨基础理论 / 郭艳幸，孙贵香，郭珈宜主编 . —北京：中国中医药出版社，
2018.12

（平乐正骨系列丛书）

ISBN 978 – 7 – 5132 – 4900 – 3

Ⅰ . ①平…　Ⅱ . ①郭…　②孙…　③郭…　Ⅲ . ①中医伤科学　Ⅳ . ① R274

中国版本图书馆 CIP 数据核字（2018）第 079887 号

中国中医药出版社出版

北京市朝阳区北三环东路 28 号易亨大厦 16 层

邮政编码　100013

传真　010-64405750

保定市中画美凯印刷有限公司印刷

各地新华书店经销

开本 787×1092　1/16　印张 12　字数 247 千字

2018 年 12 月第 1 版　2018 年 12 月第 1 次印刷

书号　ISBN 978 – 7 – 5132 – 4900 – 3

定价　79.00 元

网址　www.cptcm.com

社 长 热 线　010-64405720
购 书 热 线　010-89535836
维 权 打 假　010-64405753

微信服务号　zgzyycbs
微商城网址　https://kdt.im/LIdUGr
官 方 微 博　http://e.weibo.com/cptcm
天猫旗舰店网址　https://zgzyycbs.tmall.com

如有印装质量问题请与本社出版部联系（010-64405510）

《平乐正骨系列丛书》编委会

《平乐正骨基础理论》编委会

正骨医学瑰宝　造福社会民生（陈序）

平乐郭氏正骨，享誉海内外，是我国中医正骨学科的光辉榜样，救治了大量骨伤患者，功德无量，是我国中医药界的骄傲。追溯平乐正骨脉络，实源于清代嘉庆年间，世代相传，医术精湛，医德高尚，励学育人，服务社会，迄今已有220余年历史。中华人民共和国成立以后，平乐正骨第五代传人高云峰先生将其家传秘方及医理技术传于天下，著书立说，服务民众。在先生的引领下，1958年创建河南省平乐正骨学院，打破以往中医骨伤靠门内传授之模式，中医骨伤医疗技术首次作为一门学科进入大学及科学研究部门之殿堂，学子遍布祖国各地，形成平乐正骨系统科学理论与实践体系，在推动中医骨伤学科的传承与发展方面做出了重大的贡献。以平乐正骨第六代传人、著名骨伤科专家郭维淮教授为代表的平乐正骨人，更是不断创新、发展和完善，使"平乐正骨"进一步成为以理论架构完整、学术内涵丰富、诊疗经验独特、治疗效果显著等为优势的中医骨伤科重要的学术流派，确立其在中医骨伤科界的重要学术地位。由于平乐郭氏正骨的历史性贡献与影响，"平乐郭氏正骨法"于2008年6月被国务院列入国家第一批非物质文化遗产保护名录；2012年，"平乐郭氏正骨流派"被国家中医药管理局批准为国家第一批中医学术流派传承工作室建设单位。

《平乐正骨系列丛书》从介绍平乐正骨的历史渊源、流派传承等发展经历入手，分别论述了平乐正骨理论体系、学术思想、学术特色及诊疗特色，包括伤科"七原则""六方法"，平乐正骨固定法、药物疗法、功能锻炼法等。此外，还生动论述了平乐正骨防治结合的养骨法、药膳法，以及平衡思想等新理念、新思路和新方法，囊括了平乐正骨骨伤科疾病护理法及诊疗规范，自成一体，独具特色。从传统的平乐正骨治伤经典入手，由点及面，把平乐正骨的预防规范、诊疗规范、护理规范、康复规范等立体而全面地呈献给社会，极具实用性及科学性。该书集我国著名的骨伤科学术流派——平乐正骨之大成，临床资料翔实、丰富、可靠，汇聚了几代平乐正骨人的心血，弥足珍贵。

该书系从预防入手，防治结合，宗气血之总纲，守平衡之大法，一些可贵的理论或理念第一次呈献给大家，进一步丰富、发展了平乐正骨理论体系，集理、法、方、药于一体，具有较强的系统性、创新性、实用性和科学性，丰富和完善了中医骨伤疾病诊疗体系，体现了平乐正骨中西并重、兼收并蓄、与时俱进的时代性和先进性。该书既可供同行参考学习，寓教于学，也可作为本学科的优秀教材。

随着世界医学的发展、人类疾病谱的变化，以及医学科学技术的进步，人们更加关注心理因素和社会因素对于疾病的影响，更加关注单纯医疗模式向"医疗、保健、预防"综合服务模式的转变。在为人民健康服务的过程中，平乐正骨始终坚持以患者需求为本，疗效为先，紧紧围绕健康需求，不断探索、创新与发展。今天，以杜天信院长及平乐正骨第七代传人郭艳幸教授为代表的平乐正骨人，秉承慎、廉、诚之医道医德，弘扬严谨勤勉之学风，继承发扬，严谨求实，博采众长，大胆创新，在总结、继承、更新以往学术理论和临床经验的基础上，对平乐正骨进行了更深层次的挖掘、创新，使得平乐正骨从理论到实践都进一步取得了重大突破。

纵观此系列丛书，内涵丰富，结构严谨，重点突出，实用性强，体现了"古为今用，西为中用"和中医药学辨证论治的特点，可以为中医骨伤科学提供重要文献，为临床医师提供骨伤科临床诊疗技术操作指南，为管理部门提供医疗质量管理的范例与方法，为从业者提供理论参考标准和规范，为人民大众提供防治疾病与养生的重要指导。

我深信此套丛书的出版，必将对中医骨伤科学乃至中医药学整体学术的继承与发展，做出新的贡献，是以为序。

陈可冀
中国科学院资深院士
中国中医科学院首席研究员
2018 年元月于北京西苑

继往开来绽新花（韦序）

　　受平乐郭氏正骨第7代传人、国家级非物质文化遗产项目中医正骨疗法（平乐郭氏正骨法）代表性传承人郭艳幸主任医师之邀，为其及杜天信教授为总主编的《平乐正骨系列丛书》做序，不由得使我想到了我的母校——河南平乐正骨学院，如果不是受三年自然灾害影响，今年就是她的"花甲之年"。

　　1955年冬天，平乐郭氏正骨第5代传人高云峰先生到北京参加全国政协会议，当毛泽东主席见到高云峰时，指着自己的胳膊向她说："就是这里折了，你能接起来吗？现在公开了，要好好培养徒弟，好好为人民服务！"毛主席的教导，给予高云峰先生多么大的鼓舞啊。她回到洛阳孟津平乐家中，不久就参加了工作，立下了要带好徒弟，使祖传平乐郭氏正骨技术惠及更多患者的决心。

　　在党和政府的关怀、支持下，于1956年9月成立了河南省平乐正骨医院（河南省洛阳正骨医院的前身），这是我国最早的一家中医骨伤专科医院，高云峰先生为首任院长。平乐郭氏正骨也因其技术优势与特色在全国产生了巨大影响，《河南日报》《健康报》《人民日报》为此做了相继报道，平乐郭氏正骨医术被誉为祖国医学宝库中的珍珠（见1959年10月17日《健康报》）。

　　1958年，为进一步满足广大人民群众对医疗保健事业日益增长的需求，把中医正骨医术提高到新的水平，经国家教育部和河南省政府有关部门批准，在平乐正骨医院的基础上，由高云峰先生主持成立了我的母校河南平乐正骨学院——全国第一所中医骨科大学，高云峰先生任院长。平乐正骨学院的成立，开辟了中医骨伤现代教育的先河，为中医骨伤科掀开了光辉灿烂的历史篇章，使中医骨伤由专有技术步入了科学的殿堂。高云峰先生是我国中医骨伤高等教育当之无愧的开拓者和奠基人。新中国成立后，中医骨伤的骨干力量由此源源不断地输送到祖国各地，成为各省公立医院骨伤科或学院骨伤系的创始人及学术带头人。因此，河南平乐正骨学院被学术界誉为中医骨伤的"黄埔军校"。同时，在学术界还有"平乐正骨半天下"的美誉。

1960 年 9 月上旬，我第一次乘火车，在经过两天两夜的旅程后，来到了位于洛阳市白马寺附近的河南平乐正骨学院，被分在本科甲二班，这个班虽然仅有 19 名学生，却是来自国内 14 个省、市、自治区的考生或保送生。日月如梭，50 多年前的那段珍贵的经历令我终生难忘，我带着中医骨伤事业的梦想从平乐正骨学院启航，直到如今荣获"国医大师"殊荣。

经过几代平乐正骨人的不懈努力，平乐正骨弟子遍及海内外，在世界各地生根、发芽、开花、结果，为无数患者带来福祉。如今的平乐正骨流派已成为枝繁叶茂的全国最大最具影响力的学术流派之一，河南省洛阳正骨医院也已成为一所集医疗、教学、科研、产业、康复、文化于一体的具有 3000 多张床位的三级甲等省级中医骨伤专科医院。站在新时代的起点，发展和创新平乐正骨、恢复高等教育是新一代平乐正骨人的肩负使命，也是我和其他获得平乐郭氏正骨"阳光雨露"者的梦想和愿望。

《平乐正骨系列丛书》共约 700 余万字，含 18 个分册，包含《平乐正骨发展简史》《平乐正骨史话》《平乐正骨基础理论》《平乐正骨平衡学》《平乐正骨常见病诊疗规范》《平乐正骨诊断学》《平乐正骨影像学》《平乐正骨骨伤学》《平乐正骨筋伤学》《平乐正骨骨病学》《平乐正骨手法学》《平乐正骨外固定法》《平乐正骨药物治疗学》《平乐正骨养骨学》《平乐正骨康复药膳》《平乐正骨康复法》《平乐正骨护理法》《平乐正骨骨伤常见疾病健康教育》等，是对 220 余年平乐正骨发展成果与临床经验的客观总结，具有鲜明的科学性、时代性和实用性。此套丛书图文并茂，特色突出，从平乐正骨学术思想到临床应用等，具体翔实地介绍了平乐正骨的诊疗方法和诊疗特色。平乐正骨有高等院校教育的过去和今天的辉煌，将来也必然能使这段光荣的历史发扬光大，结出累累硕果。《平乐正骨系列丛书》是中医骨伤从业者难得的一套好书，也是中医骨伤教学的好书，特别适用于高等医药院校各层次的本科生、研究生阅读。

特为此序！

韦贵康

国医大师

世界手法医学联合会主席

广西中医药大学终身教授

2018 年 6 月

百年正骨　承古拓新（孙序）

　　在河洛文化的发祥地、十三朝古都洛阳，这块有着厚重历史文化底蕴的沃土上，孕育成长着一株杏林奇葩，这就是有着 220 余年历史、享誉中外的平乐郭氏正骨。自郭祥泰于清嘉庆元年（1796）在平乐村创立平乐正骨以来，其后人秉承祖训，致力于家学的发展与创新，医术名闻一方。1956 年，平乐正骨第五代传人高云峰女士，在毛泽东主席的亲切勉励下，带领众弟子创办了洛阳专区正骨医院，1958 年创建平乐正骨学院，1959 年创建平乐正骨研究所，并自制药物为广大患者服务，使平乐正骨于 20 世纪 50 年代末即实现了医、教、研、产一体化，学子遍及华夏及亚、欧、美洲等地区和国家，成为当地学科的带头人和骨干力量，平乐正骨医术随之载誉国内外，实现了由医家向中医著名学术流派的完美转型。平乐郭氏正骨第六代传人郭维淮，作为首届国家级非物质文化遗产传承人，带领平乐正骨人，将平乐郭氏正骨传统医术与现代科学技术结合，走创新发展之路，使平乐郭氏正骨以特色鲜明、内涵丰富、理论系统、疗效独特等为优势，为"平乐正骨"理论体系的形成奠定了坚实的基础，为中医骨伤科学的发展做出了重要贡献。

　　《平乐正骨系列丛书》全面介绍了国家非物质文化遗产——平乐郭氏正骨的内容，全方位展现了平乐正骨的学术思想和特色。丛书包含 18 个分册，从介绍平乐正骨的历史渊源、流派传承等情况入手，分别论述了平乐正骨学术思想、学术特色、理论体系及诊疗特色，尤其是近年理论与方法的创新，如"平衡思想""七原则""六方法"等。丛书集 220 余年平乐正骨学术之精华，除骨伤、骨病、筋伤等诊疗系列外，还涵盖了平乐正骨发展史、基础理论、平衡学、正骨手法、固定法、康复法、护理法等，尤其是体现平乐郭氏正骨防治结合思想的养骨法、药膳法和健康教育等，具有鲜明的时代特点，符合现代医学的预防 – 医学 – 社会 – 心理之新医学模式，为广大患者带来了福音。

　　统观此丛书，博涉知病、多诊识脉、屡用达药，继承我国传统中医骨伤科学之精华，结合现代医学之先进理念，承古拓新，内容丰富，实用性强，对骨伤医生及研究者有很好的指导作用。全书自成一体，独具特色，是一套难能可贵的好书。

《平乐正骨系列丛书》由洛阳正骨医院、郑州骨科医院、深圳平乐骨伤科医院等平乐正骨主要基地的百余名专家共同撰著，参编专家均为长期工作在医、教、研一线，临床经验丰富的平乐正骨人；临床资料翔实、丰富、可靠，汇聚了几代平乐正骨人的心血，弥足珍贵。

叹正骨医术之精妙，殊未逊于西人，虽器械之用未备，而手法四诊之法既精，则亦足以赅括之矣。愿此书泽被百姓，惠及后世。

中华中医药学会副会长

中华中医药学会骨伤专业委员会主任委员

中国中医科学院首席专家

2018 年 3 月

施　序

　　"平乐正骨"是我国中医骨伤学科著名流派之一，被列为国家级非物质文化遗产，发祥于我国河南省洛阳市孟津县平乐村，先祖郭祥泰自清代创始迄今已历七代，相传220余年，被民众誉为"大国医""神医"，翘楚中华，饮誉海内外。中医药学是一个伟大宝库，积聚了历代医家深邃的创新智慧、理论发明和丰富的临证经验。在如此灿若星河的中医药发展历史画卷中，"平乐正骨"俨然是一颗熠熠生辉的明珠。"洛阳春色擅中州，檀晕鞓红总胜流。"近220余年来，西学东进，加之列强欺凌，包括中医药在内的我国优秀民族传统文化屡遭打压。然而，"平乐正骨"面对腥风血雨依然挺立，诚为奇葩。我国中医骨伤同道在引以为傲的同时每每发之深省，激励今日之前行。

　　"平乐正骨"自先祖郭祥泰始，后经郭树楷、郭树信相传不辍，代有建树，遂形成"人和堂""益元堂"两大支系。郭氏家族素以"大医精诚"自励，崇尚"医乃仁术"之宗旨，坚持德高济世、术优惠民为己任之价值取向和行为规范，弘扬"咬定青山不放松，立根原在破岩中。千磨万击还坚劲，任尔东西南北风"的创业精神，起废除伤、病愈膏肓、妙手回春等众多轶事传闻誉溢乡里域外，不绝于耳。"平乐正骨"植根民众，形成"南星""北斗"之盛况经久不衰。中华人民共和国成立后的60多年来，在中国共产党的中医政策指引下，更是蓬勃发展。在第五代传人高云峰女士和第六代传人郭维淮教授的推进下日臻完善，先后建立了公立洛阳正骨医院、平乐正骨学院、河南省平乐正骨研究所。河南省洛阳正骨医院以三级甲等医院的规模和医疗品质，每年吸引省内外乃至海外数以百万计的骨伤患者，为提升医院综合服务能力，他们积极开展中西医结合诊疗建设，不断扩大中医骨伤治疗范围和疗效水平。平乐正骨学院及以后的培训班为国家培育了数千名优秀骨伤高级人才，时至今日，他们中的大多数已成为我国中医骨伤科事业的学科带头人、领军人才或著名学者。改革开放以来，在总结临床经验的同时，引入现代科技和研究方法，河南省洛阳正骨研究所获得多项省和国家重大项目资助，也获得多项省和国家科技奖项，在诸多方面为我国当代中医骨伤事业发展做出了重大贡献，河南省洛阳正骨医院也被国家列为部级重点专科和全国四大基地之一。"天行健，君子以自强不息"，郭氏门人始终在逆境中搏击，在成功中开拓。以"平乐正骨"为品牌的洛阳正骨医院，在高云峰等历届院长的带领下，成功地将"平乐正骨"由民间医术转向中医现代化的诊疗体系，由传统医技转向科技创新的高端平台，由单纯口授身传的师承育人模式转向现代学校教育制度的我国高等中医骨伤人才培养的摇篮，从而实现了难能可贵的历史跨越。中医药事业的发展应以"机构建设为基础，人才培养为关键，学术发展为根本，科学管理为保障"，这是 20 世纪 80 年代国家中医药管理局向全国提出的指导方针，河南省洛阳正骨医院的实践和成功无疑证实了其正确性，而且是一个先进的范例。

牡丹为我国特产名贵花卉，唐盛于长安，至宋已有"洛阳牡丹甲天下"之说，世颂为"花王"。刘禹锡《赏牡丹》诗曰："庭前芍药妖无格，池上芙蕖净少情。唯有牡丹真国色，花开时节动京城。""平乐正骨"正是我国中医药百花园中一株盛开不衰的灿烂花朵，谨借此诗为之欢呼！

继承创新是中医药事业振兴的永恒主题。在流派的整理与传承中，继承是前提、是基础。"平乐正骨"以光辉灿烂的传统文化为底蕴，有着丰富的学术内涵和独具特色的临证经验。其崇尚"平衡为纲，整体辨证，筋骨并重，内外兼治，动静互补"的学术思想，不仅是数代郭氏传人的经验总结，而且也充分反映了其哲学智慧，从整体上阐明了中医药特色优势在"平乐正骨"防治疾病中的运用。整体辨证是中医学的基本观点，强调人与自然的统一，人自身也是一个统一的整体。中医学理论体系的形成渊薮于中国古典哲学，现代意义上的"自然"来自拉丁语 Nature（被生育、被创造者），最初含义是指独立存在，是一种本能地在事物中起作用的力量。中国文人的自然观远在春秋时期即已形成，闪烁着哲学睿智。《道德经》曰："人法地，地法天，天法道，道法自然。"后人阮籍曰："道即自然。"《老子》还强调"柔弱胜刚强""天下莫柔弱于水，而攻坚强者莫之能胜，以其无以易之。弱之胜强，柔之胜刚，天下莫不知，莫能行"。相传出于孔子之手的《周易大传》提出刚柔的全面观点，认为"刚柔者，昼夜之象也""君子知微知彰，知柔知刚，万夫之望""刚柔相推而生变化""一阴一阳之谓道"。《素问·阴阳应象大论》进一步明确提出："阴阳者，天地之道也；万物之纲纪，变化之父母，生杀之本始，神明之府也。"天人相应的理念，加之四诊八纲观察分析疾病的中医学独有方法，不仅使整体辨证有可能实施，而且彰显了其优势。"平乐正骨"将这些深厚的哲理与骨伤临床结合，充分显示其文化底蕴和中医学的理论造诣。"骨为干，肉为墙"，无论从生理或病理角度，中医学总是将筋骨密切联系，宗筋束骨，在运动中筋骨是一个统一的整体，只有在动静力平衡的状态下才能达到最佳功能。"肝主筋""肾主骨""脾主肌肉"，"平乐正骨"提出的"筋骨并重，内外兼治"正是其学术思想的灵活应用。在我看来，"动静互补"比"动静结合"有着更显明的理论特征和实用价值。在骨伤疾病的防治中，动和静各有其正面和负面的作用，因而要发挥各自的正能量以避免消极影响，这样便需要以互补为目的形成两相结合的科学方法，如果违背了这一目的，动和静失去量的限制，结合仅是一种形式，甚至不利于损伤的修复。科学的思维，其延续往往不受光阴的限制，甚至有异曲同工之妙。现代研究证实，骨膜中的骨祖细胞对骨折愈合起着重要作用，肌肉是仅次于骨膜最接近骨表面的软组织，适当的肌肉收缩应力可以促进骨的发育和损伤愈合，肌肉中的丰富血管为骨提供了营养供应，肌肉的异常（包括功能异常）也会影响骨量和骨质。临床研究表明，即使不剥离骨膜，肌肉横断损伤也会延迟骨折愈合。因此，除骨膜和骨髓间充质的干细胞外，肌肉成为影响骨折愈合的又一重要组织，其中肌肉微环境的改变则是研究的重要方面。220多年前的"平乐正骨"已在实践中体现了这种思维，并探索其规律。

基于上述的理论和实践，"平乐正骨"形成了一整套独具特色的诊疗方法，包括手法、内外药物治疗、练功导引等，将骨伤疾病的防治、康复、养生一体化。早在20世纪50年代，高云峰、郭维淮等前辈已将众多家传秘方和技术公诸于世。"平乐正骨"手到病除的技艺来自于郭氏历代传人的精心研究和积累，也与其注重学术交流、博采众长密切相关。"平乐正骨"的发源地也是少林寺伤科的发祥地。相传北魏孝文帝（495）时，少林寺始建于河南登封市北少室山五乳峰下。印度佛教徒菩提达摩曾在该寺面壁9年，传有"达摩十八手""心意拳"等。隋末少林寺僧助秦王李世民有功受封，寺院得到发展，逐渐形成与武术相结合的伤科技法，称为"少林寺武术伤科"，在唐代军营中推广应用，少林寺秘传内外损伤方亦得以流传。作为文化渊源，对"平乐正骨"不无影响。

洛阳之称首见于《战国策·苏秦以连横说秦》。早在距今六七千年前，该地区已发展到母系氏族繁荣阶段，著名的仰韶文化即发现于此。自周以来相继千年，成为中原地区历史上重要的政治、文化、经济、商贸、科技中心。在我国历史上有着重要地位的大批经典名著、科技发明多发迹于此。如《说文解字》《汉书》《白虎通义》《三国志》《博物志》《水经注》《新唐书》《资治通鉴》，以及"蔡侯纸""龙门石窟""唐三彩"等均为光灿千古之遗存。此外，如"建安七子"、三曹父子、"竹林七贤"、"金谷二十四友"、李白杜甫相会、程氏兄弟理学宣讲，以及白居易以香山居士自号，晚年居洛城18年等群贤毕至、人才荟萃。唐·卢照邻曾曰："洛阳富才雄。"北宋·司马光有诗曰："若问古今兴废事，请君只看洛阳城。"在如此人文资源丰富的地域诞生"德才兼高、方技超群"的"平乐正骨"应是历史的必然。以"平乐正骨"第七代传人杜天信教授、郭艳幸教授为首的团队肩负历史责任和时代使命，率领河南省洛阳正骨医院和河南省正骨研究院，在继承、创新、现代化、国际化的大道上快速发展，为我国中医骨伤学科建设和全面拓展提供了宝贵经验，做出了重大贡献，他们不负众望，成为"平乐正骨"的后继者、兴旺的新一代。汇积多年经验，经过认真谋划，杜天信教授、郭艳幸教授主编的《平乐正骨系列丛书》共18册即将出版，该套书图文并茂，洋洋大观，可敬可贺。当年西晋大文豪左思移居洛阳，筹构10年，遂著《三都赋》而轰动京城，转相录抄以致难觅一纸，遂有"洛阳纸贵"之典故脍炙人口，千年相传。本书问世，亦当赞誉有加，再现"洛阳纸贵"，为世人目睹"平乐正骨"百年光彩而呈献宝鉴。

不揣才疏，斯为序。

中医药高校教学名师
上海中医药大学脊柱病研究所名誉所长、终身教授
中华中医药学会骨伤分会名誉主任委员
乙未夏月

总前言

发源于河洛大地的平乐郭氏正骨医术是中医药学伟大宝库中的一颗明珠，起源于1796年，经过220余年的发展，平乐正骨以其特色鲜明、内涵丰富、理论系统、疗效独特、技术领先的优势及其所秉承的"医者父母心"的医德、医风，受到海内外学术界的广泛关注，并成为国内业界所公认的骨伤科重要学术流派。2008年6月，平乐郭氏正骨法被载入国务院公布的第二批国家级非物质文化遗产名录和第一批国家级非物质文化遗产扩展项目名录。平乐正骨理论体系完整，并随着时代进步和科学发展而不断丰富，其整体性体现在理、法、方、药各具特色，诊、疗、养、护自成体系等方面。但从时代发展和科学进步的角度看，平乐正骨理论一方面需要系统总结与提炼，进一步规范化、系统化、删繁就简；另一方面需要创新与发展，突出其实用性及科学性。在国家大力倡导发展中医药事业的背景下，总结和全面展示平乐正骨这一宝贵的非物质文化遗产，使其造福更多患者，《平乐正骨系列丛书》应运而生。

发掘与继承、发展与创新是平乐正骨理论的显著特征。平乐正骨在中医及中西医结合治疗骨伤科疑难疾患方面，形成了自己的学术特色。其学术特征主要表现为"平衡为纲、整体辨证、筋骨并重、内外兼治、动静互补、防治结合、医患合作"七原则和"诊断方法、治伤手法、固定方法、药物疗法、功能疗法、养骨方法"六方法及"破瘀、活血、补气"等用药原则。这些原则和方法是平乐正骨的"法"和"纲"，指导着平乐正骨的临床研究与实践，为众多患者解除了痛苦。在不断传承发展过程中，平乐正骨理论体系更加系统、完善。

在新的医学模式背景下，平乐正骨的传承者重视生物、心理、社会因素对人体健康和疾病的综合作用和影响，从生物学和社会学多方面来理解人的生命，认识人的健康和疾病，探寻健康与疾病及其相互转化的机制，以及预防、诊断、治疗、康复的方法。作者结合中医养生理论及祖国传统文化，审视现代人生活、疾病变化特点，根据人类生、长、壮、老、已的规律，探索人类健康与疾病的本质，不断提高平乐正骨对筋骨系统的健康与疾病及其预防和治疗的理性认识水平，提出了平乐正骨的平衡思想，并将平乐正骨原"三原则""四方法"承扬和发展为"七原则""六方法"，形成了平乐正骨理论体系的基本构架。

作为平乐正骨医术的传承主体，河南省洛阳正骨医院（河南省骨科医院）及平乐正骨的传承者在挖掘、继承、创新平乐郭氏正骨医术的基础上，采取临床研究与基础研究相结合的方法，通过挖掘、创新平乐正骨医术及理论，并对现有临床实践及科学技术进行提炼总结、研究汇总，整理成《平乐正骨系列丛书》，包含18个分册，全面介绍国家级非物质文化遗产——平乐郭氏正骨法的内容，全方位展现平乐正骨的学术思想、学术特色，集中体现平乐正骨的学术价值及其研究进展，集220余年尤其是近70年的理论与实践研究之精粹，以期更好地造福众患，提携后学，为骨伤学科的发展及现代化尽绵薄之力。

最后，感谢为平乐正骨医术做出巨大贡献的老一辈平乐正骨专家！感谢为平乐正骨医术的创新和发展努力工作的传承者！感谢一直以来关注和支持平乐正骨事业发展的各级领导和学术界朋友！感谢丛书撰稿者多年来的辛勤耕耘！同时也恳请各界同仁对本丛书中的不足给予批评指正。再次感谢！

《平乐正骨系列丛书》编委会

2017 年 12 月 18 日

主编简介

　　郭艳幸　女，平乐正骨第七代传人，国家二级主任医师，教授，硕士、博士生导师，博士后指导老师，享受国务院政府特殊津贴专家，河南省名中医，河南省骨关节病防治创新型科技团队首席专家与负责人。国家名老中医郭维淮学术经验继承人，国家非物质文化遗产中医正骨法（平乐郭氏正骨法）代表性传承人，平乐郭氏正骨流派学术带头人，国家"十二五"临床重点专科学术带头人，河南省中医临床学科领军人才培育对象、洛阳市科技创新领军人才、洛阳市特级名医。现任河南省洛阳正骨医院河南省骨科医院业务副院长，兼任中华中医药学会理事会理事，中华中医药学会骨伤专业委员会副主任委员，中华中医药学会治未病专业委员会副主任委员，中国中西医结合学会骨伤科专业委员会常务委员，世界中医药联合会骨伤专业委员会副会长，世界手法医学联合会常务副主席，国际数字医学会中医药分会常务委员，河南省中西医结合学会理事会常务理事，河南省中西医结合循证医学专业委员会常务委员等，《中医正骨》与《中国中医骨伤科杂志》副主编。从事骨伤临床、科研、教学工作40年，发表学术论文140余篇，出版专著9部。现主持承担地厅级以上科研项目6项，获得省部级科技成果5项，地厅级科技成果23项，国家发明专利6项，实用新型专利10项。

　　孙贵香　女，1976年生，湖南常德人，医学博士、博士后，湖南中医药大学教授、硕士研究生导师，国医大师熊继柏教授、孙光荣教授、伍炳彩教授嫡传弟子，中华中医药学会亚健康分会、治未病分会副秘书长，国家二级健康管理师，国家中医药管理局中医科普巡讲专家，中国民族卫生协会中医药专家委员会常委，世界中医药联合会亚健康专业委员会常务理事，世界中医药联合会药膳食疗专业委员会理事，中国中西医结合学会诊断专业委员会委员，全国亚健康专业调理机构星级评审专家，湖南省最受欢迎的十大养生专家，湖南省中西医结合学会心脑血管病专业委员会委员。主持和参与科研课题研究32项，在国家级学术刊物发表学术论文62篇，主编及参编著作18部，获国家发明专利1项。师从平乐正骨第七代传人郭艳幸教授，从事平乐正骨研究。

郭珈宜 女，1970 年 10 月生，医学硕士，副主任中医师，副教授，平乐郭氏正骨第八代传人，第五批全国老中医药专家学术经验继承人，洛阳市非物质文化遗产"洛阳正骨（平乐郭氏正骨）"代表性传承人，全国中医学术流派（平乐郭氏正骨）传承工作室成员。现任河南省洛阳正骨医院（河南省骨科医院）骨关节病非手术疗法研究治疗中心（骨关节病研究所）主任，平乐正骨研究室主任，兼任湖南中医药大学、安徽中医药大学硕士研究生导师，中华中医药学会骨伤科分会委员，中国中西医结合学会委员，中华中医药学会亚健康分会常委，中华中医药学会整脊分会常委，中华中医药学会学术流派传承分会常委，中华中医药学会治未病分会委员，世界手法医学联合会副秘书长，世界中医药学会联合会骨关节疾病专业委员会常务理事，世界中医药学会联合会骨伤专业委员会理事，世界中医药学会联合会脊柱健康专业委员会委员，国际数字医学会数字中医药分会青年委员，洛阳市瀍河回族区政协副主席，洛阳市人大代表，农工党河南省委委员等职。

从事中医骨伤教学、科研、临床工作 20 多年，具有扎实的理论基础和丰富的临床经验，擅长以平乐正骨特色疗法诊治骨伤科疑难杂症。学术上，师承平乐郭氏正骨第七代传人郭艳锦教授及平乐郭氏正骨第七代传人、博士生导师郭艳幸教授，深得平乐正骨真传，在全面继承的基础上，结合多年临床经验及现代医学技术，熟练运用平乐正骨理、法、方、药治疗骨伤疾患，擅长治疗颈肩腰腿疼、股骨头缺血性坏死、老年性骨关节疾病及创伤后遗症等病症。在开展医疗实践的同时，积极创造条件进行科研工作，致力于平乐正骨流派传承、整理、研究，在国内外发表学术论文数十篇，其中以第一作者发表 SCI 论文 1 篇，核心期刊论文 10 余篇，著书 4 部，获得地厅级以上科技成果奖 8 项，国家发明专利 1 项，实用新型专利 7 项，主持承担、参与厅级以上科研项目 11 项。

前　言

　　中医学术流派研究已经成为当今中医传承研究的热点。平乐正骨是我国目前分布范围最广、传承人数最多、最具影响力的中医正骨主流学派。220多年来，国内外对平乐正骨的学术研究主要集中在临床个案总结及对传承人临证经验的研究报道方面，未见有对整个学术流派的理论进行系统的整理研究。

　　基于此，本书编委会对平乐正骨学术流派的文献进行了系统搜集和整理，对平乐正骨学术流派的理论体系予以凝练和总结，旨在以平乐正骨基础理论研究为龙头，带动平乐正骨各项研究工作全面深入地开展，为平乐正骨教学科研、临床诊疗、药物研发提供可靠的基础理论保障，促进平乐正骨学术流派的蓬勃发展。这将有利于弘扬平乐正骨的传统中医特色，促进平乐正骨非物质文化遗产的传承、保护和发展。

　　全书分概论、哲学基础、平衡学说、气血学说、精津液学说、藏象经络学说、病因病机学说、整体观念与辨证论治、治则治法等九个章节。其中，概论主要阐述平乐正骨发展简史、主要特点及理论体系主要内容；哲学基础阐述了平乐正骨理论体系产生的哲学背景及其主要思维方法；平衡学说是平乐正骨理论体系的主要特色；气血学说阐述了平乐正骨独特的气血为纲辨证说；藏象经络学说阐释了基于整体观念的平乐正骨"内－外"相关理论；病因病机学说介绍了伤科常见病因及病机分析方法；治则治法阐释了平乐正骨以"平衡为纲、三期辨证用药"的七种治则及八种常用治法，并通过临床案例举隅具体介绍了治则治法的应用。

　　本书作为平乐正骨理论的第一本专著，系统整理了平乐正骨理论体系的内容，其特色主要体现在"三性"：①系统性：首次对平乐正骨200多年来的理论进行了系统的梳理总结；②科学性：运用数据挖掘技术，通过文献搜集整理、传承人主题访谈、病案回顾性调研、网络文献搜索、现场跟师观摩等方式，对平乐正骨学术流派的资料进行科学归纳凝练，挖掘出平乐正骨理论体系特色，具有科学性；③实用性：所总结梳理的理论来源于临床，紧扣临床，对临床骨伤科疾病的防治具有较强的指导性。

　　本书系平乐正骨学术流派形成以来的第一本基础理论专著，由于编写时间仓促，水平有限，难免有纰漏之处。敬请各位同道在使用过程中发现问题，提出宝贵意见，以便我们再版时修改完善。

《平乐正骨基础理论》编委会

2018 年 3 月

目录

第一章 概 论

平乐正骨学术流派起源于河南省孟津县平乐村郭氏家族，距今已有 220 多年的历史。自郭祥泰于清·嘉庆元年（1796）在平乐村创立平乐正骨术以来，其后的历代传人都秉承祖训，在长期临床实践的基础上不断传承、丰富和发展正骨理论，形成了具有中医特色的平乐正骨理论体系。

第一节 平乐正骨学术流派的形成和发展

一、平乐正骨学术流派的形成

正骨术是人们在生产、生活的斗争中所产生，并随着社会生产的发展而不断发展和提高。人类最早的医疗活动，是从创伤开始的，人们在狩猎和生活中，免不了碰撞跌损，出于自我防护，自然用手掩或物（树叶）遮盖，这是最原始的医疗雏形。当中华民族自有文字记载开始，即甲骨文年代时（约公元前 21 世纪）就记有对骨伤病的简朴知识；西周时期（公元前 11 世纪至公元前 8 世纪），随着文化和医学的进步，骨伤病的病名概念和治疗方法，也逐步形成。《周礼·天官》上记载有"疡医"，专治"肿疡""溃疡""金疡""折疡"。所谓"金疡"，即为金刃、箭所伤；所谓"折疡"，即跌打、坠堕所伤。战国至秦汉时期（公元前 5 世纪至公元前 3 世纪），中医学的基本理论已形成，在这个时期成书的有《五十二病方》《黄帝内经》《治百病方》《难经》和《伤寒杂病论》等，所论及骨伤科的内容，既有治疗经验，也有理论，成为后世骨伤科赖以发展的基础。三国、两晋、南北朝时期（220—581），华佗发明了全身麻醉术，在治疗上除手法正复方法外，也有用切开手术治疗，并以"五禽戏"锻炼和恢复功能；葛洪（281—341）所著的《肘后方》，首次介绍了骨折固定的方法和开放创口的处理方法。隋唐年间（公元 6 世纪至 10 世纪），除巢元方《诸病源候论》（610），孙思邈《备急千金要方》（640）和王焘《外台秘要》（752）等著作对骨伤病的病因病机以及诊断、治疗的阐述外，还出现了骨伤科专著蔺道人（841—846）《仙授理伤续断秘方》，至此骨伤科疾病诊断及治疗学基本形成。到了宋、辽、金、元（公元 10 世纪至 14 世纪），医学制度上有了正骨科，并列为 13 个科之一。这时期的医学著作有《太平圣惠方》《圣济总录》等书，其中都有折伤的专卷，特别是在元代的李伸与《永类钤方》（1331）、危亦林《世医得效方》（1337）和《回回药方》的骨伤专篇论述中，多有发明创新，如危氏的过伸复位治疗脊柱骨折，是世界上最早的，而这一疗法至今仍为临床所用。明朝至前清时期（1368—1851），正骨科是太医院九门方科之一，由于解剖学上的进步，促进骨伤科的发展。在这个时期，出现了很多骨伤科著作，著名的有异元真人所著《跌损妙方》（1523）、薛己著《正体类要》（1529）、吴谦著《医宗金鉴·正骨心法要旨》（1742）、胡廷光著《伤科汇纂》（1815）、钱秀昌著《伤科补要》（1818）等。

明代骨伤科逐步发展并形成以薛己为代表的主张八纲辨证论治的药物派和以异元真人为代表的主张经络穴位辨证施治的少林派。两大学派的发展，奠定了后世骨伤科的整体观、筋骨并重观，提出了内外兼治、手法药物并重等治疗原则。

平乐正骨是在历史长河中逐渐发展起来的。平乐村原是九朝古都洛阳东郊的一个镇，郭氏世居于此，祖传正骨至今。其渊源有文字记载者，可追溯到清·嘉庆年间。口头传说不一，有云一和尚相传，有云一道士相授。明末清初洛阳有正骨名医祝尧民氏，自称薛衣道人，据《虞初新志》载：祝少年时，已以文字才华而名。后于崇祯甲申年（1644）放弃仕途而学医专外科，凡患各种蛇疮重症者，得到他的药敷治后都很快痊愈。如果是手臂、小腿骨折请他治疗，没有不治愈的。后来他到终南山修道，就不知去向了。此外，洛阳远郊少林寺，乃武术发源地，寺僧一以习武，一以治伤自救，久而久之，积累了丰富的治疗骨伤的经验。这里是主张经络穴位辨证施治的少林治伤派的发源地，异元真人的跌损妙方中就记载了少林寺派治伤的"秘宝"。由此，我们认为上述二者对平乐正骨的形成和发展有很大的影响，也可以说是平乐正骨的渊源。平乐正骨传至今日的循经按摩、点穴按摩，以及术中、术后教病人练功，乃是少林派治伤的特点。

平乐正骨渊源可根据县志、墓道碑等文字记载追溯到洛阳县平乐村郭祥泰。郭祥泰将其术传其子郭树楷，树楷又传其子郭永号（鸣岗），永号又传其子郭旭堂与郭义范，此即通常所说的南院——人和堂。另外，郭祥泰也将其术传其侄郭树信，树信传其子贯田，贯田又传其子郭骋三、建三，骋三又传其子郭景星（灿若），并传侄景轩（式与）、景旭、景象；郭建三传其子景韶（春园），此即通常所说的北院——益元堂。当时被群众颂为南星北斗。《洛阳县志》第十二册记载："骋三字礼尹，祖籍平乐，世以接筋骼著，自其大父敦甫获异授，父寸耕踵方术……"据《龙咀山馆文集·卷九》郭礼尹墓道碑中记载："洛阳东二十里平乐园，郭氏世以专门攻接骨，医名天下，其在清末明初间者，为礼尹先生骋三，其法于名堂图，人之骨骼筋骸、支节要会莫不审察，抚摸而不差纤毫，疮疽不仁、跌压撞摔辗损伤、折断筋绝而骨碎者，天寒暑、风雨、霜雪，门若市。""间有仪物享之，未尝不栽酌以义守，若金钱则却之，无吝色。"

　　平乐正骨五世祖传名医郭灿若和夫人高云峰，于民国期间在家行医，技术精湛，医德高尚，门庭若市，群众誉为平乐正骨的正宗，在国内享有较高的声誉。1950年6月，郭灿若先生病逝于上海，夫人高云峰继续其正骨事业。民国时期，国民党公然提出废止中医，正骨这个中医的小科更受其害，加上封建荫袭，传子不传女，致使平乐正骨得不到发展。多少年来，高云峰就在自己家大门楼里的大槐树下，设备只有一张木床、一把圈椅、两条长凳、一个拌药碗，以及一些竹篾、柳木夹板、砖、坯之类的东西，为广大骨伤科患者接骨治伤，解除痛苦。1948年，中国人民解放军在郭家大门口贴出保护中医学遗产——平乐正骨的布告，从此平乐正骨获得新生。中华人民共和国成立后，在党和政府的关怀下，在中医政策的指引下，平乐正骨世医高云峰和她的儿子郭维淮冲破技术私有的陈规陋习，于1952年将祖传秘方接骨丹、展筋丹公诸于世，并开始带异姓徒弟。

　　1956年，毛主席亲切接见了名医高云峰，并鼓励她多带徒弟，好好为人民服务。同年，在政府的大力支持下，高云峰创办了洛阳专区正骨医院。1958年，在洛阳专区正骨医院的基础上，开办了自古以来第一所正骨大学——河南省平乐正骨学院。1959年成立了专门研究正骨的河南省平乐正骨研究所，配备了各种较先进的现代化设备，设立了8个基础研究室，以传统方法结合现代方法继承发扬平乐正骨。60余年来，除为大众百姓治疗骨伤疾病外，还获得地厅级以上科研成果300余项，并为国家培养了大批骨伤科人才，大多成为当地骨伤科的骨干力量和学科带头人，尤其是来自全国各省的平乐正骨学院的毕业生，毕业后分配至祖国各地，大都成为各省的骨伤科创始人和学术带头人。平乐正骨学院办学期间，对平乐正骨基础理论、平乐正骨诊断方法、平乐正骨正骨手法、平乐正骨药物治疗方法等都进行了系统的整理、研究，并编写了系列教材，标志着平乐正骨理论体系初步形成。

二、平乐正骨学术流派的发展

　　中华人民共和国成立前，平乐正骨传人是在大槐树下、大门楼内诊治病人的。远道而来的病人多是在周围群众家里住宿，当时主要的技术是靠触、摸、揣、探进行诊断，采用手法闭合复位，竹篾、夹板、土坯等固定，所用药物由病人自己去取。中华人民共和国成立后，随着社会的发展，在党和政府的支持下，平乐正骨第五代传人高云峰带领平乐正骨人，办起了平乐正骨医院，设立了病床，配备了专门人员，增加了X线等现代诊断仪器，充分发挥平乐正骨的技术特长。此外，还先后建立了平乐正骨学院、平乐正骨研究所，并自产、自制、自销祖传药物，逐步走上了医、教、研、产、销一体化的发展道路，全面继承、研究、普及和发展了平乐正骨，将平乐正骨由区域性的学术流派，推向了全国，并得到了全国学术界的高度认可，实现了平乐正骨的第一次腾飞。1956 年建院时，开设病床 70 张，1958 年增加到 170 张，到 1988 年扩大为 620 张，如今已经拥有了 2300 张专科病床，一直是全国最大的骨伤科医院。"文革"结束后，平乐正骨第六代传人郭维淮接任医院院长和研究所所长时，平乐正骨医院已更名为河南省洛阳正骨医院，平乐正骨研究所更名为河南省洛阳正骨研究所。在他的带领下，在党的改革开放政策的指引下，平乐正骨人团结一致、意气风发，医院及研究所融入经济发展的大潮，步入快速发展通道，学术成果层出不穷，医、教、研、产齐头并进，并创办了国家级杂志《中医正骨》，扩大了国内外学术交流，同时注重引进现代科学技术为平乐正骨所用，秉承"继承不泥古，发展不离宗，一切为了患者，一切为了疗效"的宗旨，实现了平乐正骨的第二次腾飞。

除上述发展之外，平乐正骨继承人郭耀堂于 1958 年到洛阳市第二人民医院正骨科工作，并在那里举办了数期平乐正骨学习班，带出了一批徒弟。郭义范在开封市开业多年，于 1958 年到开封市职工医院正骨科工作，带有数名学生。郭春园于抗日战争胜利后，定居郑州开业，于 1956 年参加联合医院，建立正骨科；1958 年"大跃进"时参加"战截瘫"活动，发展了平乐正骨；1974 年参与成立了郑州市骨科医院，在那里举办了平乐正骨学习班和进修班；1988 年到深圳组建了平乐正骨伤科医院，打开了为港澳骨伤病人服务的大门。郭均甫于抗战胜利后，定居兰州市，将平乐正骨带到了祖国的大西北，其子郭宪章 1985 年组建了兰州市中医骨伤科医院。郭汉章在中华人民共和国成立后定居西安，1958 年参加大同医院工作，成立了正骨科；1974 年参加红十字会医院，出任骨伤科主任，带徒弟并举办临床进修班，研究并发展了平乐正骨。郭焕章在青海省中医院骨伤科任主任，是西北高原上第一个平乐郭氏正骨的传播者。更为重要的是，不计其数的平乐正骨学院毕业生及研修人员，都成为平乐正骨忠实的继承和传播者，他们遍布海内外，并在那里生根、发芽、开花，结出累累硕果，他们以创办医院、研究机构、学校、诊所以及产业等各种形式弘扬着平乐正骨医德、医术与学术，践行着平乐正骨"行医为民"之宗旨。

进入 21 世纪，党和国家更加重视国计民生，重视中医在保护人民健康中的作用。平乐正骨在新一届领导班子的带领下，其传承大本营河南省洛阳正骨医院已通过 JCI 及 SNAS 国际专业认证，顺利迈入国际化行列；河南省洛阳正骨研究所也更名为河南正骨研究院，与多所大学联合培养专科生、本科生、硕士生、博士生以及博士后。2008 年河南省洛阳正骨医院与深圳平乐骨伤科医院同时被国家授予第一批"平乐郭氏正骨"非物质文化遗产传承依托单位，2012 年"平乐郭氏正骨"被评为国家第一批重点学术流派传承工作室。至此，平乐正骨实现了医、教、研、产、文一体化以及国际化，成为河南医界的一张响当当、金灿灿的名片，实现了平乐正骨的第三次腾飞。

回顾以往，平乐正骨虽然流传 220 多年，但在中华人民共和国成立前发展比较缓慢。中华人民共和国成立后，在党的中医政策指引下，已由几个继承人，发展到如今遍布国内外、不计其数的平乐正骨人；由坐堂郎中发展到如今的省立三级甲中医骨专科医院；由祖传口授，发展到成立高等学府、科研机构与产业。在学术上突出了中医特色，丰富发展了传统理论，拓宽了技术范围，达到了国内领先水平，饮誉海内外。河南洛阳被誉为正骨之乡，平乐正骨已成为全国最大的、最具影响力的中医骨伤科学术流派。

第二节 平乐正骨理论体系的主要特点

一、强调整体平衡

平乐正骨强调人身是一个动态平衡的有机整体，为一个小天地，牵一发而动全身。外伤侵及人体，虽然是某一部分受损，但医者必须从病人的整体出发来看待这一损伤。另外，外伤侵及人体，有些是直接受伤，有些是间接受伤，医者必须从整体审察，分清主次、轻重、缓急，然后辨证论治。平乐正骨学术思想是关于人体生理与病理、健康与疾病关系的一种辩证的平衡观，是对平乐正骨理论的丰富与发展。

（一）"筋－骨"平衡

平乐正骨理论认为，筋骨是人体复杂而平衡的运动系统之总称。筋束骨、骨张筋，筋与骨的关系颇为密切。在人体中，肌肉收缩产生的力通过肌腱和韧带作用于骨，不同部位的筋通过骨将力进行有效整合，从而产生协调统一的运动模式。因此，筋与骨之协调是保持关节运动动态平衡的基础。筋与骨在结构上密不可分，在功能上相互协调，共同完成人体之运动功能。筋与骨的动态平衡关系体现在伤科疾病诊疗的各个阶段。人体骨居其里，筋附其外，外力侵及人体，轻则伤筋，亦名软伤，重则过筋中骨，又名硬伤。不论其单一受伤，或者两者皆伤，都会出现两者的功能协同障碍。平乐正骨十分强调治伤要筋骨并重，即使是单纯的筋伤，从治疗开始也应注意不断维持、发挥骨的支撑作用和发挥筋的运动作用，只有这样才能加速创伤的痊愈，收到事半功倍之效。

（二）"内－外"平衡

平乐正骨强调整体联系，经脉和络脉相互联系，遍布全身上下内外，形成一个纵横交错的立体联络网，将人体五脏六腑、肢体官窍、皮肉筋骨等组织紧密联结成一个有机整体，从而保证了人体生命活动的正常进行。筋骨损伤，势必连及气血，轻则局部肿痛，重则筋断骨折，甚则波及内脏，或致脏腑失调，或致阴阳离绝而丧失生命。医者必须全面观察和掌握病情，进行内外兼治，双管齐下：既治外形之伤，又治内伤之损；既用内服药物，又用外敷药物；既用药物辨证施治，又注意以手法接骨续筋。治疗方面，平乐正骨也重视内外结合，十分强调骨折、脱位手法复位，推拿按摩，理筋治伤，以内服药物调理气血脏腑，以外敷药物消肿止痛。

（三）"动-静"平衡

动是绝对的，静是相对的，动与静对立统一，互补互用，动中有静，静中有动，相对平衡。把必要的暂时制动，限制在最小范围和最短时间内；把无限的适当活动，贯穿于防治伤科疾病的整个过程中。"动"包含了外动和内动，即指形体的功能锻炼和调神调息；"静"则包含了外静和内静，指形体的静守、静养和精神的宁静。外静而内动，形静而神动，内外的"动"与"静"是密不可分、互助平衡的。平乐正骨十分强调动静平衡在临床中的应用，根据每个病人的情况，一定要尽可能地进行和坚持有利于气血通顺的各种活动，而把必要的暂时制动，限制在最小范围和最短时间，这就要根据不同时期的病情，实行不同的活动和制动。根据病情，以固定制动，限制和防止不利的活动，反过来亦可鼓励适当的、适时的、有利的活动，以促进气血循环，做到形动精流，以加速骨折愈合。

（四）"气-血"平衡

气血平衡理论是平乐正骨理论体系的核心。平乐正骨理论认为，气血是人身之至宝，人的生、长、壮、老无不根于气血；气血是人体生命活动之总纲，也是伤科病机之总纲；人体是一个有机的整体，局部肢体的损伤可引起脏腑功能紊乱、气血运行失常。气血的运行保持着既对立制约又相互依存的动态平衡关系。气血平衡，则机体安；气血失衡，则机体病。损伤首犯气血，气血乱则伤病生，伤科疾病的辨证论治核心就是调理气血至平衡状态。

二、强调功能联系

平乐正骨理论认为，人体之脏腑、肢体乃至五官九窍间密切联系，互相协调，共同组成了有机的整体。就其基本物质而言，精、气、血、津液构成脏腑器官功能活动的物质基础，并运行于全身；就其机能活动而言，生理活动与心理活动是统一的，即神形合一。平乐正骨强调解剖结构，但同时更重视人体内外形体、五脏六腑、气血津液、四肢百骸等不同层次的功能联系。伤科疾病的不同阶段，指导患者从整体联系上进行功能锻炼、重视肢体功能、恢复功能活动是其特色。

第三节　平乐正骨基础理论的主要内容

一、平乐正骨对筋骨生理的认识

"筋"的内涵相当宽泛，它概括了除骨以外的皮肉、筋、脉等组织，相当于现代医学中的肌肉、肌腱、筋膜、韧带、周围神经、血管、软骨等的统称，故"筋"实质上是人体筋系统之总称。"筋系统"的概念不仅反映了筋是不同部位筋组织的总和，更反映了筋在结构和功能上的统一。筋遍布人体，通行气血，沟通上下内外，保护脏腑，联属关节，主司运动，是机体的重要组成部分。平乐正骨认为筋的生理功能主要包括以下几个方面：①连接和约束关节；②利机关而主持运动；③通行气血，沟通内外，保护脏腑。筋为五体之一，为肝之外合；肝藏血，血养筋。筋是构成人身形体的重要组成部分，具有保护人体内脏的功能。

"骨"为全身之支架，既可以支持形体，又能保护内脏。《灵枢·经脉》曰："骨为干，脉为营，筋为刚，肉为墙。"筋束骨，骨张筋，骨为筋起止之所，筋作用于骨而产生关节运动，并保护脏腑。肾主骨，骨为肾之外合。肾藏精，精生髓，髓养骨，骨的生长、发育、修复均有赖于肾之精气的濡养。

二、平乐正骨对筋骨与整体辩证关系的认识

筋联络四肢百骸，通行血脉；骨正筋柔，气血以流，腠理以密，如是则骨气以精，谨道如法，长有天命。筋骨之相互依存根源于五脏系统的整体联系、密切配合、互生互制的动态平衡关系。筋骨康健之动态平衡有赖于气血的滋养，而气血源于五脏的化生平衡，五脏通过互生互通保持协调平衡，从而维护筋骨之动态平衡。脾主运化，化生气血，脾为肺之母，而肺为水之上源，能下滋肾水以壮骨养骨，肾得滋养则骨健，骨健方能附筋强筋；肝藏血主筋，肝木生心火，肝藏血有方，则心行血有度，全身血液才能循环不休，滋养筋骨。可见，五脏存在互相依存的密切联系，五脏之气互通互生，筋骨方能互滋互养。唯有五脏系统功能活动平衡协调、有条不紊，气血才能生化无穷、运行有度，筋骨方能互依互促、平衡康泰。任何一脏出现问题，皆可致五脏协调之"平衡"关系遭到破坏，从而造成筋骨失衡，伤科诸疾遂生。

三、平乐正骨对人体与自然界辩证关系的认识

人和自然是统一的、协调的。自然界是人体赖以生存的必要条件，同时，自然界的变化又可以直接或间接影响人体，使机体产生相应的反应。

季节气候对人体有密切的影响，在四时气候变化中，春属木，其气温；夏属火，其气热；长夏属土，其气湿；秋属金，其气燥；冬属水，其气寒。因此，春温、夏热、长夏湿、秋燥、冬寒为一年中气候变化的一般规律，在这种气候变化规律的影响下，生物体就会有春生、夏长、长夏化、秋收、冬藏等相应的适应性变化。人体也不例外，必须与之相适应。如果气候剧变超过了人体调节功能的一定限度，或者机体的调节功能失常，不能对自然变化做出适应性调节时，就会发生疾病。四时季节气候都有不同的特点，故除了一般疾病外，常常可发生一些季节性多发病，如骨痹等。此外，某些慢性骨伤疾病，多在气候剧变或季节交替时发作或加重。

昼夜晨昏对人体存在影响。在昼夜晨昏的阴阳变化过程中，人体也必须与之相适应。虽然一昼夜的寒温变化不如四时季节那样明显，但对人体也有一定的影响。故《素问·生气通天论》说："故阳气者，一日而主外，平旦人气生，日中而阳气隆，日西而阳气已虚，气门乃闭。"这种人体阳气的昼夜变化，即反映了人体在昼夜阴阳的自然变化过程中，机体生理活动的适应性变化。故曰："夫百病者，多以旦慧昼安，夕加夜甚。"

地方区域对人体也有影响。地理环境和生活习惯不同，人体气血运行亦有所不同。地域环境是人类赖以生存的要素，主要包括地势高低、地域气候、水土物产、人文地理、风俗习惯等。地域气候、地理环境、水土物产及生活习惯的不同，在一定程度上影响着人体气血运行和脏腑机能，进而影响体质的形成。如江南多湿热，人之腠理多稀疏；北方多燥寒，人之腠理多致密。又如青藏高原空气稀薄，气血较虚，易虚喘；南方地区气候炎热，阳气多盛，腠理多疏，易中暑热；北方寒冷，其人多食肉，其筋骨多强实而体质耐寒，南方之人则相反；北方多冰冻冷滑，气血易凝、筋骨易损，加之多饮酒御寒，股骨头坏死患者较多；南方沿海地区多湿热，其人多食海鲜，则多发湿热痛风之证等。可见，地域环境可以影响人体的生理活动，而且人体随着地域环境的变化会出现相应的改变。

总之，由于人与自然存在着既对立又统一的关系，故因时、因人、因地制宜，也就成为平乐正骨防治疾病的重要原则。同时，平乐正骨认为，人与天地相应，不是消极的、被动的，而是积极的、主动的——人类能够主动地去适应自然，从而提高健康水平，减少疾病的发生。

四、平乐正骨对筋骨与膳食、起居、劳逸、情志辩证关系的认识

（一）膳食结构与筋骨健康

"饮食者，人之命脉也。"膳食营养是人类赖以生存的物质基础，而平衡的膳食则是机体与筋骨健康的基本保证。筋骨的状态直接受到气血的影响，气血平衡则筋骨泰，气血失衡则筋骨疾。气血平衡源于五脏平衡，只有五脏功能协调平衡，气血的生化与运行才能保持动态平衡。平乐正骨理论认为，五脏的协调平衡很大程度上源于膳食的摄入平衡。膳食平衡则五脏调和，五脏和则气血充，气血足则筋骨得濡，人体康健。膳食平衡是机体维持阴阳平衡、保持筋骨健康的基础。

（二）起居习惯与筋骨健康

《素问·上古天真论》曰："上古之人，其知道者，法于阴阳，和于术数，饮食有节，起居有常，不妄作劳，故能形与神俱，而尽终其天年，度百岁乃去。"起居有常是指起卧作息和日常生活的各个方面有一定的规律并合乎自然界及人体的生理常度。它要求人们起居作息、日常生活要有规律，这是强身健骨、延年益寿的重要原则。晋代

养生学家葛洪提出"养生以不伤为本","不伤"的关键在于平衡养生，起居有常。平乐正骨理论认为，起居有常是平衡养骨、保证筋骨健康的关键；起居有常、平衡养骨的理念应贯穿于日常生活的每一个细节中，无论白昼黑夜、春夏秋冬，还是风霜雨雪，日常起居的各个环节均应注意顺应时节、合乎自然、不忘"适度"、护筋养骨。起居有常主要包括作息有时、劳逸适度、动静平衡、房事平衡、形神合一等。

（三）劳逸状态与筋骨健康

劳逸有度，方能经络通畅，气血调和，筋骨健康。《素问·宣明五气》云："五劳所伤，久视伤血，久卧伤气，久坐伤肉，久立伤骨，久行伤筋。"指出过动过劳、过静过逸，均可致气血损伤，筋骨失衡。一方面，过逸伤气，可致气血瘀滞，伤及筋肉。张介宾曰："久卧则阳气不伸，故伤气；久坐则血脉滞于四体，故伤肉。"另一方面，运动过度，或过度体力劳动，可导致精血亏损甚至衰竭，形体枯瘦，筋骨失濡。正如《庄子·刻意》云："形劳而不休则弊，精用而不已则劳，劳则竭。"平乐正骨理论强调，在日常起居中应注意体脑结合，动静结合，既要重视"动"，又要注意把握量度，做到动中有静，静中蕴动，如此方能筋骨健康。

（四）情志状态与筋骨健康

平乐正骨理论认为，人的精神情志心理活动与五脏六腑、筋骨肌肉、气血津液等有形之体是互根互生、相互依存的。形与神和谐统一，则身心平衡，气血畅通，筋骨得养，机体康健；而形神失调必将导致各种伤科疾病的发生。

《素问·疏五过论》曰："精神内伤，身乃败亡。"情志致病（神病），不仅内伤气机，甚至身体消衰。平乐正骨理论一直重视精神情志因素对人体生理、病理的影响，认为心理活动与身体疾病的产生密切相关。突然强烈的精神刺激或反复持久的情志刺激，可使人体脏腑功能损伤，导致气血失衡。筋骨由气血所养，气血一旦失衡，筋骨必然失濡，则机体筋骨之动态平衡关系遭到破坏，神病伤形，故易患筋弛、筋痿、筋挛、筋伤，或易患筋骨痹、骨岩、骨痨、骨疽、甚至骨折等病。对于筋骨已伤者，则可影响形复（筋骨病之康复），甚或加重形伤，形成神乱侮形反扰神之恶性循环，影响康复进程。反之，如果思想娴静，心境平和，没有杂念，正气能顺从调和，则可使气血调和，身心及脏腑机能平衡，形神统一，筋骨得养则身体康健。《素问·上古天真论》谓："恬惔虚无，真气从之，精神内守，病安从来。"因此，通过调摄精神可以达到未病防病、既病促愈的目的。

五、平乐正骨对筋骨病理及其防治的认识

平乐正骨理论认为，筋与骨在生理上相互依存，在病理上互相影响。骨病必及筋，筋损则束骨无力，亦影响骨之功能。筋与骨的动态平衡关系犹如桅杆和缆绳之间的关系，其中任何一方遭到破坏，均可引起筋骨平衡状态的丧失，从而导致伤科疾病的发生。当暴力损伤机体，轻则伤筋，为肿、为痛；重则过筋中骨，致骨折、脱位发生；甚则连及脏腑，危及生命。同时，筋伤往往伴随骨伤的全过程，伤筋必然影响筋骨的平衡。筋为机体活动的动力、联络之纽带；骨为全身之支架，为筋起止之所。外感六淫、七情内伤、饮食失宜、久病失养、劳逸失度、年老体衰以及跌仆闪挫等因素导致筋伤或骨损，均可使筋骨平衡关系遭到破坏。筋伤导致关节失稳、无力、失养、活动异常，进而出现创伤性、劳损性、退变性、失用性骨关节病；骨伤则导致筋无所张、失依、失用，进而出现筋弛、筋痿、筋挛、筋伤。

在筋骨疾病的防治上，平乐正骨注重养骨，强调"未病先防、欲病救萌、既病防变、病后防复。"日常起居，注意平衡膳食养骨，愉悦情志养骨，规律作息养骨，适度运动养骨，动静结合养骨，筋骨疾病重在"防"。

第二章　哲学基础

　　《周易》、道家、儒家的哲学思想作为中国传统哲学的重要组成部分，充满了朴素的辩证法思想。中医学是在中国传统哲学思想的孕育中成长起来的，中医理论中的精气、阴阳、五行学说充分吸收了中国传统哲学的精华，经过了从哲学到医学的演变，而成为中医理论的基本骨架。平乐正骨是在历史长河中逐渐发展起来的著名的中医骨伤学术流派，是中医学的重要组成部分，其理论的形成自然也离不开中国传统哲学的滋养。平乐正骨核心理论——平衡理论就是基于中医的阴阳对立统一平衡观、五行和谐平衡观、天人合一平衡观和道家的对立统一平衡观、人体自身平衡观、人与自然平衡观，而建立起来的关于人体生理与病理、健康与疾病关系的一种辩证的平衡观，是对传统平乐正骨理论的丰富与发展，与中国传统哲学紧密相连，有着丰富的哲学内涵。

第一节　对立统一平衡共存

一、《周易》的平衡观

　　《周易》分为《易经》及《易传》，是一部融哲学、科学、文化为一炉的辉煌古籍，对中医学的形成和发展产生了深刻的影响。药王孙思邈曰："不知易，便不足以言医。"《周易》中的太极、八卦、河图、洛书均集中体现了平衡的原理，即运动中的平衡和平衡中的运动。其平衡观主要包括阴阳对立统一平衡观、五行和谐平衡观及天人合一平衡观。

（一）阴阳对立统一平衡观

　　1.《周易》中充满着矛盾对立统一的观念，并通过阴阳表现出来。《易传·系辞上》曰："一阴一阳之谓道。"认为万物都是由阴阳所构成。《周易》中的太极理论是中国古代概括阴阳易理和反映世界发生、发展变化规律的图式，蕴含着阴阳对立统一的平衡观念，这种平衡具有整体性、有序性、和谐性、可调性。《易传·系辞上》云："易有太极，是生两仪，两仪生四象，四象生八卦。"《太极图说》谓："无极而太极，太极动而生阳，动极而静，静而生阴，静极复动。一动一静，互为其根；分阴分阳，两仪立焉。"

2.《周易》崇尚阴阳的协调平衡。《易传·系辞下》曰："乾坤，其《易》之门邪？乾，阳物也；坤，阴物也。阴阳合德，而刚柔有体，以体天地之撰，以通神明之德。"该论述鲜明地体现了崇尚阴阳的协调平衡这一观点。《易传·系辞下》曰："天地氤氲，万物化醇；男女媾精，万物化生。"强调了只有天地之气正常交感，保持协调平衡，万物才能正常化生。《周易》中的阴阳对立统一平衡观强调，事物之所以能运动发展变化，根源在于事物本身存在着相互对立统一的阴阳两方，并且阴阳两方在其运动变化过程中，既对立又相互依存、相互为用，在一定条件下又能相互转化。

平乐正骨气血共调平衡论、动静互补平衡论、筋骨互用平衡论均是阴阳对立统一平衡观的具体体现。平乐正骨将这些理论运用到养骨与治伤的医疗实践过程中，收到了较好的临床疗效。

（二）五行和谐平衡观

《周易》的哲学思想对中医五行学说的形成有着直接的启发和指导作用。五行是根据八卦和河图推演而来的。八卦中的震巽为木，离为火，艮坤为土，乾兑为金，坎为水。《周易》中的河图、洛书蕴含着五行的生克关系。河图中描述："天一地六相合，天三地八相合，地二天七相合，地四天九相合，天五地十相合。"后人对此进一步探究，形成了"天一生水，地六成之；天三生木，地八成之；地二生火，天七成之；地四生金，天九成之；天五生土，地十成之"的河图五行一体观。河图整列排序正好是一幅五行相生图，而洛书"载九履一，左三右四，二四为肩，六八为足，以五居中"的数理图式又是一幅完整的五行数的相克象。《周易》中的五行和谐平衡观指五行之间维持着正常的相互制约、相互促进的关系，即生克制约关系。

平乐正骨五脏协调平衡论认为人体生命活动得以延续有赖于五脏之间功能的协调，五脏之间通过生克制化维持着五脏协调的动态平衡关系，这种平衡关系是五行和谐平衡观的生动体现。

（三）天人合一平衡观

"天人相应"是《周易》哲学思想的精髓。《周易》把天、地、人视为统一的整体，认为人居天地之中，应自觉地效法于天地。正如《周易·彖传》曰："天地盈虚，与时消息，而况于人乎？"天人合一平衡观是在天人相应的基础上，通过宇宙万物的联系和规律表现出来的，是一种整体平衡观。人与天地宇宙有着深刻的统一性，共同构成一个不可分割的整体。《易传》中把六十四卦看成是"天、地、人三才"合一的体系。《易传·系辞下》云："《易》之为书也，广大悉备。有天道焉，有人道焉，有地道焉。兼三才而两之，故易六画而成卦。"《周易》的天人合一平衡观强调人与自然的统一整体观。《易传》曰："仰则观象于天，俯则观法于地，观鸟兽之文与地之宜，近取诸身，远取诸物……以类万物之情。"即通过外在现象来推论生命活动规律和病理变化机制，把人的精神情志活动与脏腑功能活动结合起来，把自然现象与人的生命现象统一起来。另外，《周易》的天人合一平衡观还强调人不能离开自然，并受自然界的制约，人体对自然界应有相应的调节和适应能力。《周易·文言》提出："夫大人者，与天地合其德，与日月合其明，与四时合其序，与鬼神合其吉凶，先天而天弗违，后天而奉天时，天且弗违，而况于人乎？""先天"指在自然变化未发生以前加以引导；"后天"指尊重自然的变化。即人不仅要尊重客观规律，还又要注意发挥其主观能动作用，强调天人和谐统一。

平乐正骨重视"天人合一"的平衡观，认为天人和谐失调是伤科疾病的重要病机。运用天人合一平衡论指导伤科临床，强调在伤科疾病的预防、诊断、治疗、康复中要从整体观念出发，三因制宜，个性化施治，才能收到理想的效果。

二、道家的平衡观

道家是我国春秋战国时期形成的以"道"为其学术宗旨的学派，创始于春秋末期的老子，发展于战国中后期的庄子，成为先秦主要哲学流派之一。道家哲学思想中充满着丰富的平衡观念，主要包括对立统一平衡观、人体自身平衡观及人与自然平衡观。

（一）对立统一平衡观

老子是先秦时代的辩证法大师，他的辩证法思想揭示了客观事物矛盾统一的现象和规律。他不仅认识到了事物之间的对立关系，而且也论述了对立物之间的统一。《老子》曰："有无相生，难以相成，长短相形，高下相倾，音声相和，前后相随，恒也。"表达了相反相成、对立统一的思想。《老子》曰："祸兮福所倚，福兮祸所伏。"认为对立双方是会发生转化的。道家哲学思想的核心是把"道"作为世界的本原，道化生了世界万物，并认为道生成的万物均包含着对立统一的阴阳两方面，而阴阳两方面在冲气作用下处在和谐平衡状态。《老子》曰："道生一，一生二，二生三，三生万物，万物负阴而抱阳，冲气以为和。"又曰："终日号而不嗄，和之至也。知和曰常，知常曰明。""和"是事物的常态，只有阴阳两方面和谐平衡，事物才能存在和发展。道家的对立统一平衡观还认为对立双方可以通过协调而保持平衡状态。《老子》曰："天之道，其犹张弓与，高者抑之，下者举之，有余者损之，不足者补之。天之道，损有余而补不足。"

在伤科疾病的预防和治疗过程中，平乐正骨非常重视人体阴阳双方的和谐平衡。一方面，守"和"，保持人体健康平衡。在养骨过程中，以"养气血、养筋骨、守平衡"为目标，做到起居有常、劳逸适度、饮食有节、房事适当、情志舒畅，使人体阴阳和谐平衡、筋骨康健。另一方面，调"和"，促进人体健康平衡。在治伤过程中，以"调气血、调筋骨、促平衡"为目标，遵从整体辨证、内外兼治、筋骨并重、动静互补、防治结合的原则，运用正确的诊断方法、治伤手法、药物疗法及功能锻炼等恢复患者身体平衡。

（二）人体自身平衡观

1.身心的和谐平衡。道家思想中的人体自身平衡观实质是人体身心发展的和谐。道家认为要保持身心和谐，就要神静内守、安居节欲，使人的心性回归自然本真的和谐。《老子》曰："清静为天下正""恬惔为上""不贵难得之货""不见可欲""我守其一，以处其和"等。《老子》还指出："祸莫大于不知足，咎莫大于欲得，故知足之足，常足矣。"保持身心和谐就要神静内守，心若虚谷，则能不为世事所累，不为物欲所动。庄子提倡在尘世中要保持内心平和、平静超脱的生活状态，尽量做到"虽有荣观，燕处超然"。《庄子·达生》曰："人之所取畏者，衽席之上，饮食之间；而不知为之戒者，过也。"《庄子·刻意》云："形劳而不休则弊，精用而已则劳，劳则竭。"过度地沉迷于欲望之中，将导致自己无法自拔，最终身心俱疲、形神兼衰。

2.精、气、神的和谐平衡。道家还非常重视，通过保养人体的精、气、神来保持人体自身的和谐平衡。道家把"精、气、神"视为人的三宝，非常重视"精、气、神"的保养，即炼气、保精、存神。《老子》云："治人事天，莫若啬。"此处的"事天"即指保守精气、养护身心。《老子》曰："载营魄抱一，能无离乎。"意思是保守精神处于专一的状态，不使精神离散。《庄子·知北游》云："人之生，气之聚也；聚则为生，散则为死。"说明聚气对维持人体生理状态有重要意义。

道家的人体自身平衡观主要强调通过加强内心的修炼和精、气、神的保养来达到身心健康，其实质是"形神统一"。"形神统一"是平乐正骨"整体恒动观"的重要组成部分，只有身心平衡、形神和谐，才能保证机体健康。因此，在养骨与治伤过程中，平乐正骨特别注重形神共养、身心并重、形神统一平衡。

（三）人与自然平衡观

老子提出天道和人道两大法则，认为人道应当效法天道，"人法地，地法天，天法道，道法自然"，人道应同天道一样，顺乎万物之自然，遵循事物发展的必然趋势。他还强调人的生理活动应顺乎自然界，与自然界的变化规律保持协调一致。老子主张万物要顺乎自然，无为而治则无为而无所不为，从而达到"天人合一"的境界。通过"知常""无欲""知足""知止"等形式，来维系人与自然的整体平衡关系。人类应以遵循天道规律而保全自然之性，即拥有清静无为、抱朴守真、崇俭抑侈、柔弱不争、全生葆真的德性；通过合于自然之性而与自然和谐相处。庄子的"齐物观"所蕴含的平等内涵和理想境界是人与自然和谐的具体体现。他认为人与自然万物之间应该保持一种"平等共生"的和谐关系。

"天人合一"平衡论是平乐正骨平衡思想的重要组成部分，强调人与自然平衡对于人体健康养生的重要指导意义。《素问·上古天真论》曰："有贤人者，法则天地，象似日月，辨列星辰，逆从阴阳，分别四时，将从上古合同于道，亦可使益寿而有极时。"意思是人们在养生保健过程中要顺应自然，根据自然之变化，做到人体阴阳与天地阴阳相契，顺应天地、四时去养生，使人体气血盛衰达到平衡，这是人体延年益寿的必要途径。

三、儒家的平衡观

儒家思想由孔子创立，在漫长的历史进程中不断丰富，经过历代儒者的阐释和发展，形成了较为完善的理论体系。儒家思想是中华民族传统文化的主导思想，广泛地渗透到中国古代科学的各个领域，特别是对中医学具有很深的影响。《中庸》是儒家的一部代表性著作，其核心思想是"贵和持中"，着重和谐，坚持中庸。儒家的平衡观思想是通过《中庸》中的"致中和"思想体现的。

（一）中庸之道

儒家中庸之道是以孔子为代表的儒家在中国古代"贵和尚中"思想的基础上形成、发展起来的世界观和方法论，是一种调和社会矛盾使之达到平衡状态的哲理，在儒家思想中居于核心地位。"中"者，"中正"，就是不偏不倚，无过无不及；"庸"，就是平常，切合实际，平易可行。《中庸章句》云："不偏之谓中，不易之谓庸。中者，天下之正道；庸者，天下之定理。"儒家把中庸之道作为处理事物矛盾的一种普遍的、切合实际的最高准则。

（二）中和思想

中庸之道的精神内核是"中和思想"。"中和"一词首见于《周礼·大司乐》，后经孔子注入中庸之道的普遍和谐观中，成为儒家的核心思想。"中"含有中正、适当、合宜、正确之意，即不偏不倚，无太过不及的平衡状态；"和"是对一切有内在联系的事物进行协调，使之达到和谐状态的过程。因此，中和包含着平衡与和谐两层意思。《礼记·中庸》曰："中也者，天下之大本也；和也者，天下之达道也。致中和，天地位焉，万物育焉。"指出"中和"这种平衡、和谐、适中、适应是事物内在的、最好的、最理想的状态。"致中和"，天地就各得其所，万物便生长发育，自然界便处于一种最佳的动态平衡之中。

"中和思想"的核心是平衡与和谐。这种平衡与和谐的思想贯穿于平乐正骨理论体系的各个方面。平乐正骨的养骨理论，就是运用阴阳平衡规律，通过各种方法，协调机体的太过和不及，保持机体阴阳、气血、脏腑、筋骨等协调平衡，适应自然界变化，达到内外和谐平衡——中庸、中和，从而获得健康和长寿。

总之，平乐正骨作为我国著名的中医骨伤学术流派，具有完整的理论体系和指导思想，并随着时代进步和科学发展而不断丰富。历代平乐正骨人在长期的医疗实践中不断赋予"正骨"的平衡属性和哲学内涵。"正"既是平衡的标志，亦是平乐正骨的精神和灵魂。"正骨"不是"整骨"，"正骨"的要义已不仅仅是单一的治伤技术，更是在治伤的基础上赋予了哲学的含义。"人正骨正，正骨正人"，"正"是恢复人体筋骨、阴阳、气血平衡以及人与自然、社会中正平衡的手段，亦是人体保持筋骨、阴阳、气血平衡以及人与自然、社会中正平衡的标志。平乐正骨把保持和恢复人体平衡（健康）作为更高的追求目标，形成了养骨与治伤两大理论体系，处处体现着平衡的魅力。平乐正骨平衡思想是关于人体生理与病理、健康与疾病关系的一种辩证平衡观，其形成过程与祖国传统文化中的哲学思想密不可分。

第二节　精气学说

一、精气是构成宇宙的本原

精，又称精气，在中国古代哲学中泛指气，是一种充塞宇宙之中的无形（指肉眼看不见形质）而运动不息的极细微物质。精气，首见于《周易·系辞上》与《管子》。精气概念的产生源于"水地说"。精气学说认为，宇宙中一切事物都是由精气构成，宇宙万物的生成皆为精或气自身运动的结果，精或气是构成天地万物包括人类的共同原始物质。如《周易·系辞上》谓"精气为物"；《庄子·知北游》认为天地万物及人类生灵皆为一气所生，"通天下一气耳"；《素问·至真要大论》云："本乎天者，天之气也。本乎地者，地之气也。天地合气，六节分而万物化生矣。"

二、精气的运动与变化

精气是活动力很强、运行不息的精微物质，自然界一切事物的纷繁变化都是精气运动的结果。

（一）精气的运动

气的运动称为气机。气运动的形式多种多样，但主要有升、降、出、入等四种基本形式。升与降、出与入虽是对立的，但保持着协调平衡关系。气的运动具有普遍性。《素问·六微旨大论》认为精气"是以升降出入，无器不有"。

（二）精气的变化

精气的变化即为气化。气化是指气的运动产生宇宙各种变化的过程。凡是在气的作用下或参与下，宇宙万物在形态性能及表现形式上所出现的各种变化，皆是气化的结果。精气的气化过程分为"化"与"变"两种不同的类型。《素问·天元纪大论》说："物生谓之化，物极谓之变。"化，是指气的缓和运动所促成的某些改变，类似今日之"量变"；变，是指气的剧烈运动所促成的显著变化，类似今日之"质变"。不管化，还是变，皆取决于气的运动。气化的形式主要有以下几种：

1. 气与形之间的转化　无形之气交感聚合成有形之物，是"气生形"的气化过程；

有形之物死亡消散，还化为无形之气，乃是"形化气"的气化过程。

2. 形与形之间的转化 有形之物在气的推动作用与激发下亦可相互转化，如自然界的冰化为水、水化为雾、霜、雨、雪等。

3. 气与气之间的转化 天气下降于地，可变为地气；地气上腾于天，又变为天气。如《素问·阴阳应象大论》说："地气上为云，天气下为雨。"

4. 有形之体自身的不断更新变化 植物的生、长、化、收、藏，动物的生、长、壮、老、已等变化，皆属有形之体自身不断更新的气化过程。

三、精气是天地万物相互联系的中介

气别阴阳，以成天地；天地交感，以生万物。由于精气是天地万物生成的本原，天地之间又充斥着无形之气，且这无形之气还能渗入有形实体，与已构成有形实体的气进行各种形式的交换活动，因而精气可谓天地万物相互联系、相互作用的中介性物质。

（一）精气维系着天地万物之间的相互联系

精气作为天地万物之间的中介，维系着天地万物之间的相互联系，使它们成为一个整体。如《庄子·天下》的"天地一体"观，《灵枢·岁露论》"人与天地相参也，与日月相应也"之说。

（二）精气使万物得以相互感应

感应是指事物之间的相互感动、相互影响、相互作用。如《吕氏春秋·应同》认为同类事物之间存在着"类同则召，气同则合，声比则应"的相互感应联系。由于形由气化，气充形间，气能感物，物感则应，故以气为中介，有形之物间、有形之物与无形之气间，不论距离远近皆能相互感应。

（三）天地精气化生为人

古代哲学家认为，人类由天地之精气相结合而生成，天地精气是构成人体的本原物质。《管子·内业》说："人之生也，天出其精，地出其形，合此以为人。"《素问·宝命全形论》说："天地合气，命之曰人。"《论衡·论死》说："气之生人，犹水之为冰也。水凝为冰，气凝为人。"人类与宇宙中的他物不同，不仅有生命，还有精神活动，故由"精气"气中的精粹部分化生。如《淮南子·天文训》说："烦气为虫，精气为人。"

人由天地阴阳精气凝聚而成，人死又复散为气。如《庄子·知北游》说："人之生，气之聚也。聚则为生，散则为死。"《论衡·论死》说："阴阳之气，凝而为人；年终寿尽，死还为气。"人的生死过程，也就是气的聚散过程。

第三节　阴阳学说

一、阴阳的概念

（一）阴阳的基本概念

阴阳，是中国古代哲学的一对范畴，是对自然相互关联的某些事物或现象对立双方属性的概括，故《类经·阴阳类》曰："阴阳者，一分为二也。"

阴阳最初的含义是非常朴素的，是指日光的向背而言，朝向日光则为阳，背向日光则为阴。正如《说文》所言："阴，暗也。水之南，山之北也。"以后随着人们观察面的扩展，阴阳的朴素含义逐渐得到引申，最终几乎把自然界所有的事物和现象都划分为阴与阳两个方面，因此阴阳就变成一个概括自然界具有对立属性的事物和现象双方的抽象概念。

阴阳的概念大约形成于西周。《周易》中的易卦由阴爻和阳爻组成，两者分别以符号的形式标示了阴阳的概念。至西周末年，古代先贤开始应用阴阳来分析、阐释一些难以解释或不能直接观察的复杂事物变化的机理。如《国语·周语》记载，伯阳父用阴阳"阳伏而不能出，阴迫而不能蒸，于是有地震"。这里解释地震的发生，为大地内部阴阳两种对立的物质势力运动的不协调。春秋战国时期，作为哲学理论的阴阳学说也逐渐形成，此时的哲学家们不但认识到事物内部存在着两种对立的势力，而且认识到这两种势力是运动变化的、阴阳相互作用推动着宇宙中一切事物和现象的产生和变化。《管子·乘马》曰："春秋冬夏，阴阳之推移也；时之短长，阴阳之利用也；日夜之易，阴阳之化也。"《国语·越语》说："阳至而阴，阴至而阳，日困而还，月盈而匡。"说明四季与昼夜的更替，日有升落，月有圆缺，皆是阴阳双方运动变化、相互作用的结果，同时，还认为宇宙万物都蕴含着阴阳两个相反的方面，阴阳相互作用所产生的冲和之气是推动事物发生发展变化的根源。

（二）事物的阴阳属性

阴阳，既可以标示宇宙间相互关联且又相互对立的事物或现象，如天与地、日与月、水与火等，又可以标示同一事物或现象内部对立的两个方面，如寒与热、升与降、明与暗等。《素问·阴阳别论》曰："所谓阴阳者，去者为阴，至者为阳；静者为阴，动者为阳；迟者为阴，数者为阳。"一般来说，凡是运动的、外向的、上升的、弥散的、温热的、明亮的、兴奋的都属于阳，相对静止的、内守的、下降的、凝聚的、寒冷的、晦暗的、抑制的都属于阴。

事物的阴阳属性，是根据事物或现象不同的运动趋势、不同的功能属性、不同的空间和时间等，通过相互比较而归纳出来的。事物的阴阳属性，既有绝对性的一面，又有相对性的一面。

若事物的总体属性未变，或比较的对象或层次未变，它的阴阳属性是固定不变的。事物阴阳属性的绝对性，主要表现在其属阴或属阳的不可变性，即不可反称性。如水与火，水属阴，火属阳，其阴阳属性一般是固定不变的，不可反称的，水不论多热，对火来说，仍属阴；火不论多弱，对水来说，仍属阳，所以事物的阴阳属性在某种意义上是绝对的。若事物的总体属性发生了改变，或比较的层次或对象变了，那么它的阴阳属性也随之改变，所以事物的阴阳属性在某种意义上又是相对的。其相对性主要表现在以下三个方面：

1. 阴阳属性相互转化　事物的阴阳属性在一定条件下，可以发生相互转化，阴可以转化为阳，阳也可以转化为阴。如《素问·阴阳应象大论》曰："寒极生热，热极生寒。"因此，病变的寒热性质变了，其证候的阴阳属性也随之改变。再如人体气化过程中，精属阴，气属阳。精代谢为能量（气），为阴转化为阳；消耗能量而获得营养物质（精）的产生，为阳转化为阴，《素问·阴阳应象大论》曰："阳为气，阴为味；味归形，形归气；气归精，精归化；精食气，形食味；化生精，气生形。"

2. 阴阳中复有阴阳　属性相反的两种事物或一事物内部相互对立的两个方面可以划分阴阳，而其中的任何一方又可以再分阴阳，即阴中有阳、阳中有阴。《素问·阴阳离合论》曰："阴阳者，数之可十，推之可百，数之可千，推之可万，万之大，不可胜数，然其要一也。""天覆地载，万物方生，未出地者，名曰阴处，名曰阴中之阴；则出地者，名曰阴中之阳。"《周易·系辞上》有言："易有太极，是生两仪，两仪生四象，四象生八卦。"如昼为阳，夜为阴，而白天的上午与下午相对而言，则上午为阳中之阳，下午为阳中之阴；夜晚的前半夜与后半夜相对而言，则前半夜为阴中之阴，后半夜为阴中之阳。再如一阴分为三阴：太阴、少阴、厥阴，一阳分为三阳：阳明、太阳、少阳，就阐释了自然界气候变化的规律、经脉及脏腑的阴阳属性和伤寒病的六经辨证体系。

3. 比较对象的不同　事物的阴阳属性往往是通过比较而划分的。若比较的对象发生了变化，那么事物的阴阳属性也可以发生改变。如一年四季中的春天，与冬天相比，其气温而属阳；若与夏天比较，则其气凉而属阴。

二、阴阳学说的基本内容

（一）阴阳对立制约

阴阳对立制约，指属性相反的阴阳双方在一个统一体中的相互斗争、相互制约和相互排斥。自然界一切事物或现象都存在着相互对立的阴阳两个方面，阴阳双方既是对立的，又是统一的，统一是对立的结果。

阴阳的相互对立，主要表现于它们之间的相互斗争、相互制约。《管子·心术上》

曰："阴则能制阳矣，静则能制动矣。"阴与阳之间的对立制约，维持了阴阳之间的动态平衡，促进了事物的发生、发展和变化。

1. 自然界阴阳对立制约　春、夏、秋、冬有温、热、凉、寒的气候变化，春夏阳气上升抑制了秋冬的寒凉之气，春夏故以温热；秋冬阴气上升抑制了春夏的温热之气，秋冬故以寒凉。故《素问·脉要精微论》言："是故冬至四十五日，阳气微上，阴气微下；夏至四十五日，阴气微上，阳气微下。"如此循环，春、夏、秋、冬更相交替。

2. 人体阴阳对立制约　《素问·生气通天论》曰："生之本，本于阴阳。""阴平阳秘，精神乃治。"人体处于正常生理状态下，"阳气者，一日而主外，平旦人气生，日中而阳气隆，日西而阳气已虚，气门乃闭。"人体阴阳双方相互对立、相互制约，故能使人体处于动态平衡中。

如果阴阳之间的对立制约关系失调，动态平衡就会遭到破坏，就标志着疾病的产生。《素问·生气通天论》曰："凡阴阳之要，阳密乃固，两者不和，若春无秋，若冬无夏。""阳强不能密，阴气乃绝。""阴阳离决，精气乃绝。"阴阳双方中的一方过于亢盛，则过度制约另一方而致其不足，即《素问·阴阳应象大论》所谓"阴盛则阳病，阳盛则阴病"，可称为"制约太过"；阴阳双方中的一方过于虚弱，无力抑制另一方而致其相对偏盛，即通常所说的"阳虚则阴盛，阴虚则阳亢"，或"阳虚则寒，阴虚则热"，可称为"制约不及"。

（二）阴阳互根互用

1. 阴阳互根　一切事物或现象中相互对立着的阴阳两个方面，具有相互依存、互为根本的关系，即阴和阳任何一方都不能脱离另一方而单独存在，每一方都以相对的另一方的存在作为自己存在的前提和条件。

（1）阴阳相互依存，互为根本：阴阳所代表的性质或状态，如天与地、上与下、动与静、寒与热、虚与实、散与聚等等，不仅互相排斥，而且互为存在的条件。阳根于阴，阴根于阳；无阳则阴无以生，无阴则阳无以化。阳蕴含于阴之中，阴蕴含于阳之中。阴阳一分为二，又合二为一，对立又统一，故曰"阴根于阳，阳根于阴"。（《景岳全书·传忠录·阴阳》）"阴阳互根……阴以吸阳……阳以煦阴……阳盛之处而一阴已生，阴盛之处而一阳已化。"（《素灵微蕴》）阴阳互根深刻地揭示了阴阳两个方面的不可分离性。所以说，阳依存于阴，阴依存于阳，每一方都以其相对的另一方的存在为自己存在的条件。

（2）阴阳互根体现于人体：因为阳根于阴，阴根于阳，阴与阳相互依赖，缺少任何一方，则另一方也就不复存在了。所以事物的发展变化，阴阳二者是缺一不可的。如：就个体的生理活动而言，在物质与功能之间、物质与物质之间、功能与功能之间，均存在着阴阳互根的关系。物质属阴，功能属阳，物质是生命的物质基础，功能是生命的主要标志。物质是功能的基础，功能则是物质的反映。脏腑功能活动健全，就会不断地促进营养物质的化生，而营养物质的充足，才能保护脏腑活动功能的平衡。

2. 阴阳互用　阴阳双方具有相互资生、促进和助长的关系。如《素问·阴阳应象大论》说："阴在内，阳之守也；阳在外，阴之使也。"即概括了机体物质与物质之间、功能与功能之间、功能与物质之间的相互为用的关系。在相互为用的双方中，某一方虚弱日久，必导致另一方的不足，继而出现"阴损及阳"或"阳损及阴"的病理变化。

（1）阴阳互源与互用：是指在阴阳相互依存的基础上，某些阴阳范畴还存在着相互资生、相互促进的关系。如《淮南子·天文训》说："阳生于阴，阴生于阳。"阴阳的互源互用关系在自然界和人体内体现的十分普遍。在自然界中，四时寒暑的更替和气候的相应变化，是阴阳二气运动变化的结果。阴阳二气虽然是对立制约的，但又是相互资生和促进的。如夏天虽热，但阴从阳生，雨水增多；冬日虽寒，但阳从阴化，干燥少雨，如此则维持一年四季气候的相对稳定。故《素问·阴阳应象大论》说："阳生阴长，阳杀阴藏。"

（2）阴阳互用体现于人体：在人体内，生命活动正常有序地进行，也体现出某些阴阳范畴的互用关系。以构成人体和维持机体生命活动的最基本物质精与气而言，精有形而属阴，气无形而属阳。精是体内液态精华物质，气是含有巨大能量的运行不息的极精微物质。精是气的化生本原，是能量的化生基础，此即所谓阳依存于阴并化生于阴，没有精则不能化生气，能量的产生有赖于精的分解，故精亏则气少；气是精的功能体现或功能态，又是化精的动力源泉，即所谓阴依存于阳而又化生于阳，没有气则难以生精，精华物质的合成以消耗能量为代价，故气少则不能生精。精与气之间存在着既相互资生又相互促进的关系。

又以构成人体和维持人体的基本物质气与血而言，气为阳，血为阴。气为血之帅，能够生血、运血和统血，故气的运行正常有序，有助于血的生成和运行；血为气之母，能够载气、养气，血的充沛可使气充分发挥其功能。气与血之间存在着阴阳的相互资生和相互促进关系。

再以人体的基本机能兴奋与抑制而言，兴奋为阳，抑制属阴。它们既是相互制约的，又是相互为用的。白天健全的兴奋，精神饱满，是以夜间充分的抑制即充足的睡眠为代偿的，而夜间睡眠安和又以白天的充分的兴奋为前提。故《灵枢·营卫生会》说："昼不精，夜不眠。"即阴阳双方相互为用的关系失调而致。

（三）阴阳动态平衡

阴阳平衡，是指阴阳双方在相互斗争、相互作用中处于大体均势的状态，即阴阳协调和相对稳定状态。阴阳双方虽然不断地处在相互斗争、相互排斥、相互作用的运动中，彼此之间随时发生着消长和转化，但阴阳双方仍然维持着相对稳定的结构关系。

阴阳之间的这种平衡，是动态的常阈平衡，即阴阳双方的比例是不断变化的，但又稳定于正常限度之内的状态，是动态的均势，而非绝对的静态平衡。维持这种平衡状态的机制，是建立在阴阳对立制约与互根互用基础上的阴阳双方在一定限度内的阴阳消长和阴阳转化运动。阴阳双方维持动态常阈平衡的关系在自然界标志着气候的正常变化，四时寒暑的正常更替，在人体标志着生命活动的稳定、有序、协调，故《素问·调经论》说："阴阳匀平，以充其形，九候若一，命曰平人。"

1. 阴阳消长　是阴阳运动变化的一种形式，是指对立互根的阴阳双方不是一成不变的，而是处于不断地增长和消减的变化之中。阴阳双方在彼此消长的运动过程中保持着动态平衡，主要表现为阴阳互为消长和阴阳皆消皆长。

（1）阴阳互为消长：在阴阳双方彼此对立制约的过程中，阴与阳之间可出现某一方增长而另一方消减，或某一方消减而另一方增长的互为消长的变化。前者称为阳长阴消或阴长阳消，后者称为阳消阴长或阴消阳长。《素问·脉要精微论》曰："冬至四十五日，阳气微上，阴气微下；夏至四十五日，阴气微上，阳气微下。"此处的四十五日，是指从冬至到立春，或从夏至到立秋。在四时更替中，从冬至到立春，阳气逐渐趋强，阴气被抑制而趋弱，故气候从寒冷逐渐转暖，到夏至则阳气盛极，阴气伏藏，气候炎热，这是"阳长阴消"的过程；从夏至到立秋，阴气逐渐趋强，阳气被抑制而趋弱，故气候由炎热逐渐转凉，到冬至则阴气盛极，阳气伏藏，气候寒冷，这是"阴长阳消"的过程。而从一年整体来说，阴阳还是处于动态的整体平衡状态。《素问·生气通天论》曰："故阳气者，一日而主外，平旦人气生，日中而阳气隆，日西而阳气已虚，气门乃闭。"子夜一阳生，日中阳气隆，这是"阳长阴消"的过程；日中至黄昏，阴气渐生，阳气渐衰，这是"阴长阳消"的过程。

由此可以看出，阴阳之间的互为消长是不断进行着的，是绝对的；而阴与阳之间的平衡则是相对的，是动态平衡。

（2）阴阳皆消皆长：在阴阳双方互根互用的过程中，阴与阳之间又会出现某一方增长而另一方亦增长，或某一方消减而另一方亦消减的皆消皆长的消长变化。前者称为阴随阳长或阳随阴长，后者称为阴随阳消或阳随阴消。《素问·阴阳应象大论》曰："年四十而阴气自半也，起居衰矣。"即人体生命过程中，下半生，阳气随阴气的减少而减少，属于阳随阴消。

阴阳双方在一定限度内的消长变化，反映了事物之间对立制约和互根互用关系的协调平衡，阴阳之间的动态平衡，在自然界可表征气候的正常变化，在人体则表征生命过程的协调有序。

2. 阴阳转化　是指事物或现象的总体属性，在一定条件下可以向其相反的方向转化，此消彼长，彼进此退，处于动态平衡之中。《易经·系辞》曰："日往月则来，月往日则来，日月相推而明生焉。寒往则暑来，暑往则寒来，寒暑相推而成岁月焉。"日月转化、寒暑往来也是阴阳转化运动中的结果。

阴阳转化是阴阳运动的又一基本形式。阴阳相互转化，一般都产生于事物发展变化的"物极"阶段，即所谓"物极必反"。因此，阴阳转化是在阴阳消长的量变基础上产生的质变。故《素问·阴阳应象大论》曰："重阴必阳，重阳必阴。"《灵枢·论疾诊尺》曰："寒甚则热，热甚则寒。"事物的发生发展规律总是由小到大、由盛而衰，即是说事物发展到极点就要向它的反面转化。《素问·天元纪大论》曰："物生谓之化，物极谓之变。"生、化、极、变，是事物发生发展的规律，任何事物都处在不断的运动发展变化之中，故《素问·六微旨大论》曰："成败倚伏生乎动，动而不已，则变作矣。"由此可见，任何事物在发展过程中都存在着"物极必反"的规律。

阴阳转化，既可以表现为渐变形式，又可以表现为突变形式。如一年四季中的寒暑交替，一天中的昼夜转化等，就属于"渐变"形式；夏季酷热天气的骤冷和冰雹突袭，急性热病中由高烧突然出现四肢厥冷，就属于"突变"形式。

3. 阴阳自和　是指阴阳双方自动维持和自动恢复其协调平衡状态的能力和趋势。对生命体来说，阴阳自和是生命体内的阴阳二气在生理状态下的自我协调和在病理状态下的自我恢复平衡的能力。

阴阳自和来源于我国古代哲学中的"阴阳贵和"思想。《淮南子·氾论训》中说："天地之气，莫大于和。和者，阴阳调……阴阳相接，乃能成和。"意思是说阴阳二气的协调就是"和"，阴阳二气相接化物才能达到"和"的要求。和是天地万物必须遵循的法则，是天地之间最大的道理。阴阳和合，万物自生，这是中国古代哲学的重要观点。阴阳自和是阴阳双方自动地向最佳目标的发展和运动，是维持阴阳平衡的内在机制。

阴阳的动态平衡由阴阳之间的对立制约、互根互用及其消长转化来维系，而阴阳自和是其自动维持和自动恢复这一动态平衡的能力与趋势。如果阴阳动态平衡遭到破坏，又失去了自和的能力，在自然界就会出现反常现象，在人体则会由生理状态进入疾病状态，甚至死亡。

第三章　平衡学说

第一节　天人合一平衡论

天人合一平衡论是平乐正骨理论体系的一大特色。平乐正骨理论认为，人体是一个小天地，是一个互相联系的整体；同时，人又生活在天地之间、自然环境之内，是整个物质世界的一部分，人与环境是一个整体。自然界的四时、四气等变化无不与人体息息相关，直接影响着人的生产生活、生理病理及疾病的治疗与康复。平乐正骨运用天人合一平衡论指导伤科临床，强调在伤科疾病的预防、诊断、治疗、康复等各个阶段都要从整体观念出发，三因制宜，个性化施治，方能收到理想的效果。

一、天人合一的内涵

天人合一观是中医独有的理论。中医学认为人体是一个互相联系的有机整体，人体的构成及其生命活动是宇宙万物生息繁衍的一部分，人的生命及健康与天地阴阳四时的变化相合相应、息息相关。平乐正骨提出天人合一平衡论，旨在强调人体本身、人与环境是一个和谐统一的整体，将人和环境统一起来探索他们的共性及相互关系，有利于从整体角度理解人体的生理病理活动，从而指导伤科疾病的防治。

（一）人体是一个互相联系的和谐统一体

人体以五脏为核心，通过经络、血脉，将六腑、五体、五官、九窍、四肢百骸等全身组织器官联系成互相关联的一个整体，和在外的五味、五色、五音、五声、五志等形成了一个表里相合、内外相关的和谐统一体，并通过精、气、血、津液的作用，来完成机体协调统一的机能活动。脏与脏、脏与腑、腑与腑之间相互联系、相互配合，保持着动态平衡关系。平乐正骨理论强调人体是一个小天地，外在的形体官窍与内在脏腑密切相关。如筋连缀关节而主司运动，赖于肝血滋养，故曰"肝主筋"，但筋的机能还依靠全身气血津液的濡养，故脾之运化、心之主血、肺之宣降、肾之藏精的功能变化均会影响到筋的生理、病理活动。这充分体现了人体内外的整体统一性。

（二）人与自然是相互联系、相互依赖的和谐统一体

《素问·宝命全形论》曰："人以天地之气生，四时之法成。"这就说明人是大自然

的一个组成部分，大自然的阳光、空气、水等构成了人赖以生存的环境。人类的活动可以影响环境，而自然环境的变化又会直接或间接地影响人的身体机能。人与自然紧密联系、息息相关、相互依赖。

1. 时间更替，人体气血运行相应改变

（1）季节变换，阴阳消长，气血改变。气候由自然界阴阳二气运动变化而产生，一年之中春温、夏热、秋凉、冬寒。人体气血运行亦在不同季节气候的阴阳消长规律影响下发生相应的适应性改变，这种改变在外表现为身体机能、面色、脉象、舌象、起居等诸方面的改变。比如面色，春稍青、夏稍赤、秋稍白、冬稍黑；又如脉象，春微弦、夏微洪、秋微浮、冬稍沉；天气晴朗，风和日丽，气血输布和循环通畅；气候炎热，气血升发太过，血热容易妄行；天寒地冻，气血则凝滞收敛。

（2）昼夜更替，阴阳消长，气血改变。一日之中昼夜晨昏变化，阴阳动态消长，人体阴阳气血运行亦相应改变。《素问·生气通天论》曰："阳气者，一日而主外，平旦阳气生，日中而阳气隆，日西而阳气已虚，气门乃闭。"阳气隆，则气血输布和循环通畅；阳气虚，则气血蛰伏收敛。

（3）月令不同，阴阳消长，气血改变。月满时，人体气血旺盛，皮肤充实，抵抗力强；月空无或缺损时，人体气血循环不足，卫气衰，抵抗力弱。可见人体之气血运行受到大自然气候、日照、月亮的影响。

2. 地域环境变化，人体脏腑阴阳盛衰、气血运行有所不同　地域环境是人类赖以生存的要素，主要包括地势高低、地域气候、水土物产、人文地理、风俗习惯等。地域气候、地理环境、水土物产及生活习惯的不同，在一定程度上影响着人体气血运行和脏腑机能，进而影响体质的形成。如江南多湿热，人之腠理多稀疏；北方多燥寒，人之腠理多致密。又如青藏高原空气稀薄，气血较虚，易虚喘；南方地区气候炎热，阳气多盛，腠理多疏，易中暑热；北方寒冷，其人多食肉，其筋骨多强实而体质耐寒，南方之人则相反；北方多冰冻冷滑，气血易凝，筋骨易损，加之多饮酒御寒，股骨头坏死患者较多；南方沿海地区多湿热，其人多食海鲜，则多发湿热痛风之证等。《素问·异法方宜论》云："东方之地，其病皆为痈疡……西方者……其病生于内……北方者……脏寒生满病……南方者……其病挛痹……中央者……其病多痿厥寒热。"不同地域的环境条件，养育并影响着久处其中的人体及其气血脏腑阴阳等状态，因此，处于不同地域的人都有着与本地自然条件相对应的主要患病倾向，如大骨节病多发生在我国北部及西伯利亚东部、朝鲜北部。可见，地域环境可以影响人体的生理活动，而且人体随着地域环境的变化会出现相应的改变。

（三）人与社会是相互联系、相互依赖的和谐统一体

人与社会环境相统一。《素问·气交变大论》曰："上知天文，下知地理，中知人事，可以长久。"这里明确把天文、地理、人事作为一个整体看待。人不仅是自然的一部分，而且是社会的一部分，人体和社会环境相互联系、相互作用。社会环境包括社会政治、生产力、生产关系、经济条件、劳动条件、卫生条件、生活方式以及文化教育、家庭结交等各种社会联系。一般而言，良好的社会环境、和谐的家庭氛围、融洽的人际关系，可使人精神振奋，气血畅流，有利于身心健康；反之，不利的社会环境，则会导致人精神压抑、紧张、恐惧，气血运行阻滞，危害身心健康。人之政治经济地位的高低，对人的身心机能、体质特点也有重要影响。如常食肥甘厚味，多生痰湿；体力劳动者易患劳损诸证；邻里同事不和则易气郁等。

二、天人失调是伤科疾病的重要病机

《素问·四气调神大论》云："夫阴阳四时者，万物之始终也，死生之本也，逆之则灾害生，从之则苛疾不起，是谓得道。"这里体现了"天人合一"的观念，人与气候、季节、环境相互协调、动态平衡是保证健康的重要前提，人体诸多疾病都是由于天人关系失调所致。

（一）违逆四时，脏腑失调，筋骨失衡

平乐正骨理论认为，伤科疾病的发生与四时气候攸关。若人与自然不相适应，则天人失调，脏腑功能活动紊乱，气血逆乱，筋骨失衡，伤科疾病遂生。包括以下两个方面：

1. 人违逆四时，不能遵循自然界的阴阳消长规律，则脏腑功能紊乱　顺应自然、法天则地是中医防病养生的一大原则。人顺应四时阴阳节律而养生，则脏腑协调、筋骨自健；反之则病。《素问·四气调神大论》曰："逆春气则少阳不生，肝气内变；逆夏气则太阳不长，心气内洞；逆秋气则太阴不收，肺气焦满；逆冬气则少阴不藏，肾气独沉。"不顺应四时阴阳节律的变化就会导致天人失调，出现脏腑病变，而脏腑协调是筋骨平衡的保证，一旦脏腑功能紊乱，则筋骨失衡，伤科疾病遂生。如冬天大自然阴长阳消，起居摄生应顺应规律以静"藏"为主；若违逆自然规律，活动失度，则会导致肾藏不足，肾气虚弱，骨髓失养，出现腰膝酸软、足痿无力、牙齿松动等症，日久则易骨折。

2. 自然界的变化超出了人的适应能力，导致天人失调，筋骨失衡　人类适应自然环境的能力是有限的，如果气候变化过于剧烈或急骤，超出了人体的适应能力，则会导致天人失调，筋骨失衡。《素问·金匮真言论》曰："东风生于春，病在肝，俞在颈项；南风生于夏，病在心，俞在胸胁；西风生于秋，病在肺，俞在肩背；北风生于冬，病在肾，俞在腰股；中央为土，病在脾，俞在脊……故春善病鼽衄，仲夏善病胸胁，长夏善病洞泄寒中，秋善病风疟，冬善病痹厥。"可见四时气候变化超出人的适应能力时，会导致脏腑紊乱，筋骨遂病。同时，伤科疾病亦常因气候剧变或季节更替而诱发，比如肢体关节疼痛的病证，常在气候寒冷或阴雨连绵时加重；又如湿热内侵，连及筋

骨，则生附骨疽等。

（二）社会环境不利，形神失调，筋骨失衡

人是社会的人，人的身体机能会受到社会环境的影响。《素问·移精变气论》指出："忧患缘其内，苦形伤其外，又失四时之从，逆寒暑之宜，贼风数至，虚邪朝夕，内至五脏骨髓，外伤空窍肌肤，所以小病必甚，大病必死。"人之筋骨脏腑疾病与时代生活紧密相关，具体表现在以下两个方面：

1. 政治经济地位影响形神状态　《灵枢·师传》云："王公大人，血食之君，骄恣纵欲，轻人。"张从正指出："贫家之子，不得纵其欲，虽不如意不敢怒，怒少则肝病少；富家之子，得纵其欲，稍不如意则怒多，怒多则肝病多。"可见，养尊处优者，常心性高傲，稍不如意易急、易怒，致肝气拂逆，血行不畅，筋骨失衡。这说明不同阶层的人因社会、经济地位及生活习惯不同，易患病证及其特点亦不同。

2. 社会角色、生活条件影响筋骨状态　脑力劳动者多劳心，体力劳动者多劳力；常食肥甘厚味者，易生痰湿，留滞筋骨；素食苟充者，易气血虚弱，筋骨失养。劳心则中虚而筋弛骨脆，劳力则中实而筋劲骨强，但过劳致筋骨损伤失衡。

三、天人合一平衡论对伤科疾病治则、治法的指导作用

平乐正骨天人合一平衡论认为，伤科疾病不是孤立存在的，它受到人的体质禀赋、起居习惯、性格特点、年龄阶段、七情六欲、时令气候、地域环境、职业角色、社会地位、经济条件等多种因素的影响和制约；在对伤科疾病辨证时要特别重视整体观念，局部伤病是与整体和内外环境条件相关的，不能疏忽和偏颇。平乐正骨天人合一平衡论重视局部与整体、内在因素与外在因素的相互联系以及环境、情志、社会与创伤的相互关系，这对伤科疾病的未病先防、既病防变、加速康复有着非常重要的意义。天人合一，整体联系，顺应自然，法天则地，是平乐正骨防治伤科疾病的一大法则。

（一）上合于天，因时制宜

平乐正骨理论强调依据时令气候节律变化制定相应的防治原则，即"因时制宜"。《灵枢·卫气行》曰："谨候其时，病可与期；失时反候者，百病不治。"筋骨疾病的康复来源于气血的濡润，而气血的运行状态跟阴阳消长密不可分。一年之中有四季，一天之中有十二时，不同时间的阴与阳处在动态变换之中。故在防治伤科疾病的过程中也应遵从"天人相应"的原理，依据阴阳消长的特点灵活确定用药、手法的量度。具体表现在以下几个方面：

1. 因时制宜，合理用药　春夏季节，气候由温渐热，阳气升发，人体腠理疏松而开泄，即使患者外感风寒，也不宜过用辛温发散药物，以免开泄太过，耗伤气阴；而秋冬季节，气候由凉变寒，阴盛阳衰，人体腠理致密，阳气内敛，此时若非大热之证，当慎用寒凉药物，以防伤阳。暑邪致病有明显的季节性，且暑多兼湿，故暑天治病要

注意解暑化湿；秋天气候干燥，外感秋燥，则宜滋阴润燥。肝肾阴虚者多夜间潮热难眠，脾肾阳虚者多五更泄泻，故用药要考虑时相特征，有的放矢。

2. 因时制宜，适度练功 练功疗法能促进气血运行，既可强筋健骨，又对防治骨关节病及软组织损伤疾病有着明显疗效。春夏阴消阳长，宜调神畅志，夜卧早起，舒展筋骨，吐故纳新。但在初春乍暖还寒之时，人体易受寒邪侵袭，故要做好保暖，功能锻炼宜适度，可借助器械进行患肢功能锻练。秋天阴长阳消，宜早卧早起，养阴为主，练功不可大量出汗，以防汗出伤阴。冬天万物闭藏，肾气内应而主藏，应以养肾为主，宜神气内守，避寒就温，多晒太阳。

3. 因时制宜，动静互补 根据损伤时期不同因时制宜，确定动静的量度。早期宜多静少动，中期宜动静并重，后期宜多动辅静。骨折内固定术后患者，应根据内固定物取出的早晚适时、适度锻炼。内固定物取出得越晚，内固定物对骨折处造成的应力遮挡就越大，局部的抗剪切能力越低，此时应注意静以护骨，逐渐活动，避免再骨折。

4. 因时制宜，取穴理筋 遵循"子午流注"原理，在实施穴位揉药、通经活络等手法时，应将患者症状与十二时辰结合起来，按时取穴理筋，可以更有效地调理气血、协调阴阳以促进筋骨康复。

（二）下合于地，因地制宜

平乐正骨理论强调应根据地理环境特点来制定适宜的治法和方药，即"因地制宜"。不同的地域，地势有高下，气候有寒热温燥，水土性质各异，因而长期生活在不同地域的人就具有不同的体质差异。东南湿热，治宜清化；西北寒燥，治宜温润；南人柔弱，药量宜小，手法复位时力度稍轻；北人粗犷，药量宜大，手法复位时力度可稍重。同时，应根据伤者所处的地形地势特点，施以适当的"动"与"静"及其方式。另外，"动"与"静"的方式和方法不是一成不变的，如受伤时应因地制宜，就地取材，因陋就简，及时制动，保护筋骨。

（三）中合于人，因人制宜

平乐正骨理论强调"以人为本"，人的体质有厚薄，禀赋有强弱，年龄有长幼，性别有男女，地位有尊卑，所以即便是生活在相同地域和气候条件下的人，其患病特点亦有不同，即"因人而异"。具体表现在：

1. 依年龄而异，因人制宜 不同年龄的人因气血盈亏、脏腑机能不同，治疗用药也应有区别。老年人生机减退，气血亏虚，肝肾亏损，患病多虚证，故治老年筋骨疾病宜补，攻邪要慎重，用药量应比青壮年少。小儿生机旺盛，但气血未充，脏腑娇嫩，易寒易热，易虚易实，病情变化较快，故治小儿病，忌投峻攻，少用补益，用药量宜轻。

2. 依性别而异，因人制宜 男女性别不同，各有其生理特点。妇女有经、带、胎、产等情况，治疗用药应考虑其生理周期。如在妊娠期，对峻下、破血、滑利、走窜伤胎或有毒药物，当禁用或慎用；产后应考虑气血亏虚及恶露情况等辨证治疗。

3. 依体质而异，因人制宜　体质有强弱与寒热之偏，阳盛或阴虚之体，慎用温热伤阴之剂；阳虚或阴盛之体，慎用寒凉伤阳之药。

第二节　气血平衡论

气血平衡理论是平乐正骨理论体系的核心。平乐正骨理论认为气血是人体生命活动之总纲，也是伤科病机之总纲。气血是人身之至宝，人的生、长、壮、老无不根于气血。气血的运行保持着既对立制约又相互依存的动态平衡关系。气血平衡，则机体安；气血失衡，则机体病。人体是一个有机的整体，局部肢体的损伤可引起脏腑功能紊乱、气血运行失常。损伤首犯气血，致气血逆乱、血瘀气滞或血虚气郁等，故平乐正骨认为伤科疾病的辨证论治核心就是调理气血至平衡状态。平乐正骨在长期的医疗实践中形成了具有鲜明中医特色的"气血共调平衡论"。

一、气血的动态平衡关系

气属阳，主动，主煦之，是生命活动的动力；血属阴，主静，主濡之，是生命活动的物质基础。气血都源于脾胃化生的水谷精微，气中有血，血中有气，气与血不可须臾相离，二者保持着相互依存、动态平衡的关系。

（一）气为血之帅

1. 气能生血　气的运动变化是血液生成的动力。气旺血充则筋骨健，气虚血少则筋骨病；补气能生血，则筋骨得濡，伤病自复。故平乐正骨在治疗骨伤中后期疾患时，常在补血药中配合大剂量补气药，以推动和激发脏腑功能，促进血液生成。

2. 气能行血　气的推动作用是血液循行的动力。气行则血行，气滞则血瘀，气有一息之不运，则血有一息之不行。故平乐正骨在临床上治疗损伤诸病之血瘀证时，常以调气、行气为主，调血次之。

3. 气能摄血　气对血具有统摄作用。血液循常道周而复始环流全身，全赖于气之统摄。平乐正骨理论认为，气血平衡，则气能摄血，互相制约；若气虚不能摄血，则可见出血之候，故治疗时必须给予大剂量补气药以补气摄血，方能达到止血的目的。

（二）血为气之母

1. 血能生气　血不断地为气的生成和功能活动提供水谷精微，使气的生成与运行正常；血盛则气旺，血衰则气少，二者相互依存，互生互根，保持平衡。

2. 血能载气　血为气之守，气必依附于血而静谧。血不独生，赖气以生之；气无所附，赖血以附之。气动血静，动静相合，动态平衡。平乐正骨理论认为，暴力创伤引起大出血之时，气无所依而随之涣散，形成气随血脱之候。此时急宜止血补血为要，惟有止血补血，血足方能固脱。

二、气血平衡与脏腑经络活动的关系

气血根于五脏，又总司五脏六腑、四肢百骸之功能。《素问·五脏生成论》云："肝受血而能视，足受血而能步，掌受血而能握，指受血而能摄。"平乐正骨理论认为，气血的平衡与脏腑经络功能的平衡密切相关。肾藏精，精血互生，为气血之根；心主一身之血脉，运行气血；肺主气，朝百脉，助心行血；肝藏血，调节血量；肝主疏泄，调畅气机，气畅则血行；脾主运化水谷精微，为气血生化之源；脾主统血，统摄血液周而复始循行于脉道。五脏六腑各司其职，互相协调，气血的生化和运行才能保持平衡。气血平衡与脏腑经络活动密切相关，互相依存。只有脏腑经络功能活动有条不紊，气血才能源源不断生化无穷，循行有度，从而维持动态平衡；也只有气旺血行，气血平衡，脏腑经络才能发挥其正常的生理功能。

损伤、劳损，无论外损皮肉筋骨之形体，或内伤脏腑经络，都必然引起气血之变化。血瘀必气滞，气滞必血瘀，气血阻滞不通，外使关节不利，内致血脉闭塞，气无所行，而内伤脏腑。由此可见，外伤筋骨，必内损气血，气血不畅，必然导致脏腑失于濡养。脾胃系气血之母，心肾系气血之父，肝肺为气血之舍。气血失衡致脏腑不和，脏腑不和又致气闭、气逆、气滞、气虚、气脱，也可致留血、瘀血、结血、亡血。气血与经络脏腑互相影响，内损外伤互为因果。

三、气血平衡是健康的基本条件

气血平衡是人体健康的保证。《素问·至真要大论》谓"气血正平，长有天命"，即只要气血平衡，就可健康长寿。平乐正骨理论认为，气血平衡既是健康的标志，也是治疗伤科疾病的关键。气血的平衡并非静止和绝对的，而是处在动态平衡之中。人体一系列复杂的生理活动，需要气机的升降出入，气血在运动中保持动态平衡，才能使脏腑、筋骨各司其职。反之，气血运行失常，则会影响脏腑、筋骨之协调平衡，导致损伤、退变等病变产生。平乐正骨理论认为，将气血调至平衡是治疗伤科诸疾的关键环节。损伤首伤气血，通过调畅气血，使气血由失衡转向新的平衡，保证脏腑、筋骨源源不断地得到气血的滋养，从而使机体恢复气血平衡，则伤病自愈。

四、气血失衡是疾病的主要病机

气血与人体的一切生理、病理变化均有密切的关系。《素问·调经论》云："血气不和，百病乃变化而生。"气血平衡则泰，气血失衡则疾。平乐正骨理论认为，人是一个有机联系的整体，牵一发而动全身，局部损伤会导致全身气血失衡，损伤之证应从气血论治。人体无论受到何种原因、何种形式的损伤，都会使气血紊乱、经络受阻、脏腑失调，从而使机体处于失衡状态。气血失衡必然影响经络脏腑，而经络脏腑失常也必然会导致气血失衡。气血失衡，是分析研究伤科各种疾病病机的基础。气行则血行，气滞则血瘀，气狂则血躁，气虚则无以生血；血虚则气虚、气郁，血虚亦无能载气，血瘀则气滞。伤气则气虚、气滞，气虚、气滞可致血瘀；伤血则血瘀、血虚，血瘀、血虚多致气滞。伤气能及血，伤血又能及气，二者互相影响，进而导致经络脏腑功能紊乱，全身气血失衡。气血失衡在伤科临床上主要表现为血瘀气滞、气虚血瘀、气不摄血、气血两虚、气随血脱等。

1. 血瘀气滞　平乐正骨理论认为，瘀血最易导致气滞难行，创伤、闪挫、劳损等损及筋骨血脉，致使血液离经外溢，瘀于筋肉腠理之间，阻闭经络，气机阻滞，则血行瘀阻更重。因而，损伤早期血瘀气滞最为常见，临床主要表现为伤部青紫、肿胀、疼痛。

2. 气虚血瘀　平乐正骨理论认为，气能行血，气虚则推动无力而致血瘀。慢性劳损、创伤日久或久卧伤气，致气虚无力推动血行而成瘀。其轻者，仅气之推动乏力，血行迟缓，运行无力，证见面色淡白或晦暗、身倦乏力、气少懒言、皮下青紫瘀斑、伤口久不愈合、舌淡暗或有紫斑、脉沉涩；其重者，气虚无力行血而血瘀、血虚，脏腑、官窍、筋骨等失濡养，肌肉筋骨痿软不用，甚至萎缩，肌肤甲错等。

3. 气不摄血　平乐正骨理论认为，损伤中后期，中气渐虚，脾虚失于健运，气虚不足，固摄血液之力减弱，血不循经，溢出脉外，证见面色萎黄、神疲纳呆、肢体虚肿、暗紫、伤处慢性出血、伤口恢复缓慢、舌淡、脉细弱等。女性可并发崩漏等。

4. 气血两虚　平乐正骨理论认为，损伤后期，久病消耗，气血两伤；或因损伤先有失血，气随血耗；或先因久卧气虚，血之生化无源而日渐衰少，从而导致面色少华、疲乏无力、头晕眼花、肌肤干燥、肢体麻木、脉细无力等。

5. 气随血脱　平乐正骨理论认为，外伤致大量出血的同时，气也随着血液的流失而散脱。血为气之载体，血脱，则气失去依附，故气亦随之散脱而亡失。可见大量失血致眩晕、心悸、面白、息微、大汗淋漓、肢厥身凉、舌淡、脉细欲绝等。此为伤科之危证。

五、气血共调平衡论对伤科辨证论治的指导

气血共调平衡论贯穿于平乐正骨学术体系之中。伤科的治则、治法、用药无不与气血相关。轻的损伤如闪伤、牵拉伤等多以伤气为主。气无形，气伤则作痛。较重的损伤如碰撞、跌仆、打击伤等多以伤血为主。血有形，形伤则作肿。严重的复合伤、开放伤多致气血俱伤或亡血过多。气血俱伤则肿痛并见，亡血过多则气随血脱而现危证。伤气能及血，伤血又能及气。治血必治气，气机调畅，血病始能痊愈。血虚者，补其气而血自生；血滞者，行其气而血自调；血溢者，调其气而血自止。治气必治血，

血足而气虚自愈，血行而气机自畅。气与血互根互生，必同治而收效。平乐正骨把调理气血、恢复气血之平衡作为伤科治疗之大法。其用药精巧严谨，不拘泥于一方一药，而是辨证论治将祖传经验加以深化发展。对骨折的治疗主张应根据疾病早、中、后三期气血之不同特点辨证立法用药，"破""和""补"各法灵活应用。同时强调慢性劳损以行气为主，急性损伤则以活血为先。治疗目标均为调理气血，恢复气血之动态平衡。

1. 创伤早期　肢体受损，筋脉损伤，血溢脉外，瘀血停留，致血瘀气滞，临床上多表现为局部青紫、肿胀、疼痛。瘀不去则痛不止、骨不愈合，治则以行气消肿、活血化瘀止痛为大法。用药以"破"为主，祛瘀生新，亡血者补而兼行；同时，因气血互根，血药中必加气药才能加速病愈。肝主血，败血必归于肝，肝受损，轻则连及脾胃传化之道，重则连及心肺，干扰上焦清静之腑，故在活血祛瘀的同时加疏肝理气之品，必能收到事半功倍之效。

2. 创伤中期　瘀未尽去，新骨待生，气血不和，经络不通。患者经初期活血祛瘀治疗后，瘀血尚有残余，气血未完全恢复，肢体筋脉肿痛减而未尽，若继用攻破之药则恐伤及正气，故用药以"和"为主，治宜调和气血、接骨续筋、消肿止痛。

3. 创伤后期　久病体虚，肝血不足，失于濡养，致筋脉拘急、筋肉失养而身体逐渐消瘦，关节不利；肾精虚损而髓空，脾虚而气血生化乏源，气血化源不足又导致脏腑经络功能更加紊乱。同时，因损伤日久，长期卧床，加之不同的固定限制肢体活动，故正气亏虚，营卫不和，气血运行不利，血络之中再生瘀滞，虚中有滞，易感受内外之邪而产生各种并发症。治宜以和营卫、补气血、健脾养肝益肾为主；用药以"补"为主，寓补于通，辨证而治，方能取得较好的疗效。

第三节　五脏平衡论

基于整体观念的五脏协调平衡论是平乐正骨理论体系的又一大特色。平乐正骨理论强调人体是一个小天地，是一个以五脏为核心，通过经络、血脉联系起来的有机整体；气、血、精、津液是构成人体的基本营养物质，神是人体生命活动的总称。平乐正骨理论十分重视人体本身的统一性、完整性，认为"伤一发而动全身"，局部病变会引起整体病理反应；强调构成人体的各个组成部分之间，在结构上不可分割，在功能上相互协调、相互为用，在病理上相互影响。

一、五脏的内涵

平乐正骨理论认为，人体以五脏为中心，通过经络系统，把六腑、五体、五官、九窍、四肢百骸等全身组织器官联系成互相关联的一个整体，并和在外的"五味、五色、五音、五声、五志"等形成了一个表里相合、内外相关的大网络。人体生命活动得以延续有赖于五脏之间功能的协调，任何一个环节发生了故障，都会影响整体生命活动而发生疾病。

1. 心系统　心位于胸中，与小肠相表里，在体合血脉，开窍于舌，其华在面，在味为苦，在色为赤，在志为喜，五行属火。心的主要生理功能：①主血脉，包括主血和主脉两个方面。心主血是指全身的血在脉中运行，依赖于心脏的搏动而输送至全身，发挥其濡养的作用；脉，即血脉，是血液运行的通道，为"血之府"。心气旺盛、心血充盈、脉道通利，则血液才能在脉管内正常运行。②主神明。心是藏神之所，是神志活动的发源地，主宰人的精神、意识、思维活动等。心为五脏六腑之大主，在脏腑中居于中心地位。

2. 脾系统　脾位于中焦，与胃相表里，在体合肌肉，开窍于口，其华在唇，在味为甘，在色为黄，在志为思，五行属土。脾的主要生理功能：①主运化，包括运化水谷和运化水液两个方面。脾主运化水谷，为气血生化之源；脾主运化水液，对水液的吸收、转输、布散和排泄起着重要作用。②主升清。即指脾将精微物质上升布散，借肺之宣发而输布全身；同时脾气的升发可以维持内脏位置的恒定而不下垂。③主统血。即指脾有统摄血液在脉中流行，防止逸出脉外的功能。脾在腑合胃，胃主受纳，脾主运化；胃主降，脾主升，二者互相配合，共同完成水谷精微的消化吸收及其输布，故称脾胃为"后天之本"。④脾主肌肉四肢。与脾之运化息息相关，肌肉得水谷精微输布则丰盈强健。

3. 肺系统　肺居胸中，为脏腑之"华盖"。肺与大肠相表里，在体合皮，开窍于鼻，其华在毛，在味为辛，在色为白，在志为悲，五行属金。肺的生理功能：①主气，司呼吸。通过肺的呼吸，吸入自然界的清气，呼出体内浊气，实现体内外气体的交换，保证新陈代谢的顺利进行。肺从自然界吸入的清气与脾胃化生的水谷精气相合，构成宗气。肺的呼吸功能正常与否，直接影响到宗气的生成。而宗气通过心脉布散到全身也要靠肺气的协助。②主宣发与肃降，通调水道，为水之上源。肺主宣发，不但将脾所转输的水谷精微和津液布散到全身，外达于皮毛，而且主司腠理的开合，调节汗液的排泄；肺气肃降，不但将吸入的清气下纳于肾，而且也将体内的水液不断地向下输送，维持水道通畅。③肺朝百脉，助心行血。肺朝百脉是指全身的血液都通过经脉而聚会于肺，通过肺的呼吸，进行气体的交换，然后输布到全身。助心行血是指全身的血和脉均统属于心，而血液的运行又依赖于肺气的输布与调节。

4. 肝系统　肝为刚脏，与胆相表里，在体主筋，开窍于目，其华在爪，在味为酸，在色为青，在志为怒，五行属木。肝的主要生理功能：①主疏泄，调节情志，调畅全身气机，促进气、血、水的运行，促进脾胃运化与消化吸收。②主藏血。肝藏血是指肝具有贮藏血液和调节血量的生理功能，故有"肝为血海"之称。③肝主筋。诸筋皆归于节，肝血旺，则筋强健，关节通利。

5. 肾系统 肾位于腰部，左右各一，与膀胱相表里，在体主骨，开窍于耳，其华在发，在味为咸，在色为黑，在志为恐，五行属水。肾的主要生理功能：①藏精，主生长发育与生殖。肾所藏先天之精，为脏腑阴阳之本，生命之源，故称肾为"先天之本"。②主水。人体水液代谢的调节，与肺、脾、肝、肾等多个脏腑有关，但起主导作用的是肾，主要是通过肾的气化作用来实现。③主纳气。肾主纳气是指肾具有摄纳肺所吸入之清气而调节呼吸的功能，防止呼吸表浅，保证体内外气体的正常交换，故称"肺为气之主，肾为气之根"。④肾主骨、生髓。肾藏精，精生髓，髓藏于骨腔之中，髓养骨，促其生长发育。因此，肾、精、髓、骨组成一个系统，有其内在联系。肾精充足，骨髓化生有源，骨质得养，则骨质致密，坚固有力。如肾精亏虚，骨髓化生无源，骨骼失其滋养。

以上五脏系统虽然功能各有不同，但都在"君主"心脏的主导下，相互资生、相互依存、相互制约，共同维护着人体的生理功能。

二、五脏协调的动态平衡关系

平乐正骨理论认为，五脏系统是具有"超解剖"特性的功能性单元，人体以五脏为中心，联缀四肢百骸、五官九窍、气血津液、精神情志等，形成了以心、肝、脾、肺、肾为中心的五个机能子系统。五脏机能子系统既相对独立又和其他子系统密不可分。张景岳云："五脏之气无不相渗，故五脏之中皆有神气，皆有肺气，皆有胃气，皆有肝气，皆有肾气……各有互相倚伏之妙。"这说明五脏之间通过生克制化的关系，构成了一个相互制约、动态平衡的有机整体。

（一）五脏之间的生克制化

《素问·玉机真脏论》指出："五脏受气于其所生，传之于其所胜。气舍于其所生，死于其所不胜……五脏相通，移皆有次，五脏有病，则各传其所胜。"五脏之间通过生克制化的关系，构成了一个动态平衡的有机整体。首先，五行相生，五脏之气互生互通。《素问·阴阳应象大论》曰："东方生风，风生木，木生酸，酸生肝，肝生筋，筋生心……心生血，血生脾……脾生肉，肉生肺……肺生皮毛，皮毛生肾……肾生骨髓，髓生肝。"即以五行之间相互资生体现脏气相通输移，其次序为：肝生筋，筋生心，心生血，血生脾，脾生肉，肉生肺，肺生皮毛，皮毛生肾，肾生骨髓，髓生肝。其次，五行相克，五脏之气互相制约，从而实现动态平衡。《素问·五脏生成论》云："心之合脉也……其主肾也。肺之合皮也……其主心也。肝之合筋也……其主肺也。脾之合肉也……其主肝也。肾之合骨也……其主脾也。""主"，是"制约"之意，说明了五脏之间相互制约的关系，其次序为：心主肾，心火受水之制；肺主心，金受火之制；肝主肺，木受金之制；脾主肝，土受木之制；肾主脾，水受土之制。可见，五脏之间存在着生克制化的密切联系，这些联系是非线性的，也不是在同一"通道"中双向传递，而是多条通道构成的立体网络，形成多级反馈回路。五脏中每一脏的变化，总是受着生、克、乘、侮4种反馈回路的调控，最后使五脏系统的功能活动重新达到有序、协调和稳定，恢复阴平阳秘。

（二）从气血的生化与运行过程理解五脏协调平衡论

平乐正骨理论认为，脏腑是化生气血、通调经络、濡养筋骨、主持人体生命活动的主要器官。"五脏应四时，各有收受"。平乐正骨理论强调以气血为纲，认为五脏系统各有其功能特点和活动规律，系统内部及系统间相互资生、相互制约，维持动态平衡、协调有序，五脏系统之间的动态平衡关系集中体现在气血的生化和运行过程中。

1. 五脏平衡，共调气血化生　《素问·至真要大论》谓："气血正平，长有天命。"气血是生命活动的物质基础，气血平衡是人体健康的保证。《素问·五脏生成论》云："肝受血而能视，足受血而能步，掌受血而能握，指受血而能摄。"可见，气血由五脏所化生，又总司五脏六腑、四肢百骸之功能。平乐正骨理论认为，气血平衡根源于五脏的协调平衡，五脏平衡具体表现在气血化生的动态平衡过程中。其中，肾为气血之根，肾藏精，精生髓，髓化血，精血同源，精气归于肝，由肝化而为精血。脾主运化水谷精微，为气血生化之源，脾犹土，灌溉四方、生养万物，滋养其他脏腑。脾主升清，将清阳之气上输于心肺，通过心肺的气化作用将水谷精微化生为血液，再经肺朝百脉作用运送至全身。由此可见，五脏系统各司其职、互相协调，气血的生化才能保持平衡。

2. 五脏平衡，共促气血循行　五脏的协调平衡还体现在共同配合、共促气血循行。五脏系统之间相互制约、相互协调，在气血津液环周于全身的情况下，形成了一个非常协调平衡的整体。其中，心是气血运行的动力。周学海曰："凡人周身百脉之血，发源于心，依归于心，从心而出，复归心，循环不已。"心主一身之血脉，运行周身气血；肺主气，朝百脉，助心行血；肝藏血，调节血量，肝主疏泄，调畅气机，气畅则血行；脾主统血，统摄血液周而复始循行于脉道。五脏六腑各司其职、互相协调，气血方能运行有道，气血才能在"如环无端"的运动中保持动态平衡。

总之，脾胃系气血之母，心肾系气血之父，肝肺为气血之舍，五脏系统的动态平衡关系集中体现在气血的生化和运行过程。只有五脏功能活动有条不紊，气血才能源源不断生化无穷，循行有度，从而维持动态平衡；也只有气旺血行，气血平衡，脏腑经络才能发挥其正常的生理功能。

（三）从筋与骨的动态平衡过程理解五脏协调平衡论

五脏平衡还体现在筋骨的动态平衡过程中。平乐正骨理论认为，筋与骨相互依存、相互为用，筋有了骨的支撑才能固定与收缩，而骨正是有了筋的附着才能发挥支撑形体、保护内脏的作用；筋强则骨健，骨健则筋强，筋与骨相互依存而保持着有机平衡。

筋骨之相互依存根源于五脏系统的密切配合、互生互制的动态平衡关系。筋骨康健之动态平衡有赖于气血的滋养，而气血源于五脏的化生平衡，五脏通过互生互通保持协调平衡，从而维护筋骨之动态平衡。脾主运化，化生气血，脾为肺之母，而肺为水之上源，能下滋肾水以壮骨养骨，肾得滋养则骨健，骨健方能附筋强筋；肝藏血主筋，肝木生心火，肝藏血有方，则心行血有度，全身血液才能循环不休，滋养筋骨。可见，五脏存在互相依存的密切联系，五脏之气互通互生，筋骨方能互滋互养。唯有五脏功能活动平衡协调、有条不紊，气血才能生化无穷、运行有度，筋骨方能互依互促、平衡康泰。任何一脏出现问题，皆可致五脏协调之"平衡"关系遭到破坏，从而造成筋骨失衡，伤科诸疾遂生。

三、五脏失衡是伤科疾病的重要病机

平乐正骨理论认为，人体是一个有机联系的整体，牵一发而动全身，局部损伤会造成瘀血阻滞、全身气血失衡，气血失衡必然破坏五脏系统的平衡，故认识伤科疾病的病机必须重视五脏失衡。《血证论》强调"业医不知脏腑，则病原莫辨，用药无方"。脏腑病机是伤科疾病的重要病理变化机制。如果五脏中有一脏出现病变，则会影响其他脏腑功能，如《素问·玉机真脏论》中说："五脏受气于其所生，传之于其所胜，气舍于其所生，死于其所不胜。病之且死，必先传行，至其所不胜，病乃死。"五脏有病，则其化生及运行气血功能失常，筋骨失养，则出现气血失衡、筋骨失衡等一系列病理变化。

1. 恶血归肝，内动肝肾　"肝主血，败血必归于肝"。平乐正骨理论认为，肝主藏血，凡跌打损伤之证，败血凝滞体内，从其所属，必归于肝，产生肝气郁结或气滞血瘀的病理变化，造成局部青紫肿痛；日久则肝血不足，筋失所养，出现关节运动不灵、手足拘挛、肢体麻木、屈伸不利、筋脉拘急、手足震颤等。肝主疏泄，调畅全身气机，恶血留肝，气机不畅，造成脾胃运化失常，气血生化不足，久则造成肢体痿软无力。跌打损伤，既伤气血，亦伤骨损髓，伤于外而及于内，骨与髓必内动于肾，造成肾所司功能异常。创伤中后期，每见有梦遗滑精者，骨折就会愈合缓慢，此为肾精亏虚之故。肾精不足，骨髓空虚，可致腰部扭闪、劳损、腿足痿弱而行动不便，或骨质脆弱，易于再次骨折等；而骨质脆弱则筋失所依，易出现筋伤。肝肾同源，恶血留肝可致肾精乏源，导致骨失所养，出现腰膝酸软、骨不连、骨坏死等。

2. 外伤劳损，脾胃失健　脾主运化、升清，化生气血津液，为"后天之本"。一方面，凡跌打损伤之证，败血凝滞体内，归于肝，肝脾不调，肝胃不和，常影响脾胃纳食和运化功能，导致气血生化乏源，从而造成骨折延迟愈合或不愈合；或脾运化水液障碍，出现肢体肿胀，按之凹陷不起，甚则出现大量水疱。另一方面，脾主肌肉四肢，若劳逸失度，亦可致脾运化失健，患者神疲乏力，懒言少食，纳呆便溏，日久则肌肉瘦削，四肢痿软无力，或形成骨质疏松、慢性劳损等。平乐正骨在治疗伤科疾病中特

别注意调理患者的脾胃，以促进其运化功能，从而有利于创伤的修复。

3. 心血瘀阻，筋骨失濡　心主一身之血脉，全身之血液有赖于心气的推动而运行有度，濡养周身筋骨；同时，心藏神，神驭气，对心脏的搏动及血液的运行具有一定的调节作用。若跌打损伤，瘀血阻络，心主血脉功能障碍，血行缓慢，则可致筋骨失养，久之患者形体消瘦、筋骨萎缩，或创伤日久不愈合。另一方面，心为"五脏六腑之大主"，心与其他四脏之间存在密切关系。心与肾之间水火升降互济，才能维持"肾主骨"的功能正常。若心肾不交，则肾藏精失常，患者可出现遗精、早泄、腰膝酸软、骨不连等，久之筋亦无所依出现筋伤。"肝藏血，心行之"，肝藏血有度，心行血正常，筋骨方能得养。心血源于脾土化生气血，若创伤患者肢体活动障碍，"久卧伤气"，脾虚而心气亏虚，亦可致心血瘀阻而造成筋骨失濡。肺朝百脉，能助心行血，心之行血亦有赖于肺主气司呼吸的功能正常运行。若肺气壅塞，则易致心血瘀阻，筋骨失养；反之，若心血瘀阻，也可影响肺的机能，导致肺肾之金水互生关系破坏，肾无所滋则骨无所养，各种骨病遂生。

四、五脏协调平衡论对伤科辨证论治的指导作用

平乐正骨理论十分重视内外结合、整体辨治，强调疏通气血、调理脏腑，在药物治疗上创立了"破、和、补"的三期治疗原则。对于创伤的治疗，平乐正骨主张三期用药，各期均有相应的治则、治法及方药。

1. 创伤早期，疏肝理气，活血化瘀　创伤早期，筋脉损伤，血溢脉外，瘀血停留，败血归肝，致血瘀气滞。临床上多表现为局部青紫、肿胀、疼痛、关节活动障碍。瘀不去则痛不止、新不生、骨不愈合，治则以疏肝理气、破血逐瘀、止痛消肿为大法。用药以"破"为主，代表方如活血疏肝汤、加味活血疏肝汤、加味复元活血汤等，理气祛瘀生新，亡血者补而兼行；并因气血互根，血药中必加气药才能加速病愈。另一方面，肝主血，败血必归于肝。肝受损，轻则连及脾胃传化之道，造成食少纳呆、少气懒言、肢体水肿；重则连及心肺，干扰上焦清静之腑，导致胸胁胀满、胸闷不舒。故在疏肝理气的同时，应该顾及患者兼症，酌加健脾和胃、利水消肿或宣降肺气之品，才有利于创伤的修复。

2. 创伤中期，调肝和胃，调和气血　创伤中期，瘀未尽去，新骨待生，气血不和，经络不通。患者经初期活血祛瘀治疗后，瘀血尚有残余，气血未完全恢复，肢体筋脉肿痛减而未尽，或伴胸胁满闷、腹胀纳呆，肝木失疏，犯及脾胃。若继用攻破之药则恐伤及正气，故用药以"和"为主。治宜调肝和胃、调和气血、接骨续筋、消肿止痛。代表方有加味橘术四物汤、加味柴胡疏肝散、调中和血汤等。

3. 创伤后期，健脾益气，补益肝肾　创伤后期，久病体虚，血海空虚，肝血不足，失于濡养，致筋脉拘急，筋肉失养而身体逐渐消瘦，关节不利，甚至筋弛、筋痿、筋

挛、筋废。肾精虚损而髓空，骨折久不愈合，或伴腰脊酸软，活动受限；脾虚而气血生化乏源，气血化源不足又致脏腑经络功能更加紊乱。同时，因损伤日久，久病卧床，加之不同的固定限制肢体活动，故正气亏虚，营卫不和，气血运行不利，血络之中再生瘀滞，虚中有滞，易感受内外因邪而产生各种并发症。治宜补益气血、健脾补肝益肾。用药以"补"为主，寓补于通，辨证施治，方能取得较好的疗效。代表方如加味当归补血汤、加味益气丸、补肾益气壮骨丸等。

第四节　筋骨平衡论

筋骨互用平衡论是平乐正骨理论体系的一大特色。平乐正骨理论认为，筋骨是人体复杂而平衡的运动系统之总称。筋束骨、骨张筋，筋与骨的关系颇为密切。在人体中，肌肉收缩产生的力通过肌腱和韧带作用于骨，不同部位的筋通过骨将力进行有效整合，从而产生协调统一的运动模式，因此，筋与骨之协调是保持关节运动动态平衡的基础。筋与骨在结构上密不可分，在功能上相互协调，共同完成人体之运动功能。筋与骨的动态平衡关系体现在伤科疾病诊疗的各个阶段。

一、筋与骨的内涵

"筋"的内涵相当宽泛，它概括了除骨以外的皮肉、筋、脉等组织，相当于现代医学中的肌肉、肌腱、筋膜、韧带、周围神经、血管、软骨等的统称，故"筋"实质上是人体筋系统之总称。"筋系统"的概念不仅反映了筋是不同部位筋组织的总和，更反映了筋在结构和功能上的统一。筋遍布人体，通行气血，沟通上下内外，护脏腑，联属关节，主司运动，是机体的重要组成部分。中医学认为筋的生理功能主要包括以下几个方面：①连接、约束和通利关节。《灵枢·经脉》曰："筋为刚，肉为墙。"筋连接骨而成关节，是保持关节静力与动力平衡的基础，是骨之气血运行的辅助通道。②利机关而主持运动。《素问·痿论》曰："宗筋主束骨而利机关也。"筋能联属关节，主司运动，为机体活动之动力、联络之纽带。《杂病源流犀烛》云："……所以屈伸行动，皆筋为之。"说明筋对于人体之协调运动至关重要。③通行气血，沟通内外，保护脏腑。筋为五体之一，为肝之外合。肝藏血，血养筋。筋是构成人身形体的重要组成部分，具有联络沟通内外、通行气血和保护人体内脏的功能。

"骨"为全身之支架，既可以支持形体，又能保护内脏。《灵枢·经脉》曰："骨为干，脉为营，筋为刚，肉为墙。"筋束骨，骨张筋，骨为筋起止之所，为筋提供动力支点，并通过筋的连缀构成关节和人体的框架，具有保护脏腑的功能；同时，筋作用于骨而产生关节运动。肾主骨，骨为肾之外合；肾藏精，精生髓，髓养骨，骨的生长、发育、修复均有赖于肾之精气的濡养。六淫羁留、房室不节、久病失养等因素皆可导致肾精亏虚，骨骼因不荣而疼痛，因失养而脆弱，因失衡易骨折，甚至肢体瘫痪、痿痹不用，故肾精足则骨坚强有力，肾精衰则骨骼痿软。

二、筋与骨相互依存的动态平衡关系

平乐正骨理论认为，筋联络四肢百骸，通行血脉；骨正筋柔，气血以流，腠理以密，如是则骨气以精，谨道如法，长有天命。筋与骨是相互依存、相互为用的。骨是人体的支架，靠筋的连接才能成为一体，发挥其支撑形体、保护内脏的作用。骨为筋提供了附着点和着力点，筋则为骨提供了连接与动力；筋有了骨的支撑才能固定与收缩，而骨正是有了筋的附着才能维持和显示其作用。《素问·五脏生成》云："诸筋者皆属于节。"说明人体之筋都附着于骨上，大筋联络关节，小筋附于骨外，筋骨互相协作，共同维持机体日常动态与静态下的动态平衡。筋骨相互依存而保持有机平衡，筋失衡可引起骨结构与功能的失衡；反之亦然。筋络骨，骨连筋，筋弛、筋痿、筋挛均可影响骨的功能，骨伤、骨痿也必导致筋无所依而造成筋弛、筋痿甚至筋废。筋病可影响至骨，骨病必伴有不同程度的筋病。

筋骨之相互依存根源于肝肾之间的密切关系。中医学认为，肝肾同源，肝藏血，肾藏精，精血同源，互生互化。肝藏血，血化精，充养筋骨、脏腑、四肢百骸；肝血充盈，则精得以充，筋骨得以养而强健有力。肾藏精，精生髓，髓化血，充养筋骨、脏腑、四肢百骸；肾精足，则肝血旺，筋骨得以养。肝主筋，肝血充盈，则筋力强健而能束骨；肾主骨，肾精之盛衰直接影响骨的生长、发育及损伤后的再生修复，肾精足则能壮骨，骨强方能连筋、张筋。从这个角度来讲，精血同源表现为精充骨壮则筋强，精亏骨弱则致筋弛、筋痿、筋挛、筋伤。筋骨相互依存，共同组成一套处于动态平衡之中的支架结构和杠杆动力系统，实现人体负重和运动两大力学功能。肝肾强则精血充，精血充则筋柔骨正，气血自流，人体乃健。年老体衰、房室不节、久病失养等因素可致肝肾渐亏，精血不足，筋骨失养而出现慢性劳损及各种退行性骨病；跌打闪挫导致骨损筋伤，内动于肝肾，精血亏虚，筋骨不荣，则筋伤不复、断骨不续、新骨不生。故肢体的运动有赖于肝肾所藏之精血，精血充足则筋骨得养，方能维持协调平衡，从而共同完成肢体活动。

三、筋骨失衡是伤科疾病之重要病机

平乐正骨理论认为，筋与骨在生理上相互依存，在病理上互相影响。骨病必及筋，筋损则束骨无力，亦影响骨之功能。筋与骨的动态平衡关系犹如桅杆和缆绳之间的关系，其中任何一方遭到破坏，均可引起筋骨平衡状态的丧失，从而导致伤科疾病的发生。

当暴力损伤机体，轻则伤筋，为肿、为痛；重则过筋中骨，致骨折、脱位发生，甚则连及脏腑，危及生命。同时，筋伤往往伴随骨伤的全过程，伤筋必然影响筋骨的平衡。筋为机体活动的动力、联络之纽带；骨为全身之支架，为筋起止之所。外感六淫、七情内伤、饮食失宜、久病失养、劳逸失度、年老体衰以及跌仆闪挫等因素导致筋伤或骨损，均可使筋骨平衡关系遭到破坏。筋伤导致关节失稳、无力、失养、活动异常，进而出现创伤性、劳损性、退变性、失用性骨关节病；骨伤则导致筋无所张、失依、失用，进而出现筋弛、筋痿、筋挛、筋伤。

肝肾失调会导致筋骨失衡，反之，筋骨失衡又会内动肝肾。首先，肝肾同源，母子相生；精血同源，肝血与肾精互相滋生，相互转化。肾精充足，则肝有所养，血有所充；肝血充盛，则肾有所藏，精有所滋。反之，肾精不足，则肝血生化无源；肝之阴血不足，无以滋养肾精，则肾精亏虚。故肝与肾任何一方受损，皆可致肝肾不足，造成肝所主之筋和肾所主之骨皆失养，出现筋骨同病。可见，肾精肝血一荣俱荣，一损俱损，休戚与共。同时，肝主筋，肝血不足，筋则失养，导致手足拘挛、肢体麻木、屈伸不利、筋肉萎缩，而筋病必致无力束骨，筋骨失衡，骨病遂生；肾主骨，肾精不足骨骼失养，可致小儿骨软无力、囟门迟闭、骨骼发育不良、肢体畸形，成人可见腰脊酸软、足痿无力、骨质疏松，甚至骨折，筋骨失衡，筋无所依附而失用，或出现筋伤筋痿。肝主筋，肾主腰脚、主骨，肝肾虚则易出现腰椎、膝关节、跟骨等部位的退行性病变，还易患腰部扭伤、闪挫伤，出现腰背酸痛、腰脊活动受限等症状。

四、筋骨并重、协调平衡是伤科疾病的重要治则

平乐正骨筋骨互用平衡论要求运用筋骨整体观，对各部位筋骨的平衡关系予以充分重视。任何过分强调骨的作用，忽视筋的客观存在，或过分强调筋伤，而忽视骨的作用，均是片面的。筋骨互用平衡论在伤科辨证论治中具有重要的指导意义。平乐正骨理论主张应将筋骨互用平衡论贯彻于伤科疾病诊治的每一个阶段。

平乐正骨理论十分重视筋骨并重，认为骨强则筋健，筋健则骨强，筋骨并重是治疗伤科疾病的重要原则，也是科学处理人体骨与软组织这一动态平衡关系的原则性要求。其本质是提示医者要全面理解筋骨平衡的内涵，在伤科诸疾的诊治中要重视筋与骨的相互依存、动态平衡关系，做到二者兼顾，避免厚此薄彼，从而达到优化治疗、减轻损伤、促进康复之目的。

对于慢性劳损、退行性病变，平乐正骨理论主张平时应多做有利于恢复筋骨平衡的功能锻炼，同时在用药上强调筋骨并重、肝肾同治，通过益肝填肾并举，达到养筋壮骨、恢复筋骨平衡之目的。对于急性损伤，平乐正骨理论强调，一定要把筋伤和骨伤放在同等重要的位置，充分保护软组织，即使是单纯的筋伤或骨折，在开始治疗时也要遵守筋骨并重、平衡的原则，全面兼顾到骨的支撑和筋的约束作用，才能收到事半功倍之效，加速伤科疾病的痊愈。

五、恢复筋骨协调平衡是伤科治疗的宗旨

（一）治骨须护筋，骨病重视调肝、理筋

1. 正骨复位重视用筋、护筋与理筋　平乐正骨理论认为，在治疗损伤诸症时，应强调功能活动，重视筋骨并重，正骨必须顾护筋脉，筋柔才能骨正，才能使骨伤早日康复；骨正才能筋柔，筋骨协调平衡，功能自然恢复。筋骨并重对促进骨折早期愈合及恢复患肢功能具有十分重要的意义。《正骨心法要旨》云："夫手法者，谓以两手安置所伤之筋骨，使仍复于旧也。"这说明用手法治疗骨折，不仅要使断骨复位，而且骨折后所伤之筋也要复旧。正骨复位要做到筋骨并重，平乐正骨理论认为必须注意以下3个环节：

第一，手法整复前，医者应根据患者病史、受伤机制、出血多少、肿胀程度、疼痛特点、X线检查等情况判断筋骨失衡的程度，特别强调医者在阅读X线片时，不能只局限于X线片所显示的骨折图像，还要充分考虑到伤筋在X线片上无法显示这个因素。尽量做到对骨折移位可能造成的筋肉损伤状况、筋肉的生理走向、附着点、着力点与方向、伤后筋肉的走向与用力方向的病理变化等了然于心，从而选择正确的拔伸部位、用力方向与力量和有效的整复手法。

第二，手法整复时，着力部位要准确，医者须分工明确，精力要高度集中，注意手下感觉及患者反应，拔伸牵引须恰到好处，手法操作要巧借筋力，干脆利落，做到"快"和"准"，力争一次复位成功，以避免骨折周围软组织发生二次损伤。

第三，手法整复后，重视经筋的自我调节指导和适时的按摩理筋，以舒筋活络、消肿止痛、理筋健骨。平乐正骨理论强调，在使用理筋手法时，动作要轻柔，以不增加患者痛苦为原则，反对采用粗暴手法进行被动活动，认为粗暴的被动牵引及手法按揉将加重筋肉损伤，影响患者康复。平乐正骨擅长使用点、按、推、揉、旋等松筋、活筋、理筋手法促使跌仆闪挫所致"筋出槽、骨错缝"得到整复、归位。同时，对于慢性劳损性疾病，平乐正骨理论认为理筋手法能解除筋肉痉挛，疏通经络，促进气血运行；强调灵活运用揉药法、理筋法、活筋法、通经活络法等理筋手法疏通气血，通经活络，使气血通则筋骨得养，伤损自复。

2. 固定骨折注意护筋、用筋与调筋

（1）护筋：在骨折固定时要注意筋骨并重，既要固定好骨折，又要注意对筋的保护，避免再次损伤筋肉，以保持骨的营血供给，维护血液循环，保证筋骨的连接与康复。在骨折固定过程中，需从以下几个方面注意护筋：①松紧适当，动静适度。固定不宜过紧或过松，过松不利于骨折稳定，易导致骨折移位，造成筋肉组织二次伤害；过紧则易导致筋脉受损、受阻、气血循行不畅，甚至造成挤压性损伤或肢体筋脉挛缩，甚或肢体远端缺血坏死，严重影响筋的修复和骨的愈合。②开放性骨折切开复位固定

时，应选择生物相容性好的内固定材料，尽量保护筋骨的互联关系，顾护肌肉的完整性及血液循环，减少创面暴露时间，将医源性损伤降低至最小限度，从而利于患者早期康复。③在矫正骨折对位、对线时要注意护筋，避免伤筋，最大限度地维护筋对骨的顾护作用和充养作用。

（2）用筋：在固定骨折时，还需从以下几个方面注意用筋。①要巧借筋力，达到固定力的平衡，维持骨折对位与稳定；②巧用筋力和肌肉适时慢速等长生理舒缩所产生的"肉夹板"效应，维持骨折对位与稳定；③巧用肌肉的舒缩活动所产生的自体按摩活筋效应，活血通络，去瘀生新，促进骨折愈合；④巧用肌肉的舒缩活动，促进关节功能的康复。

（3）调筋：在骨折固定期间，要适时运用"远取点穴法"以疏通经络、调理经筋，或手法活筋、理筋，调整肌肉张力，充分发挥"筋束骨"的作用，维持筋骨平衡与骨折部位的动静力平衡，以利于骨折固定与康复。

3. 药物治骨注意疏肝养筋　平乐正骨理论认为，筋与骨在生理上相互依存，在病理上互相影响。骨病必及筋，轻者致张筋无力，筋脉瘀阻；重则筋脱、筋痿，甚至筋脉阻断，骨失所养，筋骨失衡。故在临床治骨同时应重视调肝养筋，注重筋骨相关、肝肾同源之依存关系，在补肾填精壮骨的同时注意补肝调肝强筋。肝血足则肾精旺，骨得所充养；筋强健则骨得所护、所用、所束利，则促进骨之伤病康复。治骨注重疏肝养筋，方能筋骨同治，恢复筋骨之平衡。

（二）治筋须治骨，筋病重视护骨、补肾

1. 手法理筋注意护骨　《难经》云："四伤于筋，五伤于骨。"说明筋骨相近，伤筋必及骨，伤骨必损筋。《素问·痿论》谓："宗筋主束骨而利机关也。"筋附着、连属于骨骼，结聚于关节，对骨骼进行约束和连缀，使躯体得以保持相对平衡。筋附着于骨，伴脉而行，生理情况下筋骨互用、动态平衡，一旦外伤暴力、劳损退变、邪气浸淫，使气血运行不畅、筋骨失养，筋之运行状态、解剖结构就会发生变化，致筋弛、筋纵、筋卷、筋挛、筋翻、筋转、筋离、筋合、筋歪、筋走，甚至筋脱，从而造成筋骨失衡，筋之约束骨骼和稳定关节的功能减弱甚至丧失，产生骨错缝、骨折、脱位、骨痿等病变。平乐正骨理论强调，运用理筋手法治疗筋病时，医者要运用中医"手摸心会"的要领，静心凝神体会手下的感觉，对骨关节组织所发生的微细位置变化及时察觉和整复，并注意护骨，对青少年和老年患者治筋时护骨尤为重要。前者骨长而未充，充而未强；后者肝肾气血渐亏，骨痿不坚。治筋时若不注意护骨，易造成骨伤，骨失张筋之职，致使筋失所依，影响筋患恢复，甚至加重筋伤。平乐正骨理论强调，治筋的技巧和功力，要求一准、二巧、三果断，治筋必须护骨。

2. 药物治筋注意补肾壮骨　平乐正骨理论认为，治疗筋病须内调外治结合、标本兼治，一方面手法理筋能修复受损筋膜、化瘀通络、解除肌肉痉挛；另一方面，筋病的产生，外与风寒湿邪、外伤暴力相关，内源于肝肾亏损、筋骨失养。肝主筋，治疗筋病固然要补肝养筋，但同时要注意筋骨相关、肝肾同源之依存关系，在补肝同时注意填肾壮骨，肾精足则肝血充，筋肉得养；肾精足则骨骼健，骨方能张筋。治筋注意补肾壮骨，方能筋骨同治，恢复筋骨之平衡。

（三）气血为纲，肝肾同治

平乐正骨理论重视筋骨互用的整体观，还体现在以气血为纲、肝肾同治的辨证施治思想上。《素问·刺要论》谓"筋伤则内动肝""骨伤则内动肾"，肝肾同源，肝与肾任何一方受损，皆可致肝肾不足，造成筋骨同病。肝主筋，肾主骨。一身之筋有赖于肝血的滋养，筋之用系于肝血的盛衰，只有肝血充盈，才能"淫气于筋"，使筋有所养，筋壮方能束骨利节；肝血旺可以充养肾精，生髓壮骨以张筋；反之，肾精足可充骨、养骨，同时，可以化肝血以养筋护骨；精血互生，筋骨并健，肢体关节才能正常活动。所以，筋骨相关、肝肾同治是平乐正骨辨证施治遵循的重要原则。平乐正骨理论认为，治筋在调肝、养肝的同时应补肾壮骨；治骨在补肾的同时亦需调肝养血以养筋舒筋，如此筋骨并重，肝肾同治，使筋得肝血所养而修复，骨得肾精所助而生长。平乐正骨理论认为，骨伤病早期以治肝调肝为主，兼顾调肾，用药首当调肝活血，使肝得条达，气行血畅，筋骨得养，瘀去骨接筋续；后期则以补肾壮骨为先，调肝舒筋壮筋并重。平乐正骨理论认为，创伤后瘀阻经脉，血瘀气滞为标；损伤日久气亏血虚，或禀赋不足，或年老体衰，致肝肾不足、筋骨失濡为本。故伤科辨证施治必以气血为纲、筋骨并重、肝肾同治、协调平衡。

平乐正骨主张在三期辨证中应灵活运用筋骨并重、肝肾同治原则，强调根据损伤不同时期的病理特点调养筋骨与肝肾。损伤初期为祛瘀生新期，治宜调肝活血，意在以"通"为补，使肝得条达，筋骨疏通，方用活血疏肝汤、加味柴胡疏肝散、加味活血疏肝汤、加味复元活血汤等；损伤中期为活血接骨期，治宜调和气血，濡养筋骨，方用调中活血汤、活血灵汤、接骨丹、土元接骨丸等；损伤后期为补肾壮骨期，治宜滋补肝肾，坚骨壮筋，方用加味益气汤、补肾益气壮骨丸、养血止痛丸等。

（四）筋骨互用，动静互补，促进功能恢复

功能疗法是平乐正骨理论的精髓之一，是筋骨互用平衡论的重要组成部分。功能疗法能活血化瘀、祛瘀生新，加速骨折愈合，并防止筋骨萎缩失用。因而，筋骨并重、科学的功能疗法是促进肢体功能恢复的关键。平乐正骨理论认为，功能疗法应从整复固定后开始，并贯穿于骨伤治疗与康复的全过程。在制订功能疗法计划时，应注意筋骨并重、动静互补。骨位于内，筋附肉为干，治宜静；筋肉附于外，束骨利关节为形，治宜动，骨静肉动才有利于骨折愈合。治骨宜静，治筋宜动；动是绝对的，静是相对的，动静结合互补，维持筋骨动静平衡，方能真正实现筋骨互用、同步恢复。一方面，医生要注意调动患者的主观能动性，指导患者及早进行关节邻近部位"筋"的自主活

动，活动量和范围由小到大，循序渐进；另一方面，医者运用揉药法、理筋法、活筋法、通经活络法、远取点穴法等按摩理筋法加强患者肢体的被动功能锻炼，促进气血循行。运用上述理筋手法时应以不影响骨折处的稳定为前提，有计划、有节奏地对患者实施相应的手法，促进肢体功能的恢复，以最大限度地恢复肢体功能。实施功能疗法是以恢复筋骨平衡、实现肢体功能的康复为目标，功能疗法与手法整复、固定、药物治疗等疗法并驾齐驱，相辅相成，共同构成伤科疾病诊治的全过程。在整个过程中，筋骨并重与平衡应贯穿于每一个环节，如此方能事半功倍。

第五节　形神平衡论

形神统一平衡论是平乐正骨理论体系的又一大特色。平乐正骨理论认为，形神统一平衡论是中医骨伤学的基石，蕴含着人类生命科学的重要原理；在治疗伤科疾病的各个阶段都要充分重视"形"与"神"的关系，二者不可偏废。

一、形与神的内涵

"形"与"神"，指人的形体与精神是一对阐释人体结构和生命本质及其关系的密不可分的统一体。《素问·宝命全形论》曰："人生有形，不离阴阳。"《素问·阴阳应象大论》曰："阳化气，阴成形。"由此可见，"形"为有形之物，指形体结构，包括五脏六腑、筋骨肌肉、四肢百骸、五官九窍、气血津液等一切有形之体。"形"是产生一切生命机能和维持生命活动的物质基础。"神"与"形"相对，它是无形的，其含义有广义与狭义之分。广义的"神"是指人体生命活动总的外在表现；狭义的"神"是指人的精神、意识、思维活动，即通常所说的七情五志——情志。人体的生命活动以五脏为中心，五脏皆藏神。《灵枢·本神》曰："肝藏血，血舍魂；脾藏营，营舍意；心藏脉，脉舍神；肺藏气，气舍魄；肾藏精，精舍志。"魂、意、神、魄、志均属狭义之"神"的范畴。"神"依存于"形"，是"形"之生命活动的具体体现，是"形"存在的归结。

二、形神统一的平衡关系

"形神统一"是平乐正骨"整体恒动观"的重要组成部分。人体由形、神两部分组成，二者既相互区别又相互联系，只有身心平衡、形神和谐统一才能保证机体健康。世界卫生组织曾明确指出：健康的概念，不仅是指生理上没有缺陷，而且还包含心理上的健康。对于形与神的辩证统一关系，早在2000多年前的中医专著中就已经有论述。《素问·六节藏象论》曰："五味入口，藏于肠胃，味有所藏，以养五气，气和而生，津液相成，神乃自生。"这就说明了人的外在形体、五脏六腑、四肢百骸等形的发生发展，只是生命的外在结构与物质基础；而人的情感、意志、思维活动，五脏六腑、四肢百骸的功能活动等神的发生与发展，才是生命的实质与归结。明代张景岳在《类经·针刺类》中明确指出："形者神之体，神者形之用；无神则形不可活，无形则神无以生。"南北朝时期的哲学家范缜云："形存则神存，形谢则神灭。"由此可见，形是神的载体，神为形的主宰，二者相互依存、不可分割。形与神的平衡统一是人体健康的前提，包括身心的平衡统一和五脏六腑、四肢百骸与其功能活动的平衡统一。它们在生理上相互依存、相互为用、相互促进，平衡统一，在病理上相互影响，一旦失衡则会造成形神俱损。

1. 形为神之宅，形神互根　形存则神存，形灭则神灭。神是形之产物，神必须依附形体才能存在，也必依赖形体健康才能发挥正常作用，故有"形体不敝，精神不散"之说。张景岳强调"神依形生""无形则神无以生""血脉和则精神乃居"等。这些认识都肯定了神本于形：一方面，因为有生命的人体存在，才会产生七情、六欲、五志等情志活动；另一方面，正是有了五脏六腑、四肢百骸的存在，才有其功能活动的发生与显现。"神"是内脏精气对外环境应答反应的产物，是脏腑、经络、形体官窍功能活动之总合，表现为脏腑之功能活动和人之精神、感觉、感情、意识、思维等多种形式和内容，故形是神产生的物质基础，无形则神无以附。神寓于形体之中，脱离形体的神是不存在的。反之，神为形之主，神能生形。神是人体精神活动与五脏六腑、四肢百骸功能活动之总合及其外在表现。一方面，五脏六腑之受纳只有靠"神"之活动，才能化生成为气血津液等生命的基本物质，滋养五脏六腑、四肢百骸，使形体保持康健，机体保持旺盛的生命力；换言之，即五脏六腑、四肢百骸之"形"得"神"助，才能健康。另一方面，情志调畅则气血调畅，五脏六腑、四肢百骸方能得养，则形健。另外，无功能的形体形同虚设，终将消亡。故形依赖于神之扶养，形为神生，神能生形，无神则形必败。形与神互根互生、互为依存、相互为用、不可分割。

2. 神为形之主，形神合一　神不仅与形体同在，而且是机体生命活动的总和与主宰，神的盛衰是生命力盛衰的综合体现。刘河间谓："神能御其形。"人体的生命活动是以神为主宰，以五脏为中心，以经络为联系通路，以气血津液为物质基础，从而实现形神的统一，形神统一是生命活动正常运转的基本前提。《素问·上古天真论》云："……能形与神俱，而尽终其天年。""形与神俱"才能"尽终其天年"，说明了形神统一的重要性。《素问·移精变气论》曰："得神者昌，失神者亡。"形神和谐统一是健康的象征。《灵枢·本神》曰："百岁，五脏皆虚，神气皆去，形骸独居而终矣。"说明人之衰老亦是形神相离的结果，形衰则神无所主，神乱则形有所伤。"形恃神以立"，一旦精神受损，形骸也会受到损伤。人是形神相偕的统一体，人的生命（神）本于父母两精（形）的结合，形神俱备乃成为人。神不能脱离形体而超然于物外，形没有神的依附就徒存躯壳而已。神存则形健，神亡则形灭。只有神与形合，才能形体康健、气血旺盛、神采奕奕；神形离决，则形体衰败、气血虚弱、精神萎靡，甚则衰亡。

总之，形与神二者之间相辅相成，相互依附而不可分割。无形则神无以附，无神则形无以活；形为神之宅，神为形之主。形神合一、形神统一是生命存在的根本保障，也是机体健康的基本前提。

三、形神失调是伤科疾病的重要病机

平乐正骨理论认为，人的精神、情志、心理活动与五脏六腑、筋骨肌肉、气血津液等有形之体是互根互生、相互依存的。形与神和谐统一，则身心平衡，气血畅通，筋骨得养，机体康健，而形神失调必将导致各种伤科疾病的发生。

1. 跌打损伤，气血失衡，形伤神乱　气血是神志的核心物质基础。五脏之"神"皆以气血为前提，气血上注于心而藏神，藏于肝而藏魂，养于肺而藏魄，奉于脾而藏意，资于肾而藏志，可见，气血是形藏神、形神统一的核心环节。平乐正骨理论认为，人是一个有机联系的整体，牵一发而动全身。首先，跌打损伤除导致局部功能受限甚或丧失外，还会导致全身气血失衡，血瘀气滞，经络受阻，进而造成五脏之神乱，出现脏腑功能失调、悲观、焦虑、急躁、沮丧、自卑、忧思、甚至失神等，即所谓的形伤神乱、形神失调。同时，气血失衡必然导致"神"所化生的物质基础失衡，脏腑、筋骨失养，进而加重形神失调。其次，损伤、劳损发生后，多数患者会出现惊恐、悲观、焦虑、急躁、沮丧、自卑、忧思等负面情绪。《黄帝内经》云："喜伤心，怒伤肝，思伤脾，忧伤肺，恐伤肾。"伤后的不良情绪反过来又会导致相应脏腑气机不畅，血行瘀阻，气血失衡，而形神失调，形成形伤神乱反侮形之恶性循环，影响疾病的康复进程。

形是神的物质基础，躯体疾病可以导致脏腑机能紊乱和精神情志活动异常。如《灵枢·本神》曰："心气虚则悲。"《素问·脏气法时论》曰："肝病者，两胁下痛引少腹，令人善怒。"《灵枢·经脉》曰："心不足则善恐，心惕惕如人将捕之。"这说明当五脏发生虚实盛衰（形病）的变化时，会直接影响其机能和人的情志活动（伤神），而出现情志异常的相应表现。《景岳全书》指出："伤形则神为之消。"如心绞痛发作会引起患者恐怖、焦虑，脑卒中发生后患者会出现抑郁症状，这些均说明身体发生疾病后，会引起情绪反应和心理活动异常，即神乱。

2. 七情内伤，神病伤形，筋骨失衡　《素问·疏五过论》曰："精神内伤，身乃败亡。"情志致病（神病），不仅内伤气机，甚至身体消衰。平乐正骨理论一直重视精神情志因素对人体生理、病理的影响，认为心理活动与身体疾病的产生密切相关。《素问·举痛论》曰："百病生于气也。"该气即指喜、怒、忧、思、悲、恐、惊等七情。突然强烈的精神刺激或反复持久的情志刺激，可使人体脏腑功能损伤，导致气机失调。怒则气上，喜则气缓，悲则气消，恐则气下，寒则气收，炅则气泄，惊则气乱，劳则

气耗，思则气结。气机失调，伤气及血，气滞血瘀，气狂血躁，气虚血虚，气逆血乱。气血互相影响，气血失衡，则脏腑机能（神）失调，反过来影响气血生化，加重气血失衡。筋骨由气血所养，气血一旦失衡，筋骨必然失濡，则机体筋骨之动态平衡关系遭到破坏，神病伤形，故易患筋弛、筋痿、筋挛、筋伤，或易患筋骨痹、骨岩、骨痨、骨疽、甚至骨折等病。对于筋骨已伤者，则可影响形复（筋骨病之康复），甚或加重形伤，形成神乱侮形反扰神之恶性循环，影响康复进程。反之，如果思想娴静，心境平和，没有杂念，正气顺从调和，则使气血合和，身心及脏腑机能平衡，形神统一，筋骨得养则身体康健。《素问·上古天真论》谓："恬惔虚无，真气从之，精神内守，病安从来。"因此，通过调摄精神可以达到未病防病、既病防变促愈的目的。

四、形神统一平衡论对伤科疾病治则、治法的指导作用

平乐正骨理论强调气血是形藏神、形神统一的核心环节，从而形成了形神统一、身心并重的整体临床诊疗思维模式。这一思维模式对于骨科疾病的临床辨证、治疗原则、治疗方法、组方用药及康复锻炼等皆有重要的指导作用。平乐正骨理论认为，伤科疾病多以形病为主、形神同病，其病理变化多为形病及神，亦有神病及形者；在伤科疾病的诊断、治疗、预防和养生各个阶段都要充分关注形神之辩证关系，既要观察人的躯体之形变，又要重视人的心理及脏腑机能紊乱之神变，尤其要从二者的相互作用之中全面地认识人的健康和病变。整体辨证以求其本，因证施治以求形神平衡、气血筋骨平衡，促进疾病早日康复。形神统一平衡论可启发临床治疗伤科疾病的新思路与方法，进一步丰富和完善中医骨伤学治则、治法理论。

1. 形神共养，动静互涵　张景岳云："形伤则神气为之消。"伤科患者大多发病突然，病程日久，易致伤、致残，从而会产生不同程度的恐惧、焦虑，抑郁、急躁、悲观等不良情绪。若患者意志薄弱、七情失调，则加重气血内耗，筋骨失濡，不利于伤科疾病的康复，甚至加重病情，危及生命。平乐正骨形神统一平衡论强调形神共养，身心并治。一方面，医者不仅要关注患者形体的治疗，而且还要注重患者的精神调养与心理疏导，使得形壮神调，二者相辅相成、相得益彰。"神明则形安"，调神为治伤的第一要义。医者可通过倾听与疏导相结合的方式，建立医患之间的信任，加强医患合作；每次诊疗时要和患者耐心沟通，了解其内心的痛苦与担忧，消除其不安、恐惧等不良情绪，帮助其树立战胜疾病的信心；通过调养患者的心理健康，促进其形体的恢复，达到调"神"和强"形"的统一。另一方面，调养形神时要动静结合，刚柔相济。静以养神，动以养形。养形侧重于动，要顺应自然利其形，调摄饮食养其形，运动锻炼强其形，节欲保精固其形；养神侧重于静，要清心寡欲以宁神，怡情益性以畅神，勤于用脑以健神。练形不忘调神，调神不忘练形，形动有助于心静，心静有益于形动。如此，则动静互涵，养形以存神，养神以固形。二者兼顾，形神共养，相得益

彰，促进疾病康复。

2. 形神共养，医患合作　美国医学博士卡尔·西蒙顿指出："生物反馈技术证实了一条生理学原理，即生理状态的每一个变化，都伴有自觉或不自觉的精神或情绪状态的相应变化；反之，精神或情绪状态的每一个变化，也都伴有生理状态的相应变化。"这从生物反馈技术角度证实了精神与肉体是一个不可分割的整体。平乐正骨理论强调形神共养，重视患者在治疗中的能动性，强调身心并重，医患合作。首先，在临床上应该以人为本，关注生命质量，以患者的利益为出发点。医生治疗的对象是人而不是物，人是万物之灵，有意识，有情感。良性的情志会促进气血畅流，筋骨自濡，而负面情绪则会导致气机不畅，气血失衡，影响康复。伤科疾病的发生往往是突如其来的，猝不及防，给患者的精神上带来很大创伤和刺激，形成较大精神压力，因而，在处理身体局部痛苦的同时，必须根据每个患者的具体情况，解除其精神上的顾虑，使患者正确认识病情，认识到情志因素对身体机能的影响、对康复的影响，使其建立起战胜病痛的信心，并在治疗措施上，尽量避免一切非生理性的约束，尽可能使患者在生活上接近于日常状态，以减轻对患者的心理干扰。其次，要提高患者配合医生治疗的主观能动性与顺应性，使患者认识到自己才是治疗中的主力，任何医疗措施只有通过患者的内在因素和主观能动性才能充分发挥其作用，只有良好的医患合作才能促进疾病早日康复。在一定的条件下，患者的精神状态和主观能动性对疾病的发生、发展及转归起着至关重要的作用。

第六节　动静平衡论

动静互补平衡论是平乐正骨理论体系的又一大特色。平乐正骨理论认为，动是绝对的，静是相对的，动与静对立统一，互补互用，动中有静，静中有动，相对平衡，把必要的暂时制动，限制在最小范围和最短时间内；把无限的适当活动，贯穿于防治伤科疾病的过程中。

一、动与静的内涵

《吕氏春秋》曰："流水不腐，户枢不蠹，动也；形不动则精不流，精不流则气郁……"主张采用运动锻炼的方法治疗肢体筋脉弛缓、痿软无力的疾病。唐代蔺道人所著《仙授理伤续断秘方》指出："凡曲转（关节），如手腕脚凹手指之类，要转动，用药贴，将绢片包之，后时时运动，盖屈则得伸，得伸则不得屈，或屈或伸，时时为之方可。"强调患肢固定后要进行功能锻炼。这些论述，为平乐正骨动静互补平衡论奠定了理论基础。平乐正骨理论强调"动"与"静"互补互用，认为"动"与"静"的内涵主要表现在形体与心神两个层面上。

1. 形体层面上的"动"与"静"　形体层面上的"动"即活动，包括局部的"动"和全身的"动"。"动"贯穿于生命活动的全过程，是绝对的。伤科的"动"包括主动与被动的功能活动。适度、适时、适量、适当形式的"动"，有助于患处的瘀血消散、肿胀消退、促进脏腑机能，使气血畅通，避免关节粘连，防止局部筋肉的萎缩、挛缩及关节拘挛，有利于肢体功能的恢复。治疗伤科疾病的目的就是从功能锻炼的"动"促进脏腑、气血、肢节等生理功能的"动"，从而促进机体康复。形体层面上的"静"即静止，包括局部的"静"和全身的"静息"与"静养"。伤科的"静"指对患处的制动、固定及机体的静息与静养，"静"是相对的。相对的静有利于损伤在静息状态下得到修复，为康复创造良好的基础条件。

2. 心神层面上的"动"与"静"　"动"与"静"不仅指外在肢体有形的活动与静止，还包括内在无形的调神与调息。心神层面上的"动"指运气调息，提振精神；"静"指心神安静舒畅，情绪平和稳定。《素问·上古天真论》提出"呼吸精气，独立守神"；《南华真经注疏》曰："导引神气，以养形魂。"可见古人早就意识到，在形体锻炼中配合"和神""调息"可以更好地防治伤科疾病。"静则神藏，躁则消亡"，过度的情志活动会损伤脏腑，致使气血逆乱。如心神颓丧失望、抑郁寡欢、神形迟钝，则易导致气机阻滞，血行受阻，影响患者康复。平乐正骨理论认为，心神的动静平衡是伤科疾病康复的必要条件；在伤科诸疾的功能锻炼中，调形与调神整体配合，动静互补，以意领气，以气贯形，以意领体，可使形神互助，利于康复。

综上所述，伤科的"动"包含了外动和内动，即指形体的功能锻炼和调神调息；伤科的"静"则包含了外静和内静，指形体的静守、静养和精神的宁静。外静而内动，形静而神动，内外的"动"与"静"是密不可分、互助平衡的。

二、动静互补的动态平衡关系

平乐正骨理论认为，在伤科疾病的防治中，"静"与"动"是对立统一、互用互补、动态平衡的。没有相对的静止状态，筋骨组织就无以修复；没有主动和被动的功能锻炼，损伤肢体就无法恢复原有的功能。只有"动"与"静"有机结合，才能促进伤科诸疾的早日康复。

（一）从阴阳平衡理论理解动静互补平衡论

《素问·生气通天论》曰："阴平阳秘，精神乃治，阴阳离决，精气乃绝。"静为阴，动为阳，阴阳互根互用，动态平衡，"动"与"静"之间同样也是互根互用、动态平衡的关系。平乐正骨动静互补平衡论包含着丰富的辩证法思想，它根源于中医学之阴阳平衡理论。平乐正骨理论强调，动静互补互用、相对平衡的理论应贯穿于治伤的整个过程中。以骨折为例，骨折早期，血瘀气滞、阴损阳亢，故需"静"以养阴，治疗以"静"为主，辅以合理的微"动"，治宜行气血、化瘀血，以助阴生。骨折中期，随着骨痂逐渐生长，骨生即"阴生"，"阴生"则需"阳长"相助，才能达到新的平衡。此期宜动静并重、互补互助，养阴以生骨助阳，壮阳以助阴生骨。一方面，"动"以助阳、扶阴，即逐渐增加肢体活动，加强功能锻炼，恢复筋肉和关节的功能，使筋内柔而外刚、骨渐充渐强；另一方面，"静"以平阴、助阳，即维持适当的固定、相对的"静"息，使"静"逐渐过渡到合理的"动"，促进损伤修复，逐渐恢复筋骨及关节的功能。骨折愈合后，真阴已盛，便可去除固定，消除阴翳，以壮阳光。此期应以"动"为主，以"静"助"动"，即以功能锻炼为主，以必要的静息与养息来调节机体，增强功能锻炼的效应，动静互补、互助互用，最后达到筋强骨愈，肢体关节恢复正常，阴阳才能达到一种生理状态的平衡。平乐正骨学派在治伤过程中，就是运用动静互补平衡论，在不同的治疗阶段将"动"与"静"辨证结合，灵活运用，最终达到动静平衡、阴平阳秘、机体康复的目的。

（二）从生物力学角度解释动静互补的动态平衡关系

从生物力学角度来看，人体力的平衡形式有三种：①形态平衡，从整体或局部看，保持正常外观形态；②结构平衡，其基础是关节和跨关节的肌肉、肌腱、韧带等组织结构完整；③功能平衡。前两种平衡形式是静态平衡，也是生命活动与功能调节的一种状态，故为静中有动；后一种平衡形式是动态平衡，须以静态平衡为基础，故为动中有静。

从生物力学角度理解动静互补的动态平衡关系，其内涵主要体现在以下两个方面：①"静"是"动"的前提和基础。"静"指骨折断端的固定，使复位后的骨折断端保持几何位置的相对不变。在新骨形成的早、中期，新骨稚而不坚，或坚而不实，只有加以适当的固定与保护，才能使筋骨顺利康复，否则易造成新骨再次损伤，导致骨折延迟愈合或不愈合，进而影响"动"的生理效应，最终影响患肢的功能恢复。随着生物力学的发展，骨折的固定已经从传统的硬性固定发展到弹性固定及有限固定，这样既可以有效地控制骨折不再移位，又可以保证骨折处的肌群在一定范围内舒缩，有利于发挥"动"的生理效应。②"动"有利于骨折断端获得生理应力，是骨折修复的必要手段。在骨折愈合过程中，肌肉的等长舒缩可以加强骨折断端的接触与嵌插，故肌肉的"动"可以达到骨折断端的"静"，并使骨折断端保持正向应力刺激，以加速骨折的愈合。在骨折愈合过程中，存在着骨折端局部正向生理应力和抵御剪切应力的动态平衡。骨折局部最佳应力状态能促使成骨细胞活跃，破骨细胞作用减弱，促使骨形成增加，骨吸收减少，从而使骨痂形成，骨的重建修复过程得以迅速完成。骨折局部剪切应力，可影响骨痂形成与骨折愈合；正向压应力过高，可能造成新生骨小梁的崩解坏死，过低则可能发生废用性骨小梁萎缩。因此，创造条件使骨折局部达到最佳应力状态对其愈合过程至关重要。早期主动的"动"（功能锻炼）与相对的"静"（适度的固定）互补应用，可以为骨折端提供一个正向的有利的力学刺激，使其获得最佳的应力，从而促进骨折愈合。绝对的固定制动，必然造成应力遮挡，导致骨折局部骨质疏松、骨不连、延迟愈合；或导致新生骨的抗剪切能力低下，遇轻微外力时易发生再骨折。故应在相对固定（静）的基础上配合合理微动（动），动静互补互用，通过合理微动给予骨折端最佳应力刺激，才利于骨折的愈合。

肌肉与骨折周围的软组织是整复和维持骨折对位的内在动力，同时，肌肉的收缩和舒张运动可以促进骨折端的血液循环，促进骨折端的"静"养修复。因此，平乐正骨理论强调，骨折整复固定后，在保持断端稳定的前提下，医生要发挥患者的主观能动性，指导患者及早进行骨折周围筋肉的自主活动，活动量和范围应由小到大，循序渐进，从而促使骨折修复及新生骨痂的塑形改造，提高骨愈合的质量。

（三）动静平衡是动态的平衡

平乐正骨理论认为，"动"与"静"的平衡关系并非一概而论，无绝对固定的对等关系，而是动态的平衡。动静平衡论来源于中医学"整体观念"和"辨证论治"理论，故"动"与"静"的平衡应因人、因时、因地而异。

1. 因人而异，同病异治　由于每位患者的先天禀赋、饮食习惯、情志特点、平素体质、职业环境、劳逸程度、年龄阶段、伤病部位与性质、伤后恢复情况等不同，故不同的患者即使患同一种疾病，在治疗过程中，"动"与"静"的量度也会迥然不同，只能因人而异达到相对平衡，促进伤病康复。

2. 因时而异

（1）依季节时间而异：筋骨疾病的康复来源于气血的濡润，而气血的运行状态与阴阳消长密不可分。一年之中有四季，一天之中有十二时辰，不同时间的阴与阳处在动态变换之中，故在防治伤科疾病的过程中亦应遵从"天人相应"的原理，依据阴阳消长的特点灵活确定"动"与"静"的量度，如此方能动静互补互用、阴阳互根平衡。

（2）依损伤各期而异：损伤早期宜多静少动；中期宜动静并重；后期宜多动辅静。

（3）依骨折内固定后内固定物取出的早晚而异：一般来讲，内固定物取出的越晚，内固定物对骨折处造成的应力遮挡就越大，局部的抗剪切能力越低，此时应注意静以护骨，逐渐活动，避免再骨折。

3. 因地制宜

（1）受伤时应就地取材，因陋就简，因地顺势，及时救治与制动。

（2）应根据伤者所处的地形地势不同，施以适当的"动"与"静"形式与量度。换言之，"动"与"静"的方式、方法和量度不是一成不变的，应因地制宜。

总之，平乐正骨理论认为，动静互补平衡应遵循整体观念，"动"与"静"并不是在一个点上的平衡，而是在"域"内变化着的动态平衡，"域"的最大值应以保证安全性为前提，同时又要达到恢复肢体功能的目的。平乐正骨理论认为，确定"动"与"静"量度的总原则是：①动静不可偏废，静中有动，动中有静；②动静量度的确定应遵循三因制宜、辨证施治的原则，要根据具体情况，如患者的体质、致病的原因，以及筋挛、筋痿、筋伤的部位及症状、骨折的类型和固定形式以及康复情况等进行调整，而不是绝对的一成不变的对等关系。

三、动静失衡是影响伤科疾病康复的重要因素

平乐正骨理论认为，动静平衡是筋强骨健的前提条件，动静失衡是影响伤科疾病康复的重要因素。固定时间不当、固定物选择不当、固定松紧失当、功能锻炼不及时或不当等原因造成动静失衡，经络痹阻气血失和，筋骨失养筋脉拘挛或痿软失用，关节不利，筋骨不续，从而导致肌肉萎缩甚至筋废、骨不连。例如，创伤后关节僵硬是伤科疾病常见的并发症，其主要病机为伤后长期制动（"静"盛），而不进行有效的功能锻炼（"动"不足），动静失衡，使气机不利，气滞血瘀，经脉闭阻，气血津液运行不畅，筋骨关节失去濡养，导致筋腱挛缩，瘀血不散，聚结成块，肌肉粘连变硬，最终导致关节僵硬、活动障碍。可见，创伤后关节僵硬多是肢体长期固定，过静少动、动静失衡的结果。又如，骨折早中期若固定不当，动有余，静不足，可致新骨再次损伤，甚至发生骨不连接。再如，骨折患者伤后或术后卧床，过静少动，使气血循行无力、缓慢，瘀阻脉内，常并发深静脉血栓，轻则影响疾病康复，重则危及生命。总之，动静失衡是影响伤科疾病康复的重要因素。

四、动静互补平衡论对伤科疾病治则、治法的指导作用

动静互补平衡论包括三项基本内容：

1.适度、适时的"动"可促进损伤修复过程中所必需的"静"（断端稳定）。"动"，通过主动适当的功能锻炼，肌肉有节律的舒缩运动，改善局部血液循环，加速新陈代谢，缓解肌肉痉挛，通利关节，增加协调性；而损伤局部的、早期的、适当的"静"，又可颐养筋骨，促进肌肉发挥更佳的"动"效，动静互补、互助、互用，动态平衡，促进疾病康复。

2.全身的静息、静养，使气血得养，可增强局部的"静"效应，同时可调节、促助局部的"动"效应；而全身的"动"，可促进气血循行，增强局部的"动"效应，同时可调节、促进局部的"静"效应。

3.形体的外动和心神的内动，形体的外静和心神的内静，互补、互助、互用、协调平衡。形体的功能锻炼和调神调息结合，形体的静守、静养和精神的宁静相互促进，外静而内动、形静而神动，互助平衡，促进康复。平乐正骨动静互补平衡论要求在防治伤科疾病的过程中，充分重视"动"与"静"的动态平衡关系。过分强调"动"，忽视制动、静养，或过分强调"静"，忽视功能锻炼，均是片面的。动静互补平衡论对确定伤科疾病的治则、治法有着重要的指导意义。

（一）动静互补、协调平衡是伤科疾病的重要治则

动静互补是平乐正骨治疗大法之一。"动"与"静"是矛盾的统一体，二者互补互用、相互促进。平乐正骨将动静互补平衡作为伤科疾病的重要治则。

首先，动静互补平衡论要求医者应全面理解动静平衡的内涵。在防治伤科诸疾的各个阶段均应重视动静互补互用、动态平衡关系；鼓励有利的动，限制不利的动；加强有利的静，避免不利的静，二者有机结合，做到动中有静，静中有动，动静互补互用、动态平衡，从而使气血畅流，筋骨得养，关节得以通利，骨折得以修复。

其次，治形调神，动静互补。动静互补平衡论强调从"整体观念"出发，运用动静互补原则，将心神层面的动静平衡与形体层面的动静平衡协调互用，重视心理与生理的整体平衡稳定，从而促使患者在形体和心理上全面康复。平乐正骨理论认为，形体的动静互补、协调平衡固然重要，但是患者的心神活动对伤科疾病的康复也有着重要的影响。伤科患者大多身体活动不便，容易产生自卑、焦虑、烦躁、自暴自弃等不良情绪。因此，医者应充分关注患者心神层面上的动静平衡，培养患者早期进行肢体功能锻炼的主动性和适当锻炼的顺应性。

平乐正骨理论认为，在疾病的康复过程中，患者的精神状态和主观能动性对疾病的康复起着至关重要的作用。因此，在运用动静互补平衡理论时，还要充分考虑患者的情志特点、精神状态等因素，从而因人而异确定"动"与"静"的量度，兼顾外动与内动、外静与内静的互补互用与协调平衡，制订出能充分发挥患者主观能动性的、个性化的动静互补康复治疗方案。

（二）动静互补平衡论对筋伤疾病治法的指导作用

筋伤是指由各种外来暴力或慢性劳损或风寒湿邪侵袭等因素所造成的肌腱、肌肉、筋膜、腱鞘、韧带及关节部位软骨等的损伤，相当于现代医学的软组织损伤。筋伤因损伤的程度和性质不同而表现各异，或筋急筋挛，或筋痿筋软，或移位或撕裂断裂，络脉随之受伤，血瘀气滞，导致疼痛、功能障碍。筋伤后，需要制动来限制受伤局部的活动（静），以静养续筋抚伤。特别是一些比较严重的筋伤，如肌腱、韧带的断裂及筋急筋挛，必须给予及时的固定，使受损之筋复位，以解除痉挛、减轻疼痛，为筋伤的修复创造有利条件。

筋伤的治疗应注意动静互补互用、平衡协调。早期宜静，中期逐渐转动，后期以动为主辅以静，使气血畅通，筋肉得养，促进筋伤的修复、愈合。平乐正骨强调，在治疗筋伤疾病的过程中，功能锻炼与制动都很重要，应根据患者伤情、损伤部位、损伤时间等不同，动静互补、协调平衡、互助互用，切不可重"骨"轻"筋"，重"静"（固定）轻"动"（功能锻炼），或片面强调"动"而忽略了应有的"静"，或在治疗伤科疾病时只注意骨折的固定与功能锻炼，而忽略筋伤的治疗同样需要动静互补平衡。治疗筋伤应遵从以下原则：

1. 分期论治，动静互补　筋伤早期应以"静"为主，以"动"为辅；以局部"静"为主，全身"动"为辅。筋伤中后期，应以"动"为主，以"静"为辅，鼓励患者逐渐加强功能锻炼。需要注意的是，所谓分期，不是绝对地划分时间段，各期的转换是一个渐进的过程，所以动与静的调适也应是一个渐进的动态平衡过程，须视情况灵活运用。如固定时间过短或应固定而未固定，则可造成相应筋肉松弛、关节不稳或习惯性扭伤、错缝等；如固定时间过长或应锻炼而未进行锻炼，则会造成关节拘缩、肌肉萎缩而影响患肢功能。因此，在治疗筋伤的过程中，"静"（固定的方式、范围、时间）与"动"（锻炼的方法和时间）不是一成不变的，而是依实际情况处在动态平衡之中。

2. 急慢有别，动静互补　急性筋伤多由外来暴力所致，应以"静"制"动"，以免因过早活动而使软组织不能得到完全修复，遗留隐患；慢性筋伤多由劳损所致，应以"动"制"静"，适当的活动可以阻止筋肉退变与痿软失用。

3. 防治结合，动静互补　平乐正骨理论注重未病先治、已病防变，强调预防重于治疗。筋伤的发生多与职业特点、素体虚弱、过逸少动或活动过度、慢性劳损等因素相关。因此，易患人群应该运用动静互补理论，注意生活中的动静适度与平衡，而预防疾病的发生。如司机久坐，应注意适当运动以防劳损；运动员活动过度，宜注意动静适度以防伤筋。另外，若已患病，应动静互补，适时休息与活动，积极、彻底治疗，以绝隐患。筋伤早期应使错缝的关节、断裂的肌腱得到良好的复位和固定，同时在治疗后运用理筋、调筋、护筋手法及适当功能锻炼，使肌肉强健，促进功能恢复，防止再次损伤。

（三）动静互补平衡论对骨伤疾病治法的指导作用

在治疗骨折、脱位等骨伤疾病的过程中，"动"与"静"相互依赖、相互促进、缺一不可。"静"能使患处合理制动固定、得到休息，静以养阴生新；"动"能促进气血流通、筋骨得养，关节通利而促进康复。平乐正骨理论强调气血为纲、三期辨证，主张在骨折三期辨证论治过程中，"动"与"静"二者不可偏废，互补互用，协调平衡。以骨折为例，应根据患者的骨折类型、固定形式、患肢损伤情况与骨折愈合情况等，在骨折初、中、后期，适时调整"动"与"静"的量度，以达到恢复肢体功能的目的。

1. 骨折初期　以"静"为主，以"动"为辅。骨折初期即伤后 1～2 周内，骨断筋伤，血脉受损，血瘀气滞，不通则痛，筋骨失用。平乐正骨理论认为，此时应先使筋骨复位，并确保骨折断端有效的固定，以"静"（固定与休养）为主，辅以"动"（肌肉舒缩、健肢活动与神动）。此期"静"的目的：①保证骨折复位良好，并防止再移位；②使骨折处得到充分的静息，以利于损伤修复；③静卧休息，以调养气血，促进骨折愈合。此期"动"的目的：①行气活血、消瘀退肿、促进新骨生成；②预防肌肉粘连、萎缩及关节拘挛，促进关节功能恢复。

功能锻炼的次数应由少到多，时间由短到长，幅度由小到大，循序渐进，以不影响患处筋骨稳定为原则，切忌进行任何粗暴的被动活动。如此，局部的"静"（固定）与全身的"动"互补互助，有效的"静"（固定与休养）与适当的"动"互补互助，达到动态平衡，形体的"静"与精神的"动"（患者的主观能动性）互补互助，共同促进骨折愈合。

2.骨折中期　宜动静并重。骨折中期即伤后3～6周，此时瘀肿疼痛逐渐消退，但瘀血未尽，新骨始生，骨折处日趋稳定。此期"静"（固定）的目的：①帮助新骨按正常解剖形态生长；②防止新骨断裂，甚至造成再移位。此期"动"（练功）的目的是：行气活血，祛瘀生新，和营续骨，防止局部筋肉萎缩、关节僵硬、深静脉血栓等并发症发生。除骨折处肌肉的舒缩活动外，还可逐渐进行骨折上下关节的活动，但动作应轻缓，活动范围应由小到大，活动方式与量度以不影响有效固定为度。如前臂骨折，此期可以做腕、肘关节屈伸活动，还可做握拳运动，但不可做旋转活动。

3.骨折后期　以"动"为主，以"静"为辅。伤后7～10周，骨折多已临床愈合，外固定多已解除。此时，筋骨虽长而未坚，如"动"过度，易引起新骨断裂；肌肉筋腱有不同程度的萎缩、粘连，关节功能尚未完全恢复，又需加强患肢功能锻炼及全身的活动，以促康复。故此期应以"动"为主，以"静"为辅，动静互补互用，维持动态平衡，共同促进疾病康复。此期"动"的目的：①尽快恢复患肢的肌力和关节功能，使未坚之筋骨强劲，逐渐恢复筋骨的力学结构；②加强全身气血循行，促进机体全面康复。此期"静"的目的是防止肢体负荷过度，预防再骨折。此期，上肢骨折患者应以关节的灵活度锻炼为主；下肢骨折患者则应以负重行走锻炼为主。但均须遵循循序渐进的原则，即活动范围由小到大、速度由慢到快、力度由轻到重、时间由短到长等，不能急于求成。

总之，在动静互补平衡理论的指导下，固定为骨折愈合创造了条件，而功能锻炼又促进了骨折的愈合，保证了肢体功能的恢复。

第七节　标本平衡论

标本兼顾平衡论是平乐正骨理论体系的又一大特色。平乐正骨理论认为，标与本对立统一，明确标本轻重缓急、把握标本的辩证关系是确立伤科疾病治则、治法的基础。在诊治伤科疾病的过程中，应充分认识标与本的辩证关系，标本兼顾，从而达到最好的治疗效果。

一、标与本的内涵

标与本是一个相对的概念，是用来说明相互关联的事物在变化过程中的各种矛盾关系，有着丰富的内涵。本，原指草木的根及茎干，引申为根基、根本的东西，一般指主要矛盾或矛盾的主要方面，代表疾病的病因或本质。标，原指树木的末梢，引申为表面的、非根本的东西，一般指次要矛盾或矛盾的次要方面，代表疾病的症状、表象。标与本是相对的，二者对立统一，标源于本，服从于本，受制于本，是本的延续及体现；无标就无本，无本也就无标。《任应秋论医集》云："病的标本问题反映了病的本质与现象、原因与结果、原生与派生等几方面的矛盾关系。"平乐正骨理论认为，全面理解标本的内涵是诊治伤科疾病的前提。

（一）从病因论，内因为本，外因为标

平乐正骨理论认为，伤科疾病是内外因素综合作用的结果。外因是伤科诸疾的重要原因，如外感六淫、邪毒感染、外力损伤等均可导致筋骨疾患，但外因必须通过内因才能起作用，外因是伤科疾病发生的条件，而非决定因素。内因才是"本"，是变化的根据。即使是同一种外因致病，由于患者的先天禀赋、年龄、体质、局部解剖结构等内在因素不同，患病的特点、种类、性质与程度也会有所不同。比如，跌倒时臀部着地，外力作用虽同，但老年人易引起股骨颈骨折，青少年则较少发生，这是因为老年人往往肝肾亏虚、筋骨失衡，即便是受到较轻微的外伤也会发生骨折。因此，只有正确理解内因与外因这一辩证关系，才能全面认识伤科疾病的发生、发展规律。

（二）从病机论，正气为本，邪气为标

平乐正骨理论认为，在伤科疾病的发生、发展、转归各个阶段，正邪双方力量的对比是影响病势的关键因素。《黄帝内经》曰："正气存内，邪不可干；邪之所凑，其气必虚。"正气（本）的盛衰对疾病的发展、转归起着决定性的作用。比如，肝血之盈亏直接影响筋的功能，肝血充盈则筋得血养而能束骨利节；肾精之盛衰直接影响骨的生长、发育及损伤后的再生修复；肝肾不足、精血亏虚则筋骨失濡，筋脆骨弱，则易受到外力、邪气（标）的影响。瘀血、痰浊、劳伤等是伤科疾病的重要致病因素，正气虚弱、邪气积聚则导致脏腑失调、气血失和、筋骨失衡。邪气与正气、标与本互相影响、互为因果。

（三）从本质与现象论，内病为本，外证为标

司外揣内是中医学认识疾病的基本原理，"有诸内必形诸外"，疾病内在的本质是"本"，外在表现为"标"。伤科疾病本源于脏腑气血、筋骨失衡，在外必然有其相应的表现。平乐正骨擅长应用望、闻、问、切、检、动、量七诊方法来诊察疾病，推究其本质，所谓"以象求本"，从标知本。

（四）从局部与整体论，整体为本，局部为标

平乐正骨理论认为，人是一个有机的整体，人体的脏腑、气血、筋骨、经络紧密相连，息息相通，生理上相互为用，病理上相互影响。局部疾病的发生是以机体脏腑、经络、气血等功能紊乱为基础的，是整体病理状态的具体反映。局部病证可以影响整体，整体病变也可以影响局部。整体为本，局部为标，临证时要全面考虑局部和整体

的关系，辨证诊治，不能注重一方而忽视另一方。

（五）从医患论，患者为本，医生为标

《素问·汤液醪醴论》曰："病为本，工为标。标本不得，邪气不服，此之谓也。""病为本，工为标"指的是基于标本兼顾理念的一种医患模式。"病为本"，指疾病本身以及患者自身是疾病治疗和康复的主体，为康复之"本"，具体表现在以下几个方面：①疾病发生的原因与时间、损伤的形式与程度、患者的痛苦程度、疾病的发生、发展及变化过程等医生赖以诊断及制订治疗方案的病史资料，均来源于患者的准确描述，其准确与否决定着治疗方案的正误，直接影响着疾病的治疗效果；②在疾病的整个治疗过程中，患者与医生的配合是否得当决定着治疗效果的好坏；③患者的起居饮食及精神情志状态对疾病的治疗与康复有着明显的影响，起居有常、饮食均衡、情志调畅有利于疾病的康复与治疗，反之则阻碍之。"工为标"指医生及其所采用的治疗措施为次要方面，为"标"，医生的所有诊察与治疗行为需在患者的配合下才能得以实施，才能达到其治疗目的。可见，任何医疗措施只有通过患者的内在因素和主观能动性才能充分发挥其作用。疾病的发展有其内在的规律，医生只是在认识、遵循疾病的自身规律基础上尽力创造有利条件促进患者康复。从这个角度来讲，患者才是治疗与康复的主体，医生扮演的角色是引导、帮助患者。

二、标本兼顾是伤科疾病的重要治则

分清标本主次、标本兼顾是治疗伤科疾病的首要前提。病有标本，治有先后，但是在临证时病情往往错综复杂，孰轻孰重、孰主孰次亦扑朔迷离。在治疗伤科疾病的过程中，要始终抓住主要矛盾，优先解决主要矛盾，同时兼顾次要矛盾。

（一）急则治标，缓则治本，标本兼顾

1. 急则治标 平乐正骨理论认为，标病或标证成为矛盾的主要方面时，应以治标作为重点。具体表现在以下两个方面：

（1）急性损伤，标证甚急，可能危及生命。伤科疾病的发生虽以脏腑气血津液为本，但往往因跌仆、闪挫、扭捩、刀刃、坠堕等暴力因素而起，发病突然，病势急迫。此时，患者除以气血瘀滞、筋骨失衡为本外，剧烈疼痛、肿胀、出血，甚至脱血夺气、神志障碍等标证也较峻，应以治标为主、标本兼顾。如骨盆骨折、股骨骨折、多发骨折等患者，出血量大，生命垂危，应采取紧急措施，制动、止痛、止血固脱以治其标，待病情缓解、生命体征平稳后，再采用手法或手术整复骨折，恢复筋骨平衡，以治其本。

（2）标病虽不急重，但易于变化，又易治愈，而本病却较稳定，一时难以根治，此时应以治标为主，待标病好转，再以治本为重点。张仲景曰："夫病痼疾，加以卒病，当先治其卒病，后乃治其痼疾也。"如慢性腰肌劳损以肝肾虚损、脏虚络痹、筋弛骨痿为本，症见慢性腰痛迁延难愈，复因岔气或外感风寒，出现腰痛加剧、筋急、筋挛、不能转侧、筋骨失衡等症。虽后发之症属标病，但若不及时治疗，则会步步深入、缠绵难愈，并影响对本病的治疗，所以当先以治标为主，施以理气通经、舒筋解痉之手法，以恢复筋骨平衡，再以养血气、益肝肾、强筋骨之法治其本。

2. 缓则治本　指在病势缓和、病情缓慢的情况下，应针对疾病的根本所在及原因进行治疗。该法多适用于慢性疾病或急性病恢复期，此类疾病多为本虚标实之证。在临床治疗时，应求其本、求其因，以治本为主，本强则标证自愈。如慢性腰痛患者，其本为肾虚，其标为腰部不适、轻度酸痛，施以补肾通络、强筋健骨之法，可以消除其病痛。

平乐正骨理论认为，治本之法即所谓釜底抽薪之法，在治疗伤科疾病时只要解决了疾病的主要矛盾，其余矛盾便随之化解。另外，先病为本，后病为标。若后病是在先病的基础上发生且并不急重时，则可先治其先发之本病，后治其后发之标病。比如四肢骨折后期，骨折逐渐愈合，但患者却常并发肢体远端肿胀。审症求因，为损伤日久，脾肾亏虚，水液不运所致，以脾肾亏虚为本，肢体肿胀为标。故治疗应以温肾健脾（治本）为主，辅以行气利水消肿（治标），如此方能标本兼顾。

（二）局部与整体结合，标本兼顾

人体是一个有机的整体，局部疾病是整体病理的具体反映。中医骨伤科内治法独具特色，内服中药等方法一般可以达到疏通气血、强筋壮骨的目的。但在诊治具体伤科疾病时应详审标本，辨证、灵活地运用整体观念，正确地处理好标与本、局部与整体的关系。因为伤科疾病的局部症状往往比较突出，如果过分地强调整体，忽略局部损害对整体的潜在影响，则可能会延误疾病的康复。如腰椎间盘突出症，可以运用整体观念，以治本为主，用内服中药调补肝肾，并辅以外敷活血通络止痛膏；但如果椎间盘突出巨大，严重压迫神经，使局部症状成为主要矛盾时，应以减轻局部病理损害为侧重点，考虑局部手法或手术解除压迫。

平乐正骨理论认为，在诊治伤科疾病时，不仅要重视整体观念，更应注重局部与整体、标与本的辩证关系，根据具体病情辨明标本、主次、轻重。在伤科疾病的发生、发展过程中，局部"邪气"和整体"正气"的矛盾可以互相转化，有时以全身的"本虚"为主要矛盾，有时以局部的"标实"为主要矛盾。当全身气血脏腑亏损为主而伴发局部症状时，应先调理脏腑气血治其本；当局部损害严重、全身情况同重时，应标本兼顾、全身与局部同治；当全身情况稳定而局部损害突出时，应以局部治疗（治标）为主。平乐正骨理论强调，这种基于标本兼顾平衡论的辩证的整体观是诊断、处理伤科疾病的重要原则。

（三）医患合作，标本兼顾

平乐正骨理论非常重视医患合作，强调患者为"本"，医生为"标"。医生治疗应以患者为核心，以患者病情的动态变化为转移，加强与患者的沟通，及时告知患者病情的预后、转归，争取患者最大程度的配合；并结合具体病情从饮食、起居、功能锻炼等方面给予患者正确的指导，帮助患者树立治愈疾病的信心，解除其精神顾虑，促进其早日康复。另一方面，患者也要及时与医生沟通，使医生能及时掌握病情变化，不可讳疾忌医。如此，则能标本兼顾，医患良性互动，促进疾病痊愈。

（四）标本相移，动态审察

疾病变化多端，错综复杂，标本关系不是绝对、静止和孤立的，而是动态变化的，即所谓"标本相移"。随着治疗进程、外在条件、内在因素及正邪力量对比的变化，标本关系也随之发生动态改变。当原来处于主导地位的"本"转化到从属地位时，它可以成为新的"标"；当原来处于从属地位的"标"上升至主导地位时，它可以成为新的"本"。《素问·标本病传论》曰："知标本者，万举万当；不知标本，是谓妄行。"运用"标本兼顾"治则不可以僵化、固守，而要随着治疗进程及内外条件的变化动态观察、判断，及时把握疾病的主次矛盾，以便随着标本的变化对治疗方案做出科学的调整。

第八节 起居平衡论

起居有常平衡论是平乐正骨理论体系的又一大特色。平乐正骨理论认为，起居有常是筋骨健康的基本保证。人体应遵循大自然的阴阳消长变化及其自身的生理运行规律，做到起居有常、作息有时、饮食有度、劳逸结合、畅悦情志、房事有节，则能保持脏腑健运、气血调和、筋骨平衡；反之则气血逆乱，筋骨失衡。

一、起居有常平衡论的内涵

《素问·上古天真论》曰："上古之人，其知道者，法于阴阳，和于术数，饮食有节，起居有常，不妄作劳，故能形与神俱，而尽终其天年，度百岁乃去。"起居有常是指起卧作息和日常生活的各个方面有一定的规律并合乎自然界及人体的生理常度。它要求人们起居作息、日常生活要有规律，这是强身健骨、延年益寿的重要原则。晋代养生学家葛洪提出"养生以不伤为本"，"不伤"的关键在于平衡养生，起居有常。平乐正骨理论认为，起居有常是平衡养骨、保证筋骨健康的关键，起居有常、平衡养骨的理念应贯穿于日常生活的每一个细节中，无论白昼黑夜、春夏秋冬，还是风霜雨雪，日常起居的各个环节均应注意顺应时节、合乎自然、不忘"适度"、护筋养骨；起居有常主要包括作息有时、劳逸适度、动静平衡、房事平衡、形神合一等。

二、起居有常是筋骨健康的基本保证

中医自古重视起居有常对人体的保健作用。平乐正骨理论认为，筋骨相互依存，共

同组成一套处于动态平衡之中的支架结构和杠杆系统，气血充盈，则筋骨保持平衡，人体康健。筋骨的功能赖于气血的濡养，而气血的状态则受日常起居的影响。若起居有常，饮食有节，劳逸结合，房事有度，情志调和，则人体阴平阳秘，脏腑协调，气畅血运，筋骨强壮；反之，若起居无常，作息无度，或沉迷房事，或恣食肥甘厚味，或躁怒抑郁，或过劳过逸，久之则可致脏腑功能紊乱，气血运行失常，筋骨营养得不到保证而产生筋弛、筋痿、筋挛、筋伤、骨痿等。可见，起居有常是筋骨健康的基本保证。

三、起居有常平衡论对科学养骨的指导作用

（一）天人相应，作息有时

《素问·六节藏象论》云："天食人以五气，地食人以五味。"自然界是人类生命的源泉，与人类的生命活动息息相关。天人相应，人的作息应与自然界阴阳变化保持一致，方能使阴平阳秘，气血调和，筋骨强健。

一日之中随着昼夜晨昏及阴阳消长的变化，人体的阴阳气血也应相应调节而与之相适应。《素问·生气通天论》云："阳气者，一日而主外，平旦人气生，日中而阳气隆，日西而阳气已虚……是故暮而收拒，无扰筋骨……"顺应自然界阴阳变化规律而养生，则气血生化循行有序，筋骨无忧。一日之中，自然界阴阳动态消长，人体之阳气随着自然界阳气的变化，表现出生、长、收、藏等不同状态，黎明后阳出于阴，正午阳气最旺盛，午后阳气开始内敛，日落之后阳气逐渐潜藏于内。早晨太阳升起，阴消阳长，人应顺应阳气，清晨早起，吐故纳新，舒展筋骨，可选择八段锦、易筋经、太极拳等轻柔舒缓的运动项目，以通利关节、疏通气血，使阳气逐渐升发，气血畅流，筋骨得濡；午后阳气渐消，人体容易犯困，此时小睡可以养阳，促进气血调和；日暮阴气渐盛，阳气开始潜藏，卫外能力减弱，宜防寒保暖，减少活动，调神静气，谨守真气，按时入睡，熟睡以养阴，阴血充沛方能濡养筋骨。

一年之中随着春、夏、秋、冬季节的更替及阴阳消长的变化，人体起居也应顺应四季气候做出相应调整：

1. 春季养阳，舒展筋骨　春季阳气生发，万物始生，养骨应注意充分利用阳气上升、万物萌生、代谢旺盛之机，通过适当调摄，使春阳得以宣达，气血通达，筋骨得养。此时，人的情志应力戒抑郁、暴怒，做到心胸豁达、乐观向上，方能使肝气条达、全身气机调畅。春季宜"动"，应早睡早起，增加户外活动，让筋骨在春光中充分舒展，汲取大自然之阳气，强筋健体。

2. 夏季炎热，酷暑蒸人　暑易伤津耗气，故夏季锻炼应在清晨或傍晚天气凉爽时进行，可做保健功、广播操、慢跑等强筋健骨运动，运动后要及时补充水分，以防津气耗损而致筋骨失濡。夏季起居应晚睡早起，顺应自然，保养阳气。中午炎热之极，人易感困倦，应适当午睡，静以养阴，以制亢阳。夏日多汗，腠理多疏，易感暑湿或

寒湿之邪，故不可贪凉饮冷，或露宿户外，否则易中邪气，致气血凝滞，筋骨僵硬疼痛。

3. 秋季养阴，濡养筋骨　秋季"燥"令当行，燥易耗伤津液，出现一派干涸之象，如鼻干、口干、舌干、皮肤干、大便干等，故秋季养骨应重视滋阴润燥。此时，运动不可过度，以防过汗伤阴；情志应清心寡欲，心境宁静，急躁暴怒最易伤肝阴；饮食要清润滋阴，如此方能确保阴液充足，筋骨自濡。

4. 冬寒宜藏，最宜补肾壮骨　冬季气候寒冷，阴盛阳衰。人体宜顺应这一变化，养骨以"藏"为要，应早睡晚起，养精蓄锐，注意保暖，以养阳气；多食用黑色及补肾食品，以益肾填精、强筋壮骨。

（二）动静平衡，劳逸适度

"动"与"静""劳"与"逸"是对立协调的辩证统一关系。平乐正骨理论强调，动静不可偏废，劳逸不可失度。动静互补、劳逸有度，方能经络通畅，气血调和，筋骨健康。《素问·宣明五气》云："五劳所伤，久视伤血，久卧伤气，久坐伤肉，久立伤骨，久行伤筋。"指出过动过劳、过静过逸，均可致气血损伤，筋骨失衡。一方面，过逸伤气，可致气血郁滞，伤及筋肉。张介宾曰："久卧则阳气不伸，故伤气；久坐则血脉滞于四体，故伤肉。"另一方面，运动过度，或过度体力劳动，可导致精血亏损甚至衰竭，形体枯瘦，筋骨失濡。正如《庄子·刻意》云："形劳而不休则弊，精用而不已则劳，劳则竭。"

平乐正骨理论认为，在日常起居中应注意以下几个方面：

1. 体脑结合，动静互补　脑力劳动偏重于静，体力活动偏重于动。动以养形，静以养神，体脑结合，则动静兼修，形神共养，五脏健运，筋骨平衡。

2. 把握动静量度，辨体养骨　"生命在于运动"，一定范围内的运动锻炼或体力劳动有利于舒展筋骨，通畅气血，强健体魄。但是过动、过劳则可致气血耗损、肢体疲劳，久之筋骨失衡。因此，科学养骨既要重视"动"，又要注意把握量度，做到动中有静，静中蕴动。每个人因禀赋、饮食、职业、情志、地域等因素影响而形成不同的体质，故运动时的量度也应有所不同。如血虚体质忌大动，多静养，宜做轻柔舒缓的运动项目，大负荷运动可使气耗血伤，久之会导致脏腑失调，筋骨失衡；而湿重体质宜多动，以达到汗出排邪、经络通畅的目的。

（三）膳食平衡，饮食有节

"人以水谷为本"，饮食是维持人体生命的根本条件。饮食进入人体后，脾胃将其化生为水谷精微，再奉心化赤而为血，借心之主血脉循行全身，濡养筋骨、脏腑、官窍等。平乐正骨理论认为，科学饮食应讲究膳食平衡，膳食平衡则谷气充盈，血气旺盛，筋骨强健；反之，饮食无度，膳食失衡，则气血不足，筋骨失濡。科学饮食应注意以下几个方面：

1. 膳食平衡　食物搭配应注意主食与副食的平衡、荤食与素食的平衡、寒性与热性食物的平衡、不同颜色食物的平衡、不同性味食物的平衡等，如此则脏腑健运，气血生化有源，气血旺则筋骨壮。

2. 饮食有节　食量要有节制，食时要有规律，且忌暴饮暴食、或饥饱无度、或餐时无常。

3. 饮食制作注意烹调方式　慎用油煎、油炸、烧烤等烹调方式，以防燥热伤及阴血，阴血伤则筋骨病。

（四）房事有度，养肾壮骨

中医认为，男女之欲，乃阴阳自然之道。房中之事，能生人，能杀人，譬如水火。知用者，可以养生；不能用之者，立可致死矣。适度的房事，可以复壮延年，健康长寿；房事过于节制，久不交媾，肾精长久不泄而致精血瘀滞，肝肾亏虚，筋骨失濡；但房事过度可致真阴耗竭，肾虚阳痿，肌肉消瘦，齿松发脱，筋痿骨废。平乐正骨理论强调，保证筋骨健康必须注意房事养生，主张房事有度，以养肾壮骨。房室有度、养肾壮骨应注意以下两个方面：

1. 房事有度，注意"开源节流"　开源，指在男女双方达性高潮之后，男性射精，女性亦有阴精分泌，故房事后要填精补肾，以确保精气盈满、肝肾充足。节流，指房事要有节制，男性要"惜精"，不可频繁射精，否则易致肝肾亏损，筋骨失养而萎废。

2. 房事活动应顺应四时阴阳消长，法于阴阳，房事有度　春季万物生长，应顺应春之升发特性意气奋发，但又不能任意放纵，房事过度易伤及肾精，精亏则可致筋骨失养。夏季阳气最盛，一年之中性欲最强，应顺其自然安排房事。但暑邪易耗气伤津，因此夏季易感困倦乏力，此时应静心养神，避免房事过频而伤气耗精。秋季阴长阳消，万物肃杀，此时应养阴为主，减少房事频度，避免频繁射精伤阴。冬季万物封藏，养生应以"藏"为主，节制性事，"藏"以养精蓄锐，养肾补肾，充精壮骨。

总之，房事有度，应遵循春生、夏长、秋收、冬藏之规律，则精血充盈，筋骨平衡。

（五）形神合一，调神养骨

《素问·上古天真论》曰："恬惔虚无，真气从之，精神内守，病安从来。"调摄精神可以防病养生。平乐正骨理论强调，形神统一，神与形合，则可使气血调和，脏腑机能平衡，筋骨健康；反之，惊恐、焦虑、沮丧、躁怒等负面情绪会导致气机不畅，造成气血虚弱，筋骨失养，神形离决，久则形体衰败。形神统一是生命存在的根本保障，也是筋骨健康的基本前提。因此，平乐正骨理论认为，日常起居应重视修身养性，调神养骨，保持心境平和；情志调畅则气血调畅，五脏六腑、四肢百骸方能得养，筋骨乃健；同时，人要有健康向上的文娱活动与业余爱好，如打乒乓球、写字作画、养花、阅读等，使情有所托，保持心情舒畅，这样有助于筋骨平衡、颐养天年。

第九节 膳食平衡论

膳食平衡论是平乐正骨理论体系的又一大特色。平乐正骨理论认为，人体是一个以"骨"为支架的杠杆系统，全身的骨骼通过筋肉及关节紧密相连，筋骨是一个相互关联的、处于动态平衡之中的统一体，牵一"骨"而动全身，养骨要从整体出发、从全局着手。饮食是骨骼营养的来源，是维持人体骨骼健康的物质基础。《灵枢·九针论》云："病在筋，无食酸；病在气，无食辛；病在骨，无食咸；病在血，无食苦；病在肉，无食甘。"可见，中医学早就认识到饮食性味可以影响筋骨的状态。平乐正骨理论强调，科学养骨应从平衡膳食、因人施膳、辨证施膳做起，正确的饮食调护在伤科疾病的康复过程中起着举足轻重的作用。平衡膳食、科学养骨能够增强患者体质，提高其抗病能力，预防伤科疾病的发生，促进疾病的恢复。

一、膳食平衡论的内涵

《黄帝内经》对膳食平衡有着精辟而生动的论述："五谷宜为养，失豆则不良；五畜适为益，过则害非浅；五菜常为充，新鲜绿黄红；五果当为助，力求少而数；饮食贵有节，切切勿使过。"膳食平衡是指膳食中所含营养素种类齐全、数量充足、比例适宜，既能满足机体生理需要，又可以避免因膳食中的营养素比例不当，甚至某种营养素缺乏或过剩所引起的营养失衡。平乐正骨理论认为，每种食物的营养各有其局限性，只有平衡配伍才能相得益彰；要拥有健康体魄，必须做到膳食营养供需平衡、各类食物配伍平衡；没有不好的食物，只有不合理的膳食搭配，适则益，过则害；科学的、平衡的膳食配伍，才能使人体"骨正筋柔，气血以流，腠理以密"。

平乐正骨膳食平衡论的核心宗旨在于：膳食要平衡化、多样化，食物搭配应注意主食与副食的平衡、荤食与素食的平衡、寒性与热性食物的平衡、不同颜色食物的平衡、不同性味食物的平衡等；同时，膳食平衡还要注意量度，杜绝暴饮暴食、偏饮偏食与饥饱无度，做到膳时有常。配伍量度的确定应该"以人为本"，因人而异，辨体施膳，或辅以药膳，顾护脾胃脏腑气血，强筋壮骨；已病者，病证结合，辨证施膳，补益气血，濡养筋骨，促进疾病的康复。

二、膳食平衡是筋骨健康的基本保证

"饮食者，人之命脉也"，膳食营养是人类赖以生存的物质基础，而平衡的膳食则是机体与筋骨健康的基本保证。筋骨的状态直接受到气血的影响，气血充盈，则筋骨得养而健，反之则筋骨失濡而病；气血畅流，循行有度，则筋骨互根互助，保持平衡。气血旺则筋骨壮，气血亏则筋骨弱；气血平衡则筋骨泰，气血失衡则筋骨疾。脾为气

血生化之源，肾为气血之根，肝肺为气血之舍，心主一身之血脉，五脏互相配合、协调平衡，则气血生化有源，循行有度。可见，气血平衡源于五脏平衡，只有五脏功能协调平衡，气血的生化与运行才能保持动态平衡。

平乐正骨理论认为，五脏的协调平衡很大程度上源于膳食的摄入平衡。脾胃为后天之本，五脏之营养受之于饮食五谷，为气血生化之源；气血的生化首先依赖于胃的受纳，膳食过量、过味、不足或结构失衡，均会导致胃的受纳障碍，脾的运化失职，进而五脏失衡，肝肾不足，气血虚损，筋骨失养、失衡。食有五色，绿色养肝、红色养心、黄色益脾胃、白色润肺、黑色补肾，红、白、黄、绿、黑不同颜色的食物滋养不同的脏腑，五色协调搭配则能平衡脏腑阴阳；食有五味，酸入肝、苦入心、甘入脾、辛入肺、咸入肾，酸、苦、甘、辛、咸不同性味的食物滋养不同的脏腑，五味平衡配伍能协调脏腑气机，平衡五脏阴阳。膳食平衡则五脏调和，五脏和则气血充，气血足则筋骨得濡，人体康健。膳食平衡是机体维持阴阳平衡、保持筋骨健康的基础。

三、膳食失衡是伤科疾病的重要病机

1. 荤素失衡，筋骨失养　平乐正骨理论认为，荤食与素食应均衡搭配，不可偏颇。《素问·生气通天论》曰："膏粱厚味，足生大疔。"一方面，饮食过荤，易损伤脾胃，脾失健运，水谷不化，生痰生湿，阻碍气机，导致筋骨失养。另一方面，饮食过素，则脾胃失养，传化失司，导致气血虚弱，脏腑、筋骨营养不良，致骨痿筋弛。可见，荤素失衡是导致伤科疾病的重要原因。

2. 五味失衡，筋骨失养　五味长期偏嗜，必然导致五脏之间相生相克之动态平衡遭到破坏而致疾病。《素问·五脏生成》曰："是故多食咸，则脉凝泣而变色；多食苦，则皮槁而毛拔；多食辛，则筋急而爪枯；多食酸，则肉胝而唇揭；多食甘，则骨痛而发落……"五味偏嗜会造成脏腑失衡，出现皮、肉、筋、骨、脉等多方面的病理变化。

3. 寒热失调，筋骨失衡　《黄帝内经》指出，饮食配伍应注意寒热搭配、性质平衡，过寒或过热均可伤及气血，导致脏腑阴阳失衡，表卫不固，感邪阻络，筋骨失养或失衡。《素问·调经论》曰："……因寒饮食，寒气熏满，则血泣气去……"饮食过寒可导致血行涩滞、阳气亏虚，气血失衡，必然导致筋骨失养；饮食过热，则耗伤阴液，可致阴虚火旺，或虚火内扰，痹阻经络，气血失调，筋骨失养，甚或肿疽内生。

4. 饮食不节，筋骨失养　食无应时、质不均衡、暴饮暴食、偏饮偏食与饥饱无度等饮食无常，均可导致脾胃损伤，影响气血生化，造成脏腑失调、筋骨失养。

四、膳食平衡论对科学养骨的指导作用

元代名医陈直提出"善治病者不如善慎疾，善治药者不如善食治"的精辟论断，强调了对疾病预防以及饮食疗法的重要性。平乐正骨重视养生防病，认为人是一个内

外平衡的有机整体，均衡、合理的膳食可以养骨，促进筋骨健康，预防伤科疾病；伤科疾病继发于五脏失衡、气血失调、筋骨失衡，饮食应该以纠正失衡、恢复平衡为要。膳食平衡不仅能够科学养骨，预防疾病，还能够促进气血化生，促使伤科疾病早日康复。

（一）五味搭配，平衡膳食

五味入胃，各归所喜，酸入肝，辛入肺，苦入心，咸入肾，甘入脾。不同性味的食物对脏腑各有不同的作用，酸、苦、甘、辛、咸五味调和，方可增进食欲，相得益彰，益气生血，濡养筋骨。如果过于偏嗜某一味，就会造成五味失衡、营养失调。平乐正骨理论强调，五味调和是最基本的养骨法则。五味调和，则五脏平衡，气血调和，骨正筋柔；日常饮食要尽可能多样化，不可偏食、偏嗜五味，只有这样才能使筋骨获得全面而充足的营养物质。

（二）荤素均衡，平衡膳食

荤食与素食的比例搭配合理，有利于筋骨的保养和康复。传统观念认为，伤科患者要多食大鱼大肉等荤食。在此观念的影响下，患者长期过量食用荤食，多食膏粱厚味，容易导致痰湿内生、痹阻经络、气血凝滞、脏腑失调、血液循环不良、筋骨失养，从而诱发骨质坏死、肥胖症、高血压病、高脂血症等。而长期过量食用素食，则可以引起脾胃虚弱，气血生化无源，脏腑筋骨失养，骨质疏松，筋弛无力，抵抗力低下，从而使机体容易遭受外邪侵袭或骨脆易折。因此，平乐正骨理论强调，科学养骨应注意荤食与素食搭配平衡，保证摄入蛋白质、脂肪、碳水化合物、膳食纤维及各种维生素微量元素等均衡，以促进骨质健康。

（三）寒热搭配，平衡膳食

食物有寒、热、温、凉之偏性，其对机体的作用也各有不同。配伍膳食时，食物的寒、热、温、凉四性需平衡组合，才能有益于健康。《灵枢·师传》曰："食饮者，热无灼灼，寒无沧沧，寒热适中，故气将持，乃不致邪僻也。"过食热性食物，易助长内火甚至伤及阴液、迫血妄行；或饮食过热易烫伤胃脘、咽喉，造成局部烫伤而形成慢性炎症。过食寒性食物或饮食过凉，则会损伤脾胃阳气，寒凝血瘀，导致脏腑筋骨失养，疾病遂生。

（四）动静结合，平衡膳食

平乐正骨膳食平衡论要求机体营养供给与身体的消耗之间须保持动态平衡。进食前后动静互补平衡对于促进食物的消化吸收非常重要，主要包括以下几个方面：

1. 饭前要"静"　人在运动时，脏腑因相对缺血而功能较低下，胃肠的纳食与消化功能也不例外。所以在饭前不宜做剧烈运动，以免胃肠因缺血而影响消化。

2. 饭中宜"静"　进食时要宁神静气，专心致志，方可聚气以利饮食水谷充分受纳消化。《论语》早就提出"食不语，寝不言"，主张食前及食中宜静而专致，不可分心、谈笑安语。

3. 饭后"徐动" 就餐后需要适当运动，以利气机运行，促进食物消化吸收。"食后便卧令人患肺气、头风、中痞之疾，盖营卫不通，气血凝滞"，说明餐后若过"静"则会造成气血阻滞，食物停滞在胃肠，不利于食物消化与气血化生，故饭后要适当活动，以"徐"为则。进食后散步有利于食物的消化与吸收，增进筋骨健康；若进食后剧烈运动，反而会耗伤胃气，影响消化与吸收。

（五）因人制宜，辨体施膳

平乐正骨理论主张，膳食的搭配要均衡，在食物的具体种类、性味、比例的选择上，应该坚持以人为本、因人制宜的原则，进行合理配伍。体质是人体在生命过程中由遗传性和获得性因素所决定的固有特性，不同的体质属性，其气血盛衰、脏腑功能状态各有不同，筋骨特点亦有不同。平乐正骨理论主张，以人为本，辨体施膳，特别重视人的个体差异，有针对性地纠正体质偏颇，以达到气血平衡，骨正筋柔。因人制宜、辨体施膳的具体内容包括：

1. 气虚体质 此类人免疫力低下，易患筋弛、筋痿、骨痿等疾病。在配伍膳食时应注意适当增加具有益气健脾作用的动物性食物，如鱼肉、鸡肉等；忌食耗气之品，如空心菜、生萝卜、槟榔等。

2. 血虚体质 此类人面色萎黄或淡白无华，易患慢性疾病，伤后恢复缓慢。应多食用动物肝脏、猪血、鸭血、甲鱼、乌鸡等具有益气养血作用的食物；同时应增加红豆、番茄、红枣等红色食物及黑芝麻、黑木耳、黑豆、首乌等黑色养血之品。

3. 阳虚体质 此类人平素手脚发凉，尿频清长，易患骨质疏松症、骨关节炎等疾病。应慎食绿豆、冷饮、梨、荸荠等寒凉之品，多食用牛肉、羊肉、鳝鱼、辣椒、韭菜、胡椒等具有温阳益气作用的食物。

4. 阴虚体质 此类人体瘦，常口干、眼干、便干、皮肤干，易患慢性骨病。应多选用糯米、绿豆、枸杞、鳖、雪蛤、银耳、蔬菜、水果等清润之品，以滋阴润燥；慎食羊肉、狗肉及辣椒等辛辣之物。

5. 痰湿体质 此类人形体多偏胖，肌肉肥满松软，皮肤油脂较多，易患代谢性骨病、痛风等疾病。应慎食或忌食肥甘厚味之品；饮食宜清淡，多食含膳食纤维丰富的芥菜、韭菜、萝卜、荸荠等植物性食物。

6. 气郁体质 此类人常忧郁寡欢，易于情绪低沉或烦躁。应注意多选择橙子、海带、金橘、佛手、柚子等辛甘发散之品，以行气解郁；少食乌梅、泡菜等收敛酸涩、易阻碍气机的食物，以防气滞血凝，导致筋骨失养。

7. 血瘀体质 跌仆损伤可致瘀血，若治疗不彻底，瘀血不能及时消散，恶血残留日久可形成血瘀体质。由于血行瘀滞，此类人易患股骨头坏死等骨病。饮食宜多食香菇、紫菜、玫瑰花、葡萄、绿茶、少许黄酒等具有活血散结作用的食物；少食土豆、芋头等易阻碍气机之品及一切寒凉之品，以防寒凝血瘀、加重病情。

8. 湿热体质　此类人面赤目红，常口苦、口臭、大便黏滞，湿热蕴结易致气机受阻，血行不畅，造成筋骨失养。饮食上应注意五味、寒热搭配，忌烟酒，忌食辛辣等辛温助热之品；宜食用藕、西瓜、绿豆、黄瓜、冬瓜等性味甘寒或甘平的食物。

（六）顺时摄食，平衡膳食

唐代孙思邈提出"春月少酸宜食甘，冬月宜苦不宜咸，夏月增辛聊减苦，秋辛可省但欲酸"，强调四时季节不同，饮食五味各有宜忌。一年四季气候变化，春温、夏热、秋燥、冬寒，人应顺应四时而养生，"春夏养阳，秋冬养阴"。

春季万物勃发，阳气初生，在膳食方面应顺应万物生发之性，食用辛甘发散之品，不宜食酸收之味。同时，早春时节，春寒料峭，寒冷刺激可使体内的蛋白质分解加速，导致机体抵抗力降低而致病。因此在荤素搭配上，应注意补充蛋、鱼、虾、肉等富含优质蛋白质的食品，以提供充分的热能抵御寒冷；同时应均衡摄入花菜、卷心菜、西红柿、柑橘、柠檬等含有丰富维生素的素食，以增强机体的抗病能力。

夏季炎热，阳热亢盛，在膳食方面应以清补、健脾、祛暑化湿为原则。"苦"能消暑清热，夏季食物搭配应多食用苦瓜、苦菜等苦味食品，慎食肥甘厚味及燥热之品，宜食绿豆粥、扁豆粥、荷叶粥、薄荷粥等祛暑生津的"解毒药粥"。同时，夏季暑热易耗气伤津，人较易疲乏，没有食欲，在饮食制作方面，要注意五色的搭配及烹调方式的多样化，以增进食欲。

秋季燥令当行，在膳食方面应遵循"养阴防燥"的原则；宜食百合、银耳、甘蔗、梨、豆浆、冰糖等清润养阴之品；少食葱、姜、蒜、韭菜、辣椒等辛温伤津之食。冬季天寒地冷、阴盛阳衰，在膳食寒热搭配上应慎食寒凉。

冬季在脏应肾，应以补肾养骨为主。五色之中，黑色入肾，故应多食用黑米、乌鸡、黑豆、乌贼骨、黑芝麻、黑木耳、海带、黑菇、黑桑椹、紫菜等黑色食品，以补肾填精、强筋壮骨。

除此之外，还应做到膳食有常，顾护脾胃，才能消化有度，气血化生源源不断，脏腑筋骨得以濡养。

（七）分期辨证，平衡膳食

以骨折为例，骨折早、中、后期气血失衡之特征各不相同，因此饮食要审证配膳，平衡膳食。

1. 骨折早期　局部肿痛较明显，瘀血停留，恶血归肝；血瘀气滞，脾胃运化受到影响，患者食欲欠佳。此期配伍膳食应以清淡、易消化之半流食或软食为主，忌食油腻、酸辛、煎炸之品。在食物性味搭配上应以疏肝理气、通络止痛为原则，多选用金橘、柚子、橙子、佛手、三七等行气散瘀之品。一些患者在骨折早期食用骨头汤是一种陋习，因为骨头汤里含有大量的油脂，容易加重胃肠负担、阻碍脾胃气机，不利于骨折局部瘀血的消散、吸收。

2. 骨折中期　患者纳食逐渐正常，疼痛减轻，肿胀渐消，但瘀血尚未尽去，新血则无法生化；同时，骨折端虽已初步稳定，但骨痂生长需要大量营养。因此，此期配伍膳食应调和脾胃、扶正和营、祛瘀生新、接骨续筋为原则，可选用益母草煮鸡蛋、田七蒸鸡等益气化瘀生血的药膳，适当增加鱼、蛋、瘦肉、牛奶等食物，以提供足够的蛋白质，促进骨痂生长。

3. 骨折后期　肿胀基本吸收，但是病程日久，加之患者卧床少动，肝肾精血逐渐亏虚。此期配伍膳食应以补益肝肾、养血填精为原则；选用猪肝、肾、羊肝、牛肉、排骨、甲鱼等补益肝肾之品，以填精养血、强筋壮骨。

第四章 气血学说

第一节 气的内涵与作用

一、气的概念

中医学中的气，是指人体内活力很强的、运行不息而无形可见的精微物质，是构成人体和维持人体生命活动的最基本物质。气既是人体的重要组成部分，又是激发和调控人体生命活动的动力源泉，还是感受和传递各种生命信息的载体。气运行不息，推动和调控着人体内的新陈代谢，维系着人体的生命进程。

1. 气是构成人体的最基本物质 中医学从气是构成宇宙万物的本原这一基本观点出发，认为人是自然界的产物，与宇宙万物一样，也是天地之气、阴阳交感的产物，是物质世界有规律地运动变化的结果。"天地合气，命之曰人""人受天地之气，以化生性命也。是以形者生之舍也，气者生之元也，神者生之制也。形以气充，气耗形病，神以气纳，气纳神存"。古人通过对人体生命现象的观察，认识到男女媾精可以产生新的生命个体，因此认为精是形成生命的物质基础。但中医学认为，精、血、津液等均由气所化生，因而气也是构成人体的最基本物质。

2. 气是维持人体生命活动的最基本物质 人体生命活动的维持，需要不断地与自然界进行物质交换。人体吸入清气，受纳水谷，经过一系列的气化过程将其转化为人体生命活动所需要的精、气、血、津液等物质，以维持人体的生命活动；同时经过代谢后的废物如汗液、二便等也要靠气化作用排出体外。在这一形气转化的气化过程中，既有有形物质向气的转化，如饮食物经过脾胃的腐熟运化成为水谷精微，进一步转化为营卫之气；又有气向有形物质的转化，如营气在心肺的作用下化生为血液。形气相互转化的过程，包括了物质和能量相互转化的过程。

精神活动是在人体生理活动的基础上产生的更为高级的心理活动。中医学认为，人的精神意识思维活动，也是以气为物质基础，是气活动的一种表现形式。气升降出入周流于全身，内则化生精、血、津液以充养脏腑组织，外则表现为各种精神意识思维活动。"气和而生，津液相成，神乃自生""气乃神之主，精乃气之子。气者，精神之根蒂也，大矣哉！积气以成精，积精以全神"。说明气、形、神三位一体，气既是生神的物质基础，又是形与神俱的联系枢纽。

综上所述，气是存在于人体内的极其细微的生命物质，是生命活动的物质基础。"人之所赖，惟此气耳。气聚则生，气散则死""气者，人之根本也"。

二、气的来源

人体的气根据其部位与功能，可分为多种，其来源可概括有三个途径：一是禀受父母的先天之气，与生俱来，藏于肾；二是出生后吸入自然界的空气，亦称清气、天气，因为由肺主司，故又称"呼吸之气"。《素问·阴阳应象大论》说："天气通于肺。"三是饮食中化生而来的水谷精气，运行周身，内而脏腑，外而皮毛、四肢百骸无所不到，是人体所需营养物质的重要来源，因此水谷之气是各种气共同的物质基础。《灵枢·五味》说："谷不入半日则气衰，一日则气少矣。"

禀受于父母密藏于肾的为"先天之气"，经肺吸入的清气和脾胃化生的水谷精气统称为"后天之气"。有了先天之气，后天之气才得以生化；只有不断得到后天之气的充养，先天之气才不至于耗竭。因此先天之气和后天之气在人体全部生命活动中是一个密切相关而不可分割的整体。

三、气的运动

气机，即指气的运动。人体之气处于不断的运动之中，它流行于全身各脏腑、经络等组织器官，无处不到，时刻激发和推动着人体各脏腑组织的生理活动。气也只有在运动之中才能体现其存在，发挥其效能。人体正是由于气的不断运动，才能吐故纳新，升清降浊，生化不息，维持正常的新陈代谢及生命活动。气的运动一旦停止，就失去了维持人体生命活动的作用，人的生命活动也就会终止。"气之不得无行也，如水之流，如日月之行不休"。

1. 气的运动形式 可以归纳为升、降、出、入四种基本形式。升降，是气的上下运动；出入，是气的内外运动。人体之气运动的升与降、出与入是对立统一的矛盾运动，广泛存在于机体内部。一方面，升与降、出与入，以及升降与出入之间既相互制约，又相互促进，保持着协调状态。"无升降则无以为出入，无出入则无以为升降，升降出入，互为其枢者也"。另一方面，虽然从某个脏腑的局部生理特点来看有所侧重，如肝、脾主升，肺、胃主降等，但从整个机体的生理活动来看，升与降、出与入之间必须协调平衡。只有这样，人体之气的运动才能正常，各脏腑的生理功能才能正常发挥。因此，气机升降出入的协调平衡是保证生命活动正常进行的重要环节。

2. 脏腑之气的运动规律 脏腑是人体之气升降出入的主要场所。脏腑功能的完成，依赖于气的升降出入运动，每一脏腑气的升降出入运动是促进该脏腑功能活动实现的内在基础和根据；气的升降出入运动，也只有通过脏腑的生理活动才能具体体现出来。脏腑之气的运动形式，受脏腑所在位置和生理特点的制约，而呈现出一定的规律性。

（1）脏腑位置有高下。一般而言，高者主降，下者主升。以五脏而言，心肺位置在上，其气主降；肝肾位置在下，其气主升；脾胃居中，通连上下，为升降之枢纽。

（2）五脏与六腑相对而言。五脏化生、贮藏精气，以升与入为主；六腑传化水谷，排泄糟粕，以降与出为主。

（3）升中有降，降中有升。五脏之气以升为主，如脾气升清、肺气宣发布散精微等，但升中有降，以推动浊气下行排泄，如肺气肃降通调水道，肾气降浊形成尿液而排出体外。六腑传化物而不藏，以通为用，以降为顺，其在饮食水谷的消化吸收过程中，也有吸收水谷精微和津液的作用，总体为降，但降中寓升。

（4）升降出入相反相成。即就脏腑之间的关系而言，脏与脏、脏与腑之间的升降处于协调平衡之中，如肺主呼气、肾主纳气，肝主升发、肺主肃降，脾主升清、胃主降浊以及心肾相交等，均呈现出升降出入相反相成的关系。而且在某些脏腑，其本身就是升与降的统一体，如肺的宣发肃降、小肠的分清别浊等。

总之，在生理状态下，脏腑之气的升降出入运动，既表现出不同的运动特性，又保持着升与降、出与入的整体协调平衡，从而保证了机体不断从自然界中摄取人体生命活动所需的物质，并通过气化作用，升清降浊，摄取精微，排泄糟粕，维持物质代谢和能量转换的动态平衡，共同完成人体的新陈代谢，促进生命活动的正常进行。气的升降出入运动失调，就会引起各脏腑组织的功能异常，导致各种疾病的发生；若气的升降出入运动停止，人的生命活动便告终结。"出入废则神机化灭，升降息则气立孤危。故非出入，则无以生长壮老已；非升降，则无以生长化收藏。是以升降出入，无器不有"。

3. 气运动失常的表现形式　气的运动正常表现在两方面，一是气的运动必须通畅无阻，二是气的升降出入运动之间必须协调平衡，这种状态通常称之为"气机调畅"。当气的运动受阻而不畅，或升降出入之间失去协调平衡时，称之为"气机失调"。由于气的运动形式是多种多样的，所以气机失调也有多种表现。临床上常见的气机失调有：气的运行受阻而不畅通，称为"气机不畅"，如肝气不舒等；若气行受阻较甚，局部阻滞不通，称作"气滞"，如肝气郁滞、脾胃气滞等；气的上升太过或下行不及，称作"气逆"，如肝气上逆、肺气上逆、胃气上逆等；气的上升不及或下降太过，称作"气陷"，如中气下陷等；气的外泄太过而不能内守，称作"气脱"，如气随血脱、气随液脱等；气不能外达而郁结闭塞于内，称作"气闭"。

四、气的作用

（一）气的名称和功能

气在人体内由于分布部位不同，而具有不同的名称和功能。

1. 元气 又称原气、真气、真元之气，得之于先天，与后天水谷之气合并，其根在肾（包括元阴元阳之气），其充在全身。《灵枢·刺节真邪》说："真气者所受于天，与谷气并而充身者也。"《景岳全书》说："命门为元气之根，为水火之宅，五脏之阴气非此不能滋，五脏之阳气非此不能发。"可见元气是人体气中最重要的一种气。人体各种功能活动以及抗病能力都和元气直接相关。元气充足，脏腑的功能才得以旺盛，抗病能力强，人就健康长寿；元气不足，脏腑功能就会低下，疾病就会随之而生，乃至夭亡，故元气是人体生命活动的动力。

2. 宗气 是由肺吸入自然界之清气和由脾胃运化的水谷之气结合而成。宗气积于胸中，贯注全身，有两大功能：一是上出于喉咙而作呼吸，凡语言声音、呼吸的强弱，均与宗气的旺衰有关；二是贯注心脉而行气血，凡气血运行以及肢体的寒温和活动能力都与宗气有关。由于宗气能维持肺的呼吸功能，又能够助心行血，所以宗气和肺心两脏关系至为密切。

3. 营气 是由水谷之气化生的精微部分，行于脉中，为血液的组成部分，以血脉为轨道，昼夜不息地运行，人体表里上下各个部位无所不到，五脏六腑、四肢百骸皆赖以为营养。因营气与营血同行脉中，二者相互为用，关系密切，循经脉运行而营养周身。

4. 卫气 是人体阳气的一部分，故又称"卫阳"之气。卫气本源于先天，是肾中阳气所化，赖后天水谷之气不断充养，而且还需经过肺气的宣发才能发挥其生理作用，故卫气根源于下焦，滋养于中焦，开发于上焦。卫气性质慓悍滑疾，运行快速，活动力强，不受经脉的约束，行于脉外，遍及全身。其主要功能是护卫肌表，防御外邪，司汗孔开合而调节体温，温煦脏腑，润泽皮毛。

（二）气的生理功能

气对人体具有十分重要的作用。"气者，人之根本也。"（《难经·八难》）"人之生死，全赖乎气。气聚则生，气壮则康，气衰则弱，气散则死。"（《医权初编》）气的基本生理功能可概括为以下几方面：

1. 推动作用 气是人体生命活动的动力。人体的生长发育、各脏腑的生理活动、血液的运行、津液的输布，都要依靠气的激发和推动。气旺则推动作用增强，促进发育，身体健壮；气虚则推动作用减弱，发育迟缓，体质衰弱，甚至引起各种疾病。

气的推动作用，是指气具有激发和推动作用。气是活力很强的精微物质，能激发和促进人体的生长发育以及各脏腑、经络等组织器官的生理功能，能推动血液的生成、运行，以及津液的生成、输布和排泄等。

　　气是维持人体生命活动的最基本物质。气自身具有运动的能力，"气有胜复，胜复之作，有德有化，有用有变"（《素问·六微旨大论》）。气的这种胜复作用，即克制与反克制作用。气是阴阳的矛盾统一体，阴阳是气本身内在的矛盾要素。气的克制与反克制作用，亦即阴阳的矛盾运动，是"变化之父母，生杀之本始"（《素问·阴阳应象大论》）。气本身的相互作用，是推动生命活动的根本动力。"气血，人身之二仪也，气为主而血为配。故曰：气化即物生，气变即物易，气盛即物壮，气弱即物弱，气正即物和，气乱即物病，气绝即物死。是气之当养也明矣"（《医方考·气门》）。"人之生死由乎气"（《医门法律，先哲格言》）。

　　人体的脏腑经络等，赖气的推动以维持其正常的机能。如血液在经脉中运行于周身，其动力来源于气。"气为血之帅，血随之而运行"（《血证论·吐血》），血为气之配，气升则升，气降则降，气凝则凝，气滞则滞。津液的输布和排泄赖气的推动，气行则水行，气滞则水滞。气的这种动力作用，是由脏腑之气所体现的，如人体的生长发育和生殖功能，依赖于肾气的推动；水谷精微的化生赖脾胃之气的推动等等。三焦为元气通行之道路，上焦如雾，中焦如沤，下焦如渎。三焦囊括了整个人体最主要的新陈代谢功能，其自我完成的能动过程是通过气化作用实现的。

　　"经脉者，行血气，通阴阳，以荣于身者也。"（《冯氏锦囊秘录》）构成经络系统和维持经络功能活动的最基本物质，谓之经络之气。经络之气为人体真气的一部分。经络之气旺盛，则人身之气周流，无往不贯，出于脏腑，流布经络，循脉上下，荣周不休，五十而复大会，阴阳相贯，如环无端。当气的推动作用减弱时，可影响人体的生长、发育，或出现早衰，亦可使脏腑、经络等组织器官的生理活动减退，出现血液和津液的生成不足，运行迟缓，输布、排泄障碍等病理变化。

　　"神者，正气也"（《灵枢·小针解》）"人有五脏化五气，以生喜、怒、悲、忧、恐"（《素问·阴阳应象大论》）"神气舍心，魂魄毕具，乃成为人"（《灵枢·天年》）。人的精神是物质之气的产物，气为体，神为用。人的精神意识活动也赖气的推动，故曰"气乃神之祖""气者，精神之根蒂也"（《脾胃论·省言箴》）。

　　2. 温煦作用　人体之所以能够维持正常体温，不为内外环境所干扰，主要是依靠气的温煦作用，所以"气主煦之"（《难经·二十二难》）就是指气有熏蒸温煦的作用。如果气的温煦作用不正常，其不足可出现畏寒肢冷，亢盛可出现发热躁扰等症状。

　　气是机体热量的来源，是体内产生热量的物质基础，其温煦作用是通过激发和推动各脏腑器官生理功能，促进机体的新陈代谢来实现的。气分阴阳，气具有温煦作用者，谓之阳气。具体言之，气的温煦作用是通过阳气的作用而表现出来的。"人体通体之温者，阳气也"（《质疑录》）。卫气是阳气的重要组成部分，也是卫外御寒及温煦作用的主要承担者。

温煦作用具有重要的生理意义：人体的体温，需要气的温煦作用来维持；各脏腑、经络的生理活动，需要在气的温煦作用下进行；血和津液等液态物质，都需要在气的温煦作用下，才能正常循行。

气虚为阳虚之渐，阳虚为气虚之极。如果气虚而温煦作用减弱，则可现畏寒肢冷、脏腑功能衰退、血液和津液的运行迟缓等寒性病理变化。

3. 防御作用　气的防御作用是指气护卫肌表、防御邪气的作用。人体机能总称正气。中医学用气的观点解释病因和病理现象，用"正气"代表人体的抗病能力，用"邪气"标示一切致病因素，用正气不能抵御邪气的侵袭来说明疾病的产生。故曰："正气存内，邪不可干。"（《素问·刺法论》）"邪之所凑，其气必虚。"（《素问·评热病论》）气是维持人体生命活动的物质基础，气盛则人体脏腑经络的机能旺盛，人体脏腑经络机能旺盛则抗病能力旺盛，即正气强盛。"气得其和则为正气，气失其和则为邪气"。（《医门法律·先哲格言》）"和"，即和谐之意。气具有物质性和运动性的显著特征，气分阴阳，阴阳相辅相成，相互激荡，彼此合和，万物化生。气的生成和升降出入运动处于阴阳和谐的动态平衡状态，就是气之"和"或"和谐"。气和则生机盎然，机能旺盛，抗病能力亦盛，故曰"气得其和则为正气"。否则，气失其和则人体机能低下，抗病能力减弱，易招邪气侵袭而为病，故曰"气失其和则为邪气"。气的防御作用是通过正气而体现出来的。气的防御作用主要体现为：

（1）护卫肌表，抵御外邪：皮肤是人体的藩篱，具有屏障作用。肺合皮毛，肺宣发卫气于皮毛，"卫气者，为言护卫周身，温分肉，肥腠理，不使外邪侵袭也"（《医旨绪余·宗气营气卫气》）。卫气行于脉外，达于肌肤，而发挥防御外邪侵袭的作用。唐容川《血证论》说："人之所以卫外者，全赖卫气，卫气生于膀胱，达于三焦，外循肌肉，充于皮毛，如室之有壁，宅之有墙，邪不得入也。"如卫气不足而表虚易于感冒，用玉屏风散以益气固表；体弱不耐风寒而恶风，汗出，用桂枝汤调和营卫，均属重在固表而增强皮毛的屏障作用。

（2）正邪交争，驱邪外出：邪气侵入机体之后，机体的正气奋起与之抗争，正盛邪祛，邪气迅即被驱除体外，如是疾病便不能发生。"太阳之为病，脉浮，头项强痛而恶寒"（《伤寒论·辨太阳病脉证并治》）。太阳主一身之表，功能固护于外，外邪侵袭人体，从表而入，必先犯之。脉浮，恶寒，或已发热或未发热，为卫气与邪气相争的反映。如正气战胜邪气，则脉浮、恶寒自罢，而病愈。

（3）自我修复，恢复健康：在疾病之后，邪气已微，正气未复，此时正气足以使机体阴阳恢复平衡，则使机体病愈而康复。总之，气的盛衰决定正气的强弱，正气的强弱则决定疾病的发生发展与转归。故曰："正气旺者，虽有强邪，亦不能感，感亦必轻，故多无病，病亦易愈；正气弱者，虽即微邪，亦得易袭，袭则必重，故最多病，病亦难痊。"（《冯氏锦囊秘录》）

4. 固摄作用　指气对血、津液、精液等液态物质的稳固、统摄，以防止无故流失的作用。"阴阳匀平，以充其形，九候若一，命曰平人。"（《素问·调经论》）机体阴阳平衡标志着健康，平衡失调意味着生病。但是，中医学的阴阳学说认为，在人体阴阳的对立互根的矛盾关系中，阳为主而阴为从，强调以阳为本，阳气既固，阴必从之。"凡阴阳之要，阳密乃固……阳强不能密，阴气乃绝"（《素问·生气通天论》）。人体中的阳气是生命的主导，若失常而不固，阴气就会耗伤衰竭，引起疾病甚至死亡。所以，气的固摄作用，泛言之，实为人体阳气对阴气的固密调节作用。气的固摄作用具体表现为：

（1）气能摄血：约束血液，使之循行于脉中，而不致逸出脉外。

（2）气能摄津：约束汗液、尿液、唾液、胃肠液等，调控其分泌量或排泄量，防止其异常丢失或逆行泛注。

（3）固摄精液：使之不因妄动而频繁遗泄。

（4）固摄脏腑经络之气：使之不过于耗失，以维持脏腑经络的正常功能活动。气的固摄作用实际上是通过脏腑经络的作用而实现的。

固与散、泄、脱相对，气的固摄作用减退，必将导致机体阴阳、气血、精神、津液的耗散、遗泄、脱失。其病轻者为散，为泄，重者为脱。凡汗出亡阳，精滑不禁，泄痢不止，大便不固，小便自遗，久嗽亡津，归于气脱；凡下血不止，崩中暴下，诸大亡血，归于血脱。

而黄宫绣则认为："阳旺者阴必竭，故脱多在于阴。阴盛者阳必衰，故脱多在于阳。"（《本草求真》）张景岳则将脱泄责之于肺、肾，"在上者在表者皆宜固气，气主在肺也；在下者在里者皆宜固精，精主在肾也"（《景岳全书·新方八阵略引》）。散者收之，涩可去脱。久嗽为喘，而气泄于上，则固其肺；久遗成淋，精滑不止，则固其肾；小便不禁，则固其膀胱；大便不禁，则固其肠；汗泄不止，则固其皮毛；血泄不止，则固其营卫；大虚大脱，又当补而固之。

5. 营养作用　指气为机体脏腑功能活动提供营养物质的作用。具体表现在三个方面：

（1）人以水谷为本，水谷精微为化生气血的主要物质基础。气血是维持全身脏腑经络机能的基本物质。因此说，水谷精气为全身提供生命活动所必需的营养物质。

（2）气通过卫气以温养肌肉、筋骨、皮肤、腠理。所谓"卫气者，本于命门，达于三焦，以温肌肉、筋骨、皮肤"《读医随笔·气血精神论》）"熏于肓膜，散于胸腹"（《医旨绪余·宗气营气卫气》）。通过营气化生血液，以营养五脏六腑、四肢百骸，故曰："营者水谷之精，和调于五脏，洒陈于六腑，乃能入于脉也……灌溉一身。"（《妇人良方·调经门》）"入于经隧，达脏腑，昼夜营周不休。"（《医旨绪余·宗气营气卫气》）

（3）气通过经络之气，起到输送营养，濡养脏腑经络的作用。故曰："其流溢之气，

内溉脏腑，外濡腠理。"（《灵枢·脉度》）

6.气化作用　气化，指气的运动变化，有狭义和广义之分。狭义气化是指三焦之气的流行宣化，如《素问·灵兰秘典论》说："膀胱者，州都之官，津液藏焉，气化则能出矣。"指的就是肾和三焦输布水液的功能，亦即气化作用。广义的气化，实际是指物质变能量的转化，泛指自然界一切物质形态的一切形式的变化。

在中医学上，气化还有两种含义。

（1）自然界六气的变化："岁候，其不及太过，而上应五星……承天而行之，故无妄动，无不应也。卒然而动者，气之交变也，其不应焉。故曰：应常不应卒。此之谓也。帝曰：其应奈何？岐伯曰：各从其气化也"（《素问·气交变大论》）"少阴司天为热化，在泉为苦化，不司气化，居气为灼化"（《素问·至真要大论》）。

（2）泛指人体内气的运行变化：气化是在气的作用下，脏腑的功能活动、精气血津液等不同物质之间的相互化生，以及物质与功能之间的转化，包括了体内物质的新陈代谢，以及物质转化和能量转化等过程。气化的过程包括形化、气化及形气转化，在这一过程中，既有有形物质向气的转化，如食物经脾胃腐熟运化之后化为营气，又有气向有形物质的转化，如营气在心肺的作用下而化为血液。人体是一个不断发生气化作用的机体。阳化气，阴成形；阳主动，阴主静。阴阳动静的相互作用是气化作用的根源。要言之，人体的生命活动全恃气化，气化是生命活动的本质所在。气在人体内的运动也可称为气机，而气机就是气化的过程和表现形式，这种表现形式可分为升降、出入、开合等。人体各脏腑组织都是气机升降出入的场所，同时气的升降出入也具体表现着各脏腑的功能活动以及它们之间的协调关系，但其中脾胃是升降运动的枢纽。古人说："人赖天阳之气以生，而此阳气需并于脾胃；人赖地阴之气以长，而此阴气需化于脾胃；人赖阴精之奉以寿，而此阴精必源于脾胃；人赖营气之充以养，而此营气必位于脾胃。"此足以说明脾胃的重要。总之，气化过程就是吐故纳新的过程，即新陈代谢的过程。

气的推动、温煦、防御、固摄、营养、气化等功能，虽然不尽相同，但密不可分，在生命活动中相互促进，协调配合，共同维系着人的生命过程。气是维持生命活动的物质基础。这种生命物质——气，经常处于不断自我更新和自我复制的新陈代谢过程中。《素问·阴阳应象大论》所说的"味归形，形归气；气归精，精归化；精食气，形食味；化生精，气生形……精化为气"等，就是对气化过程的概括。气化为形、形化为气的形气转化的气化运动，包括了气、精、血、津液等物质的生成、转化、利用和排泄过程。人体必须不断地从周围环境摄取生命活动必需的物质，否则，生命就无法维持。人以水谷为本，得谷则气血生化不断而昌，绝谷则气血生化决绝而亡。脏腑经络，周身组织，无不在不同的角度、范围与深度上参与了这类气化运动，并从中获取所需要的营养和动力，而排出无用或有害的代谢产物。

人体的气化运动是永恒的，存在于生命过程的始终，没有气化就没有生命，故曰："物之生，从乎化，物之极，由乎变，变化之相薄，成败之所由也。"（《素问·六微旨大论》）由此可见，气化运动是生命最基本的特征。

如果气的气化作用失常，则能影响整个物质代谢过程。如：影响饮食物的消化吸收，影响气、血、津液的生成、输布，影响汗液、尿液和粪便的代谢与排泄等，从而形成各种复杂的病变，筋骨失养，筋伤、骨痹、骨痿等病变也由此而生。

第二节　血的内涵与作用

一、血的概念

血，是循行于脉中的富有营养和滋润作用的红色液态物质，也是构成人体和维持人体生命活动的基本物质之一。"中焦受气取汁，变化而赤，是谓血""夫脉者，血之府也"。血液只有在脉管中循环流注不息，才能充分发挥其生理作用。

血与气相对而言，属性为阴，故又称为"阴血"。由于营气是化生血液的主要物质基础，故又有"营血"之称。

血的概念在中医理论中，犹如藏象学说的形成，也有一个由实体而功能演化的过程。中医学不仅通过生命现象研究了血液的功能，同时也把人体系统的某些功能赋予血液，使血这一概念也成为一种功能标志，而非单纯西医学所论之血液。

二、血的来源

血的来源有二：一是来源于饮食水谷之精微。饮食水谷经脾胃消化后，吸收其精微部分，上输到心肺，再经肺的气化作用而生成血。《灵枢·决气》说："中焦受气，取汁变化而赤，是谓血。"《景岳全书》说："血者，水谷之精气也，源源而来，而实生化于脾。"所以有气血同源之说。二是来源于肾精骨髓。血的生成本源于先天之精，而精藏于肾，肾主骨，骨为髓之府。《素问·宣明五气》说："肾主骨，骨者，髓之府也。"《素问·生气通天论》说："骨髓坚固，气血皆从。"说明精髓为化血之源。血液的生成与肾藏精、主骨、生髓的功能有关。血的生成源于精，精的生成也需要后天饮食水谷的化生，所以又有"精血同源"之说。

三、血的分类

血在体内由于分布部位不同，而具有不同的名称和功能。

（一）精血

精血是生理学名词，是精与血的统称。精血是维持人体生命活动的基本物质，血本源于先天之精，而生成于后天饮食水谷；先天之精本源与肾，也靠后天饮食所化生补充，故有"精血同源"之说。精血均为机体物质基础，属阴，精为阴中之阳，血为阴中之阴。精血的亏盈决定人体的健康状态，精血充沛，则筋骨得养而强健。

（二）营血

"营行脉中"，"营"有充盈于内的"营养"之义。"营血"即通常意义上所指的血液。血液运行在脉管之内，在心气和宗气的推动下，有节律地循行周流于全身。营养濡润着全身组织器官，维持人的生命活动。《灵枢·营卫生会》曰："谷入于胃，以传于肺，五脏六腑，皆以受气，其清者为营，浊者为卫。"可见，营血来源于水谷之精气，通过一系列的脏腑气化活动，终得以生成。营血属阴，主濡润。

四、血的功能

（一）滋润濡养

血液由营气和津液所组成，营气乃水谷精微中之精纯部分所化生，津液可濡润全身，故血液的主要功能即是营养和滋润作用。血液行于脉中，循脉运行全身，内至五脏六腑，外达皮肉筋脉，对全身各脏腑组织不断地发挥着营养和滋润作用，以维持其正常的生理功能，保证人体生命活动的正常进行。血的营养滋润作用可以从面色、两目、肌肉、皮肤、毛发、肢体运动等方面反映出来。若血液充足，营养滋润作用正常，则表现为面色红润，视物清晰，肌肉丰满壮实，肌肤、毛发光泽，筋骨强劲，感觉和运动灵活。《难经·二十二难》曰："血主濡之"是对血的生理功能的高度概括。《素问·五脏生成》曰："肝受血而能视，足受血而能步……掌受血而能握，指受血而能摄。"说明人的生理功能离不开血液。《景岳全书》说的更全面："故凡为七窍之灵，为四肢之用，为筋骨之活柔，为肌肉之丰盛，以至滋脏腑，安神魂，润颜色，充营卫，津液得以通行，二阴得以通畅，凡形之所在，无非血之用也。是以人有此形，唯赖此血。"说明全身的脏腑、组织、器官只有得到血液的充足营养，才能维持正常的生理活动。如血液亏虚、营养滋润功能减弱，除可引起脏腑组织功能减退外，还可出现面色萎黄、视物昏花、唇甲色淡、皮毛枯槁、肌肉消瘦、筋骨痿软、肢体麻木、运动不灵活等症。"是以人有此形，惟赖此血。故血衰则形萎，血败则形坏"。

（二）化神养神

《黄帝内经》里说："血气者，人之神，血脉和利，精神乃俱。"血液濡养着人体脏腑，使脏腑功能强盛，神志活动得以产生和维持。因此说血液是神志活动的主要物质基础。"血气者，人之神也，不可不谨养"。人体血液充盈，脏腑得养而功能和谐，则精神充沛，神志清晰，思维敏捷，感觉灵敏。所谓"血脉和利，精神乃居"。如果血液亏少，精神失于营养，则易出现惊悸、失眠、多梦，甚则精神恍惚或昏迷等症状；若血热心神被扰，则可见烦躁、谵语或狂乱；或瘀血阻蔽神明，则可出现发狂、神昏等症状。可见血液对人体的脏腑组织和神志活动具有极为重要的作用。

（三）输布运载

血的运载作用主要体现在以下两个方面：

一是肺吸入体内的清气与脾转输至肺的水谷精微，在肺的气化作用下，渗注于肺脉之中，由血液运载于全身，以发挥其营养作用。此即血之藏气、寓气和载气的作用。"血藏气者，气之性情慓悍滑疾，行而不止，散而不聚者也。若无以藏之，不竟行而竟散乎？惟血之质为气所恋，因以血为气之室，而相裹结不散矣"。弥散飘逸无定之气，必须依附于有形之血，才能在体内输布。

二是脏腑组织代谢后所产生的浊气浊物，必须通过血液的运载才能到达肺、肾，在肺、肾中进行清浊交换，呼出或排出体外。因此，血的运载作用失常，人身之气的新陈代谢就会受到影响，甚至危及生命。此外，血也能够运载传递体内各种信息。

第三节 气血之间的关系

气与血是人体内的两大类基本物质，在人体生命活动中占有很重要的地位，如《素问·调经论》说："人之所有者，血与气耳。"《景岳全书·血证》又说："人有阴阳，即为血气。阳主气，故气全则神旺；阴主血，故血盛则形强。人生所赖，唯斯而已。"气与血都由人身之精所化，而相对言之，气属于阳，血属于阴，气与血之间具有阴阳相随、相互依存、相互为用、相互制约而不可分割的关系。气血是生命的物质基础，气与血相互依赖，紧密联系，共同配合完成人体的生命活动。

气和血的关系十分密切。《黄帝内经》云，气为血之帅，血为气之母，气乃生命之源，血乃生命之根，气血充盈则百病不生，气血虚亏百病皆生。气为阳是动力，血为阴是物质基础。血有赖于气的推动作用，才能周流不息，血在脉管中运行而不溢出脉外是依赖气的固摄作用，而气需要有血不断提供营养物质才能发挥动力作用。血是气的载体，气必须依附于血随血运行，否则气无所归宿。清代唐容川在《血证论》中说："夫载气者，血也，而运血者，气也。"又说："气为血之帅，血随之而运行，血为气之守，气得之而静谧。"

若在病理情况下，气亏则血亦不足，血亏则气行无力，血脱则气随之而脱。"盖气者，血之帅也。气行则血行，气止则血止，气温则血滑，气寒则血凝，气有一息之不运，则血有一息之不行。"（《仁斋直指方·血荣气卫论》）反之，血为气之母，血盛则气旺，血虚则气衰，血瘀则气滞，血脱气亦脱。

一、气为血之帅

气为血之帅，包含气能生血、气能行血、气能摄血三个方面。

1. 气能生血 气血同根同源，均来自于先天之肾精合脾胃承纳之水谷精微之运化；

气血相依相存，可互相转化，保持着相对平衡。气能生血，一方面是指气血同根可相互转化；另一方面主要是指血液的化生离不开气作为动力。血液的化生以营气、津液和肾精作为物质基础，在这些物质本身的生成以及转化为血液的过程中，每一个环节都离不开相应脏腑之气的推动和激发作用，这是血液生成的动力。气能生血还包含了营气在血液生成中的作用，营气与津液入脉化血，使血量充足。因此，气的充盛则化生血液的功能增强，血液充足；气的虚亏则化生血液的功能减弱，易于导致血虚的病变。临床上治疗血虚的病变，常常以补气药配合补血药使用，取得较好疗效，即是源于气能生血的理论。

2. 气能行血　是指血液的运行离不开气的推动作用。血液的运行有赖于心气、肺气的推动及肝气的疏泄调达，《血证论·阴阳水火气血论》说："运血者，即是气。"因此，气的充盛，气机调畅，则推血以行，血液的正常运行得以保证。反之，气的亏少则无力推动血行，或气机郁滞，经络不通，不能推动血行，则产生血瘀等病变。再者，气的运行发生逆乱，升降出入失常，也会影响血液的正常运行，出现血液妄行等病变，如气逆者血随气升、气陷者血随气下等等。所以临床上在治疗血液运行失常时，常常配合补气、行气、降气、升提的药物，即是气能行血理论的实际应用。

3. 气能摄血　是指血液能正常循行于脉中离不开气的固摄作用。气能摄血主要体现在脾气统血的生理功能之中。脾气充足，发挥统摄作用使血行脉中而不至于逸出脉外，从而保证了血液的正常运行及其濡养功能的发挥。如若脾气虚弱，失去统摄，往往导致各种出血病变，临床上称为"气不摄血"或"脾不统血"。因而治疗这些出血病变时，必须用健脾补气的方法，益气以摄血。临床中发生大出血的危重症候时，用大剂补气药物以摄血，也是这一理论的应用。

气能生血、行血和摄血的三个方面体现了气对于血的统率作用，故概括地称之为"气为血之帅"。

二、血为气之母

血为气之母，包含血能养气和血能载气两个方面。

1. 血能养气　血能养气化气，一方面指气血同根可相互转化；另一方面指气的充盛及其功能发挥离不开血液的濡养。在人体各个部位中，血不断地为气的生成和功能活动提供营养和能量，故血足则气旺。人体脏腑、肢节、九窍等任何部位，一旦失去血的供养，这些部位即可出现气虚衰少或气的功能丧失的病变。血虚的病人往往兼有气虚的表现，其道理即在于此。

2. 血能载气　是指气存在于血中，依附于血而不致散失，赖血之运载而运行全身。《血证论·吐血》说："血为气之守。"《张氏医通·诸血门》说："气不得血，则散而无统。"说明气依附于血而得以存在体内，并以血为载体运行全身。因此，血液虚少的病人，也就会出现气虚病变。而大失血的病人，气亦随之发生大量地丧失，往往导致气的涣散不收，漂浮无根，是谓气脱，称为"气随血脱"。

血能养气与血能载气，体现了血对于气的基础作用，故概括地称之为"血为气之母"。总之，血属阴，气属阳。气血阴阳之间协调平衡，生命活动得以正常运行。反之，"血气不和，百病乃变化而生。"（《素问·调经论》）因此，平乐正骨认为，调整气血之间的关系，使其恢复协调平衡的状态是治疗疾病的常用法则之一，尤其是伤科辨证治病之纲。

第四节　气血在伤科中的意义

气血学说贯穿在中医全部学术体系之中，与骨伤科关系更为密切。伤科的病因、病机、辨证治疗无不与气血有关。轻的损伤如闪伤、捩伤、牵拉伤，多以伤气为主。气无形，气伤则作痛。较重的损伤如碰撞、跌仆、打击伤等多以伤血为主。血有形，形伤则作肿，严重的复合伤、开放伤，则多为气血俱伤或亡血过多。气血俱伤则肿痛并见，亡血过多则气随血脱而出现危症。从病机来说，伤气则气滞，气滞能使血瘀。伤血则血瘀，血瘀能阻滞气行。伤气能及血，伤血又能及气，只是先后和轻重不同而已，严重的气血损伤还会影响到脏腑和经络乃至皮肉筋骨。

人是一个有机的整体，气血周流于全身而无处不到，凡创伤必伤及气血，气血伤或瘀积局部，或阻塞经络，或留滞脏腑，都会引起一系列的局部病变和全身病变。临床根据病因、病机、部位、性质，以及全身与局部的症状表现，应用气血理论辨别是伤气或是伤血，是气血俱伤或为亡血过多。辨证明确，继而确定治疗，或以治气为主，或以治血为主，或气血兼治。治则确立，就可以选择有效方药而达病所。平乐正骨在骨伤科疾病治疗中调治气血的思想介绍如下。

一、调治气血的依据及内涵

调治气血的基本内涵是：人体是一个有机整体，局部肢体的损伤可引起脏腑功能紊乱，气血运行失常。气和血是人身至宝，是人的生命关键，人的生、长、病、老无不根于气血。气是人体生命活动的动力，因此气宜补不能泄；血在脉管中环周运行不息，为全身各脏腑器官提供营养，因此血宜行不能滞。气和血在生理上互根互用，在病理上相互影响，在治疗上调治气血则相得益彰，乃为治本之法。同时由于骨伤科疾病引起的气血失调临床比较多见，大凡分虚证、实证和虚实夹杂证三大类。一般认为虚证系损伤失血过多，阴不维阳而致。损伤后虚证以气亏血虚为本，原因有三：其一是失血过多，气血亏损；其二是病久致痹，新血不生；其三是肝郁脾虚，血气无源。实证则为创伤早期引起的气滞血瘀。虚实夹杂证既可在新病发生，也可由久病演化而来。治疗时应遵循辨证施治的原则，根据不同病因病机，以理气、益气、养血、活血、解郁、滋阴、通痹为基本治法，补而不留邪，攻而不伤正，攻补兼施，最终达到邪去正安的治疗目的。

二、创伤诸证专从气血论治

治伤专从气血论治，破、和、补三期用药各异，即骨伤早期气血瘀滞，用药以破为主，祛瘀生新，亡血者补而兼行；中期气血不和经络不通，用药以和为主，活血接骨；后期久病体虚，用药以补为主，益气养血，滋补肝肾，壮筋骨，利关节。

初期用药瘀则当破，亡血补而兼行，因气血互根，血药中必于加气药才能加速病愈。"肝主血，败血必归于肝"，肝受损，轻则连及脾胃传化之道，重则连及心肺，干扰上焦清静之腑，在活血祛瘀的同时加上疏肝理气之品，必然收到事半功倍之效。

中期气血不和，经络不通。患者经初期活血祛瘀治疗，但瘀血尚有残余，气血未完全恢复，伤肢肿痛，减而未尽，若继用攻破之药则恐伤及正气，故药当以和解为主，兼消肿止痛，治宜调和气血，接骨续筋，消肿止痛。

后期因损伤日久，长期卧床，加之不同的固定限制肢体活动，故正气亏虚，营卫不和，气血运行不利，血络之中再生瘀滞，虚中有滞易感受内外因而并病。治宜和营卫，补气血，健脾固肾，通利关节为主。若只活解气血，通利关节，关节虽通，但气血不足而必复滞，或只重补气血则愈补愈滞，故应通中兼补，辨证而治，方能取得好的疗效。运化气血，使营卫调和，气血旺盛，经络通畅，骨愈筋续，病自愈。

三、气贵旺，血贵运。治气以补为要，治血以活为旨

平乐正骨认为"气病多虚，血病多瘀"。气是人体生命活动的动力，应该以充足旺盛为佳，同时由于气的推动、温煦、防御、固摄、气化等生理功能的特点耗损较大，病理上易出现不足的状态，所以在治疗上以补其不足为要旨。当然也不排除诸如行气、降气、调气疏肝等治疗方法。强调血液循经运行不息，环流全身，周而复始，为全身各脏腑组织器官提供必需的营养，以维持人体的正常生理功能，一刻也不能停滞，贵在活动流畅。同时，根据血病多瘀的病理见解，认为"血以活为贵"，在临床上注重辨析血液的流畅或瘀滞情况，推崇"久病入络""怪病必有瘀"等学术观点，以及王清任活血化瘀的理论和经验。当然在临床上也不排除诸如补血、止血、破血、凉血等治血方法及其联合运用。强调出血证、血瘀证亦须注意活血化瘀，活血化瘀药对出血证和血虚证并无矛盾，兼有血瘀者佐以活血化瘀治疗有促进止血或生血的作用。前人亦有"瘀血不祛新血不生"以及"去瘀为治血大法"等经验之谈。疑难病证，多病程缠绵，经久难愈，临床表现多隐晦复杂，多由创伤后夹风寒湿痹阻，或痰瘀互阻，或瘀久痹阻波及肝脾、气血亏损波及肝肾等诸因素导致机体及多脏器发病所致，常称之为

"久病""怪病"。我们认为，此等疑难杂病多由气血瘀滞所致。如《素问·缪刺论》谓："邪……入舍于孙络，留而不去，闭塞不通……流溢于大络，而生奇病也。"叶天士亦云："大凡经主气，络主血，久病必瘀。"主张以调理气血为要，顾护脏腑为重。血瘀与气虚的关系最为密切，因为气为血帅，气虚则无力推动和统摄血液循经运行而最易导致血瘀。在临床上即便是气滞血瘀证也可在行气活血的同时加入适当的补气药。气为血之帅，血为气之母，二者同治相得益彰，往往可获奇效。根据其病证性质或益气活血化瘀，或行气活血化瘀，或调气疏肝化瘀，或养血补肾为法，或益气血补肝肾，或益气豁痰通络，或行气血祛邪痹。

四、调理气血与整体辨证的关系

整体辨证是中医的理论核心，也是治疗伤科疾病和骨科杂症的核心所在。人是一个有机的整体，组成人体的皮肉、筋骨、脏腑、经络、气血及各种组织器官，在结构上互为一体不可分割，在功能上相互依赖，互相协调，相互为用，相互制约。在正常情况下，由经络沟通、气血输布、阴阳五行调节制约，使整个机体具有统一性和完整性。同时人类又与地球一起运转，与周围环境、宇宙空间有着千丝万缕的联系，自然界既是人类赖以生存的条件，但也是疾病发生的外在因素与条件，所以人和自然的关系是对立统一的辩证关系。在伤科与杂症治疗上，认为"人是一个小天地，牵一发而动全身，局部损伤会出现全身症状"，强调整体观念的重要性。也就是人体无论受到何种原因、何种形式的损伤，都会使气血紊乱，经络受阻，脏腑功能受到影响，出现局部与全身症状，导致阴阳气血失衡，从而使人体这个整体处于"不平衡状态"，强调调理气血必须辨证。经云"两虚相得，乃客其形""喜怒不节则伤脏"，在临床上只有通过辨证才能将气血病变落实到"形""脏"的实处，如是才谈得上遣方用药，才能一举中的，否则就是纸上谈兵，无的放矢。

对气血辨证要重视整体观念。气血是人身至宝，为五脏六腑功能活动的物质基础，又是五脏六腑气化的产物。气血的变化无不和五脏六腑的功能活动、病理变化息息相关，相互影响。气和血的生成有赖于脾、胃、肺、肾等脏腑生理功能的综合作用。血的正常循行靠心脏的搏动、肺的宣发、肝的疏泄和调节、脾的统摄，气的升降出入便是脏腑生理活动的体现。因此强调骨伤科疾病在气血论治的基础上，必须以五脏为中心整体出发来认识和治疗。因此，诊断治疗也必须从整体出发，多予考虑，审症求因，辨证施治，使阴阳平衡，机体恢复到正常功能状态。例如气虚可导致血虚、血瘀、出血，气滞可导致血瘀，气实（气盛）亦可致出血或血瘀；血虚可导致气衰，血脱可造致气脱等。在临床时，要注重熔气血辨证与整体辨证于一炉，以增强气血辨证的整体性和灵活性。根据其病证性质或活血化瘀，或益气清热，或疏肝解郁，或养血补肾，或化瘀养阴，或行气豁痰通络，或补气活血祛痹。

第五章　精津液学说

一、精、津液来源及其功用

1. 精　是构成人体和维持人体生命活动的基本物质，泛指人体内由气而化生的精微物质，其中包括生殖之精（先天之精）和水谷之精（后天之精），先天之精不断得到水谷之精的滋生和补充，二者密藏于肾。肾藏精，精生髓。一方面，髓通于脑，充髓海，养元神，司理生命活动；另一方面，髓充养于骨，并促其生长发育。肾精骨髓又是血液生化之源。"精血同源"，两者相互滋生，精足血亦旺，髓充血不亏。

2. 津液　是人体内一切正常水液的总称，也是构成人体和维持生命活动的基本物质。津液的生成主要来源于水谷之精气，其输布和排泄要依靠脏腑的气化功能，津液的盈亏直接影响着人体的平衡。津液在不同的组织内有着不同的功能，在经脉以内的成为血液的组成部分；在经脉以外的遍布于组织之间，或充盈空窍，滑利关节，或润泽皮肤、肌肉、筋膜，或濡养脑髓、骨髓与脏腑，或荡涤、携带人体代谢产生的废物或侵淫机体的邪气排出体外，即大便、小便或汗液，驱邪外出，使机体康健。

二、精、津液与气血的关系

精、津液、气血均是维持人体生命活动的基本物质，精、血、津液皆由气化生，其生成、输布与排泄均离不开气。气为阳，具有温煦推动作用，行而不宜滞；精、血、津液为阴，具有滋养濡润作用，静藏而不宜泄。精、津液、气血的存在都离不开"后天水谷之气"的滋生与补充，所以有"气血同源""精血同源""津血同源"之说。脏腑得濡、肾精充足、脾胃健运是精、津液、气血化生的基础条件。津液在经脉以内的是血液的组成部分，气可随血脱，亦可随液脱，津液充足则能保持血液充盈，津液不足则表现为气血亏虚。总之，它们既是脏腑功能活动的物质基础，又是脏腑彼此功能活动的结果；既有各自独立的功能特点，又相互依存，相互制约，相互转化，以适应人体正常生理功能所必需。

三、精、津液在伤科上的意义

精、津液和气血同出一源，因此精、津液同伤科的关系类似气血。创伤无论闭合伤还是开放伤都要伤及血脉，血脉损伤，离经之血或瘀积体内，或流失体外，都会使总血量减少，总血量减少也就导致精、津液的亏损。此外，创伤后血瘀化热，热灼伤津；或开放伤口，手术切口感染化脓，脓水从深部流出，久治不愈；或伤口虽浅，但面积较大，感染的脓水涔涔外渗等，都是津液丢失的原因，都需要酌情予以补充。至于精、津亏损导致骨折长期不愈合，原因多为脾胃运化失司，胃纳不振，病程日久而使肝肾虚亏之故，法用滋补肝肾，佐以益气健脾方可奏效。

第六章　藏象经络学说

　　"藏象"一词首见于《素问·六节藏象论》。该篇以"藏象"为篇名，不但讨论了脏腑的功能，以及以五脏为中心的机体内环境的整体性，还用阴阳四时的观点，揭示了脏腑与自然界之间的密切关系。

　　"藏象"二字在中医学中的内涵相当丰富。"藏"，一读 zàng，通"脏"字，指人体的内脏，如五脏六腑、奇恒之腑等；一读 cáng，隐藏、贮藏之意，指人体脏腑隐藏于躯壳之内，而且要收纳或贮藏一定的物质。如五脏位于体内，有贮藏精气的功能。"象"，有三种含义：一为形象，指内脏的解剖形态。如"心象尖圆，形如莲蕊"等；一为征象，指内脏的生理功能、病理变化反映于外的现象，如心主血脉的生理、病理可以反映于面色、心跳、脉搏等方面；三为比象，指内脏的某些生理功能可以和自然界的现象相比拟，这是中医思维方法在藏象学说中的体现。如把肝的疏泄、主升发条达特性与春阳上升、发育万物、吐故纳新的春天相比拟等。张景岳在《类经》中说："象，形象也。藏居于内，形见于外，故曰藏象。"高度概括了"藏象"一词的含义。综上所述，可以看出"藏象"是一个关于脏腑位置形态、生理功能、病理变化以及脏腑之间相互联系，脏腑与外在环境统一的一个综合性的概念。

　　藏象学说，就是通过对人体生理、病理现象的观察，用中医的思维方法，研究推论内脏的形态部位、生理功能、病理变化以及脏腑之间、脏腑与外在环境之间密切关系的学说。它是中医理论体系的中心环节之一，对于阐明人体生命活动本质、探讨病理变化规律、指导临床实践，有着极其重要的意义。平乐正骨在理、法、方、药等知识体系的构建过程中，我们也可以看到其中与藏象学说各个内容息息相关的部分，从这一角度可以说，藏象理论支撑了平乐正骨理论体系的形成及知识体系的构建。

　　藏象学说的形成，主要关系到三个方面：

　　一是古代初步的解剖知识。古人通过对人体的解剖和直接观察，在形态学方面为藏象理论奠定了一定的基础，但由于历史条件限制，没有得到很好的发展，有一定的局限性。

　　二是长期对人体生理病理现象的观察。例如观察到当有人出现腰膝酸软、腰疼身痛等症状时，通过补益肾气可使得这些症状减轻或消除，起到了强筋健骨的作用，从而得出"肾为作强之官，伎巧出焉"及"肾主骨"等结论。

三是大量临床实践的检验和反证。例如许多筋伤疾病，从肝着手治疗而获愈，久而久之，就得出了"肝主筋"的理论。可见藏象学说虽以一定的解剖知识为基础，但更主要的是通过对活着机体的外部生理病理征象的观察和医疗经验的总结反证，在阴阳五行学说指导下，采用"从外测内"的方法，推导脏腑活动规律，逐步上升为系统理论，形成了中医特有的藏象学说。

第一节　以"五脏"为中心的藏象学说

藏象学说，以脏腑为基础。脏腑是内脏的总称，依据形态结构及生理功能特点分为脏、腑、奇恒之腑三大类。

脏，指五脏，即心、肺、脾、肝、肾，都是胸腹腔中内部组织比较充实的实体性脏器，功能上虽各有专司，但共同担负着"藏精气"的任务，都有化生和贮藏精、气、血、津液等精微物质的功能。所以《素问·五脏别论》说："五脏者，藏精气而不泻也，故满而不能实。"这里的"满"是对精气而言，"实"是对水谷而言。"满而不能实"指出了五脏只可充满精气，而不能使任何水谷浊物充实其中的生理特点。由于五脏所藏的精气是人体赖以生存的物质基础，宜固藏而不宜耗泄，故云"藏而不泻"。

腑，指六腑，即胆、胃、小肠、大肠、膀胱、三焦。它们都是胸腹腔中内部组织中空的囊状或管腔状脏器。功能上亦各有专司，但共同承担着"传化物"的任务，具有主管水谷食物的受纳腐熟、传导变化以及排泄糟粕的功能。所以《素问·五脏别论》说："六腑者，传化物而不藏，实而不能满。"指出六腑容纳和转输水谷浊物而不能满藏精气的生理特点。由于六腑中的水谷食物不能久留体内，必须消化吸收为水谷精气传输给五脏，并把糟粕通过传化排出体外，故云"泻而不藏"。

奇恒之腑，即脑、髓、骨、脉、胆、女子胞。奇，异也；恒，常也。它们都是机体内形态中空似腑、功能藏阴精似脏的异于常态的腑。虽然形态与腑相似，但相对密闭，又不与水谷直接接触，功能上主藏阴精，"藏而不泻"，与六腑同中有异，故称奇恒之腑。奇恒之腑与五脏关系密切，中医理论多将它们隶属于五脏，如肾主骨生髓通脑、心主脉等。

脏与腑的这些区别，不仅说明它们在生理功能上的特点，而且也具有指导临床实践的意义。如"脏病多虚""腑病多实""六腑以通为用"，奇恒之腑的病多从五脏辨证论治等等。

藏象学说有其一定特点，主要表现在以五脏为中心的整体观。五脏是化生精、气、血、津液等生命活动所需的精微物质的场所，亦是人体进行各种重要生命活动的主要器官。五脏的生理功能，在外与自然界息息相通，在内不但与六腑及形体诸窍有特定联系，且主持人的精神情志活动，形成以心、肺、肝、脾、肾为主的五大系统。如心系统可统括心、小肠、血脉、舌等，肺系统可统括肺、大肠、皮、鼻、毛等，脾系统可统括脾、胃、肉、口、唇等，肝系统可统括肝、胆、筋、目、爪等，肾系统可统括肾、膀胱、骨髓、耳、发等等。它们之间既相互依存，又相互制约，通过五脏生理功能之间的平衡协调，联系体内外，维持机体内环境相对恒定，是保证生命活动协调统一、生生不息的重要环节。《正体类要》曰："肢体损于外，则气血伤于内，营卫有所不贯，脏腑由之不和。"明确指出了外伤与内损、局部与整体相互作用、相互影响的关系。而平乐正骨理论强调人体是一个小天地，是一个以五脏系统为核心，通过经络、血脉联系起来的有机整体；气、血、精、津液是构成人体的基本营养物质，神是人体生命活动的总称。平乐正骨理论十分重视人体本身的统一性、完整性，认为"伤一发而动全身"，局部病变会引起五脏六腑、气血经络等整体病理反应；强调构成人体的各个组成部分之间，在结构上不可分割，在功能上相互协调、相互为用，在病理上相互影响。

另外，藏象学说的特点还表现在中医的脏腑主要以功能为单位，它不单是一个解剖学的概念，更重要的是概括人体某一系统的生理和病理学的概念。如中医的心有主血脉的功能，这和现代解剖生理学的心相一致，但它又有主神志的功能，这就超越了现代解剖生理学上心的功能范畴，而与大脑的功能有关。所以，尽管中西医脏器名称有许多相同之处，但也不能将中医的脏腑与现代解剖生理学的同名脏器等同看待。

一、心系统

心与小肠、脉、面、舌等构成心系统，心在五行中属火，与小肠相表里，其华在面，在体合脉，开窍于舌。心为脏腑之大主，生命之主宰，故有"君主之官"之称。心的生理功能包括心主血脉、心主神志两个方面。

（一）心主血脉

包括主血和主脉两个方面，具有推动血液在脉管中运行的作用。

心主血脉的生理功能有两方面：①行血，即推动血液在脉管中运行，以输送营养物质至全身，充养脏腑经络、四肢百骸并维持其正常生理功能；②生血，使血液不断地得到补充。胃与小肠受盛化物、泌别清浊，加之脾运化生成水谷精微，并升清、散精上输于肺，合于宗营注入心脉之中，经心赤化而成为血液。

心主血脉功能正常，气血运行通畅，脏腑机能正常，脉象和缓有力、有节律，面色红润有光泽；如果功能亢进，即表现为血管扩张，面色潮红，脉象洪大，精神亢奋；如果功能不足，即表现为血管收缩，胸闷，心悸，面色无华，灰暗，口唇青紫，脉象细弱无力，精神萎靡。

（二）心主神志

心藏神，主神明。①心藏神，主"任物"，主宰全身生命活动。即机体接受外界事物的刺激与信息，汇总于心，做出判断与处理，故心是人体生命活动的主宰。②主神明。心是藏神之所，是神志活动的发源地，主宰人的精神、意识、思维活动等。心为五脏六腑之大主，在脏腑中居于中心地位。心主神明生理功能正常，则精神振奋，神志清晰，思维敏捷，对外界信息反应灵敏而正常。如果功能亢进，即表现为失眠多梦，烦躁，神志不宁；如果功能不足，即表现为精神萎靡，反应迟钝，抑郁，心悸怔忡。

二、肺系统

肺与大肠、皮毛、鼻等构成肺系统。肺在五行中属金，与大肠相表里，在体合皮，其华在毛，开窍于鼻。肺主气司呼吸，助心行血，通调水道，主治节，故有"相傅之官"之称。肺的生理功能包括：

（一）肺主气、司呼吸

所谓主气，指主呼吸之气（司呼吸）和主一身之气的总称。

1. 肺主呼吸之气（司呼吸）　肺通过主导呼吸运动，吸入自然界的清气，呼出体内代谢的浊气，进行体内外气体交换，吐故纳新，而实现"司呼吸"之功能；肺的呼吸运动均匀调和，是维持机体内精、气、血、津液等生命物质的输布、代谢和其正常生理功能的前提和条件，是机体生命活动的重要保障。

2. 肺主一身之气　即肺通过呼吸参与气的生成和气机的调节，主持、调节全身各个脏腑经络之气的作用。①主导宗气的生成。肺吸入的自然界的清气和脾胃所化生的水谷精气在肺内有机结合而成宗气，贯心脉行布血气于全身，充养脏腑经络、四肢百骸并维持其正常生理功能。②调节全身气机。气机即气的运动变化，以升降出入为基本形式。肺通过有节律的呼吸运动，而带动全身气的升降出入运动，对全身气机起着重要的调节作用。换言之，肺司呼吸功能正常则其主一身之气的功能正常，全身各脏腑经络气血旺盛而各司其职。

（二）肺朝百脉，助心行血

肺朝百脉是指全身的血液都通过经脉而聚汇于肺，通过肺的呼吸，进行气体的交换，然后输布到全身。助心行血是指全身的血和脉均统属于心，而血液的运行又依赖于肺气的输布与调节。

（三）肺主宣发肃降，通调水道（主行水），为水之上源

宣发，即宣通发散之意，肃降，即清肃下降之意。①肺主宣发，不但将脾所转输的水谷精微和津液布散到全身，外达于皮毛，而且主司腠理的开合，调节汗液的排泄；②肺气肃降，不但将吸入的清气下纳于肾，而且也将体内的水液不断地向下输送，维持水道通畅。

（四）肺主治节

是指肺辅助心脏治理和调节全身气、血、津液及各脏腑组织生理功能活动的作用。心为君主，肺为相辅，所以肺为"相傅之官"。肺主治节的作用体现在四个方面：①司呼吸；②调节气机；③助心行血；④调节水液的代谢。

三、脾系统

脾与胃、肉、唇、口等构成脾系统，脾在五行中属土，与胃相表里，在体合肉，开窍于口，其华在唇。脾主运化，统血，升清，输布水谷精微，为气血生化之源，人体出生后，各脏腑组织器官皆依赖脾所化生的水谷精微以濡养，故称脾为"后天之本"。脾的生理功能包括：

（一）脾主运化

运，即转运，输送；化，即消化、吸收。脾主运化是指脾具有将水谷化为精微，并将精微物质吸收转输至全身各脏腑组织的作用。脾的运化功能主要依赖于脾气的气化和升清以及脾阳的温煦作用。脾主运化包括运化水谷和运化水液两个方面。

1. 运化水谷　水谷泛指各种饮食物。运化水谷是指脾对饮食物的消化吸收和对水谷精微的转输作用。运化水谷分为两方面：①通过脾气的气化和脾阳的温煦作用使水谷化为精微，这过程称为"化"；②将水谷精微吸收并向全身转输疏布，这一过程称为"运"。

2. 运化水液　又称运化水湿，是指脾对水液代谢的调节作用，脾通过对水液的吸收，转输作用，与肺、肾、三焦、膀胱、大肠等脏腑共同调节和维持人体水液代谢的平衡。

（二）脾主生血、统血

脾主生血，指脾具有生血的功能；脾主统血，指脾具有统摄血液，控制其在脉内运行而防止逸于脉外的作用。

1. 脾主生血　脾为后天之本，气血生化之源。脾运化的水谷精微是生成血液的主要物质基础。若脾失健运即出头晕眼花，面色苍白或萎黄，唇、舌、爪甲淡白无华等血虚征象。

2. 脾主统血　通过脾气的统率、固摄作用而实现，使血液正常在脉内循行而不会逸于脉外发生出血现象。脾不统血会出现皮下出血、吐血、便血、尿血、崩漏等，尤以下部出血多见。

（三）脾主升清

升，即上升和升举之意，清指轻清的精微物质。升清有两个方面的基本含义：一是指脾具有将其运化和吸收的水谷精微等营养物质向上输送至心、肺，通过心肺的气化作用化生气血，以营养全身；二是指通过脾气的升举作用维持人体内脏位置相对恒定的作用（防止内脏下垂，比如胃、子宫等）。

（四）脾主肌肉四肢

脾主肌肉四肢与其运化功能有关。脾气旺盛，饮食有加，气血充盈，营养充足，则四肢肌肉坚实，丰满有力，不容易受伤，即使遭受跌打损伤，也容易痊愈；若脾气虚弱，饮食不振，营养缺乏，肌肉瘦削，四肢无力，不但容易损伤，而且伤后恢复缓慢。

四、肝系统

肝与胆、目、筋、爪等构成肝系统。肝为刚脏，在五行中属木，与胆相表里，开窍于目，在体主筋，其华在爪。肝主疏泄，藏血，喜条达而恶抑郁，体阴而用阳，故有"将军之官"之称。肝的主要生理功能：一是主疏泄，调节情志，调畅全身气机，促进气、血、水的运行；二是主藏血，指肝具有贮藏血液和调节血量的生理功能，故有"肝为血海"之称。

（一）肝主疏泄

疏，即疏通；泄：即发泄，升发。是指肝具有维持全身气机疏通畅达，通而不滞，散而不郁的作用。

1.调节精神情志　情志即思想、情感、志趣、理想，包括喜、怒、忧、思、悲、恐、惊七情。肝气升发不足，疏泄不及出现抑郁寡欢，多愁善感。肝气升发过亢，疏泄太过，出现肝气上逆，烦躁易怒，面红耳赤，头胀头痛等。

2.促进消化吸收　通过协调脾胃的气机升降和调节胆汁的分泌排泄来实现，从而使气血生化源源不断。

3.维持气血运行　肝的疏泄功能直接影响气机调畅。只有气机调畅，才能充分发挥心主血脉，肺助心行血，脾统血和肝藏血、调节血量的作用，才能保证气血的正常运行，以濡养脏腑经络、四肢百骸。

4.调节水液代谢　肝主疏泄，通过调畅三焦气机，促进肺、脾、肾三脏调节水液代谢的功能，即通过促进脾之运化水湿、肺之布散水津、肾之蒸化水液，以调节水液代谢。

5.调节生殖功能　通过调理冲任二脉和精室来实现。肝失疏泄可致冲任二脉失调，气血不和，从而引发月经、带下、胎产之疾，性功能异常和不孕等。精室为男子藏精之所，肝的疏泄不利可见性欲低下、阳痿、精少、不育等；疏泄太过，可见性欲亢奋，阳强，遗精等。

（二）肝藏血

肝藏血是指肝具有贮藏血液，防止出血和调节血量的作用。肝藏血、调节血量对女子的月经和胎产起重要的作用。肝藏血功能失常，主要表现在两个方面：

1.藏血不足，阴不制阳，则肝阳上亢，可见急躁易怒、眩晕耳鸣、两目干涩昏花、肢体麻木、经量少、闭经、不孕等。

2.藏血失职，即肝不藏血，可见吐血、衄血、妇女月经过多，甚则崩漏等各种出血症状。

（三）肝主筋

筋包括筋络、筋膜、筋腱、经筋等，相当于韧带、肌腱、关节囊等。《灵枢》有"筋为刚"之说，言其坚韧、刚强、有力。《素问·五脏生成论》说："诸筋者，皆属于节。"说明人体的筋都附着在骨与关节周围，从而也说明了筋的主要功能就是："连属关节，络缀形体。"并主持人体四肢躯干作俯仰、屈伸、旋转等各种活动。然而筋的功能需要不断得到气血津液的濡养，《素问·经脉别论》说："食气入胃，散精于肝，淫气于筋。"说明肝与筋的关系密切。

五、肾系统

肾与膀胱、骨、髓、脑、发、耳等构成肾系统。肾在五行中属水，与膀胱相表里，在体主骨，生髓，通脑，其华在发，开窍于耳及二阴，肾主藏精，主水液，主纳气。肾所藏先天之精，为人体脏腑阴阳之本，生命之源，故肾为"先天之本"。肾的主要生理功能：

（一）肾藏精，主生长发育与生殖

精分为先天之精和后天之精。

1.先天之精　肾本脏之精，是禀受于父母、与生俱来的构成人体的原始生命物质。出生之后，得到"后天之精"的不断充养，成为人体生育繁殖的基本物质，故也称为"生殖之精"。先天之精的盛衰决定着子代的禀赋，对子代的体质具有重要的影响。

2.后天之精　是由脾胃化生并灌溉五脏六腑的水谷之精，是维持人体生命活动，促进机体生长发育的基本物质。补充并与先天之精合藏于肾脏，具有促进机体的生长、发育和生殖，参与血液生成和提高机体抗病能力的生理作用。

（二）肾主水液

水液亦称津液，是体内正常液体的总称。

人体水液代谢的调节，与肺、脾、肝、肾等多个脏腑有关，但起主导作用的是肾，主要是通过肾的气化作用来实现的。肾主持和调节水液代谢的作用，即肾的气化作用，包括两个方面：①将饮食物中具有濡润滋养作用的津液吸收并输布周身；②将各脏腑组织代谢利用后的浊液排出体外。

（三）肾主纳气

肾主纳气，是指肾具有摄纳肺所吸入之清气而调节呼吸的功能，防止呼吸表浅，保证体内外气体的正常交换的作用。呼吸出入的气，虽主在肺，但根在肾。即由肺吸入的清气必须下达到肾，由肾来摄纳之，这样才能保持呼吸运动的平稳和深沉，从而保证体内外气体得以正常交换，故有"肺为气之主，肾为气之根"之称。

肾气足则肺气充。肾气亏损不能助肺吸气，患者就会产生呼多吸少，呼吸表浅，吸气不能下达丹田的感觉。无论是肾气虚衰，摄纳无权，气浮于上，还是肺气久虚，久病及肾，都会导致肾的纳气功能失常，出现呼吸表浅，或呼多吸少，动则气喘等病理表现，称为"肾不纳气"。

（四）肾主骨、生髓

肾藏精，精生髓。一方面，髓通于脑，充髓海，养元神，司理生命活动；另一方面，髓充于骨，藏于骨腔之中，髓养骨，并促其生长发育。因此，肾、精、髓、脑、骨组成一个系统，在运动功能及协调司理方面起着重要作用。肾精充足，骨髓化生有源，骨质得养，则骨质致密，坚固有力。如肾精亏虚，骨髓化生无源，骨骼失其滋养，则骨不任力。

六、五脏之间的关系

人体的生理活动以五脏为中心，五脏之间存在着密切的联系，这种联系可以表现为一脏与另一个脏的联系，也可以表现为一脏与多个脏的联系，古人多用五行生克乘侮规律加以阐释，但随着藏象学说的发展，有许多内容早已超越了五行学说的范畴，更注重从各脏生理病理之间的联系，来分析脏与脏之间的关系。

（一）心与肺

心肺同居上焦。心主血脉、行血；肺主气、司呼吸而朝百脉。心和肺之间的关系，主要体现在心主血脉和肺主气两个重要功能的联系上。实际上，也是指心搏血行和呼吸运动的联系上。

肺主宣发肃降、司呼吸、朝百脉，具有促进心血运行的作用，是保证心血正常运行的必要条件，符合"气帅血行"的规律。反之，心主推动血液正常运行，能维持肺司呼吸功能的正常进行，这也符合"血以载气"的规律。故《难经》有"呼出心与肺"之说，而气血平衡理论是平乐正骨理论体系的核心。平乐正骨理论认为气血是人体生命活动之总纲，也是伤科病机之总纲。气血平衡理论作为平乐正骨理论体系中重要的理论基础，其来源根于五脏，心肺有着重要作用。

联结心主血脉和肺司呼吸之间的中心环节是积于胸中之"宗气"，因为宗气具有"贯心脉、行呼吸"的功能。通过宗气的"贯心脉"，控制着心脏搏动力的强弱、心率的迟速、心律的齐与不齐等；也由于宗气的"行呼吸"，控制着肺气的宣发肃降，呼吸的深浅、节律和频率，从而强化了血液与呼吸之间的协调平衡。因此，无论是心或肺的一方发生病变，必然通过宗气而影响及对方的生理功能。

心和肺在病理方面的主要影响有：肺气不足，可影响及宗气，而致心主血脉功能失常，导致血行无力，甚至血瘀；肺气闭塞也可导致心血瘀阻，而致胸闷、心率改变等症。反之，心主血脉功能异常也可导致肺气郁滞、肺失宣肃和肺气上逆，而致咳喘气促等症。

（二）心与脾

心主血脉、藏神；脾主运化，为气血生化之源，又主统血之功。心与脾的关系主要表现于血液生成、运行方面的协同作用。

全身之血，皆来源于脾胃运化而生成的水谷精微，只有在脾胃健运，血的化源旺盛，血液才能充盈，而心有所主。反之，心主血脉，血行周身以养脾；心藏神，为"五脏六腑之大主"，可以调节脾的运化功能，即所谓"神旺则脾运健"。心主神志功能失常，亦必然影响脾胃的运化功能，而致脾失健运，脾胃虚弱。

心主血脉和脾统血，二者在血液运行方面又是相辅相成的。心主血脉，推动血行以利脾的统摄；而脾统血，固摄血液于脉中，有利于心主血脉功能的健全。脾不统血，必然导致心主血脉功能异常。因此，脾作为"后天之本"与心主血相辅相成，构成人体气血生化的重要物质保障，只有气血化生源远流长，脏腑经络、四肢百骸才得以濡养而健康。平乐正骨"气血平衡理论"重于心肺而依于肝肾脾。

心和脾在病理方面的主要影响有：脾虚失运，气血生化无源，或脾不统血，血液妄行，可致心血不足、心神不安。反之，心血不足，心主神志功能异常，亦可导致脾失健运，而影响气血生化，故临床上常见面色少华、心悸、失眠多梦、食少、腹胀便溏等心脾两虚的病证。

（三）心与肝

心主血脉、藏神，肝主疏泄、藏血。心和肝的关系主要体现于血液运行和神志活动方面。

心主血脉，心气推动血行功能正常，则肝有所藏，而肝藏血，贮藏一定血量，防止出血，并调节血量，亦为心主血脉功能的正常发挥提供了条件。同时，肝主疏泄，调畅气机，亦有助于心气的行血功能。此外，心主神志与肝主疏泄，在调畅情志方面亦密切相关。人的精神情志活动，虽由心主宰，但亦有赖于肝之疏泄，调畅气机和调畅情志的作用；相反，肝的正常疏泄，亦有赖于心主神志的统御调节。两脏相互依存，相互为用，共同维持血行、血量及神志活动的正常。肝血旺、心血盈，则筋骨得养而健。

心和肝在病理上亦常相互影响。如在血虚时，肝藏血不足，心失所养；或心血不足，血脉空虚，肝无所藏。可见面、舌、唇、甲淡白，头目眩晕，心悸失眠多梦等心肝血虚的病证。在血瘀时，心和肝的血瘀亦常同时存在；在出血时，亦多见心肝火旺，心不主血，肝不藏血，而致血热妄行的吐血、咯血等症。又由于心和肝两脏在神志活动方面的联系，故在不良的精神情志刺激时，肝气郁结，气郁化火，上犯心神；或心神活动异常，心火亢盛，引动肝火，易导致心肝火旺，而见面红目赤、头痛、心烦易怒，甚则狂乱等症；亦可进一步耗伤心肝之阴，而致阴虚火旺，出现气火上逆、肝失主筋、血不养筋等临床现象。

（四）心与肾

心与肾之间的关系，主要表现于心阳心阴和肾阳肾阴之间的依存关系，以及心主血藏神与肾藏精之间的依存关系等方面。

心居上焦，五行属火，为阳中之阳；肾居下焦，五行属水，为阴中之阴。根据阴阳、水火升降的理论，一般位于下者，以上升为顺；位于上者，以下降为和。因此，在生理状态下，心火下降于肾，以资肾阳，温煦肾水，使肾水不寒；肾水上济于心，以滋心阴，而涵养和制约心阳，使心阳不亢。这样心火不断下降，肾水不断上济，在心肾、阴阳、水火、上下之间存在着一种相互交通，相互制约，相互为用，相互依存，保持动态平衡的关系，称之为"心肾相交"或"水火既济"。在病理情况下，如果心火亢盛，消烁肾阴或肾阴不足，不能上济心阴，皆可导致心肾之间正常平衡协调关系遭到破坏，出现心悸怔忡、心烦不寐、腰腿酸软、男子梦遗、女子梦交等症状，称之为"心肾不交"，或曰"水火失济"。临床上常用"交通心肾"的方法来治疗而获效。

此外，由于心肾阴阳之间具有相互为用的密切关系，在心或肾的病变时，亦能相互影响。如肾阳虚不能制水而致水邪上泛，可出现水肿、惊悸或咳喘等"水气凌心"的证候；心阴不足亦可导致肾阴不足，而出现心烦、失眠、盗汗、口舌生疮、腰膝酸软等病症。

心主血而藏神和肾藏精之间，亦存在着互相依存的关系。精能化血，血能生精，精血是神的物质基础，肾精充足，心神才能旺盛；反之，肾精不足，必然导致心血不充，可出现面色无华，精神萎靡不振，还可出现骨髓空疏、筋骨痿软等症状。

（五）肺与脾

肺与脾的密切关系主要表现在气的生成和津液的输布两个方面。

机体气的生成，主要依赖于肺的呼吸功能和脾的运化功能。肺所吸入的清气和脾胃所运化的水谷精气，是组成气特别是宗气的主要物质基础。脾肺两脏在气的生成过程中起协同作用，其中尤以脾的运化功能最为重要。脾运化水谷精微不但是生气的主要来源，而且能充养肺脏，助肺益气；反之，肺主气、司呼吸，脾所化生的水谷精气，亦赖肺的宣发肃降而输布全身，故有"脾为生气之源，肺为主气之枢"的说法。若脾气虚损，运化功能减退，生气不足，则肺不能"受脾之益"而气虚，或肺气久虚，影响气的生成，而致全身气虚，脾气亦因之不足。都可出现体倦无力、少气懒言、语声低微、食欲不振等脾肺气虚病症。

人体津液代谢涉及多个脏腑的功能，就肺脾而言，两脏在津液代谢中也存在着相互为用的关系。肺为水之上源，肺气宣发肃降有通调水道的作用，有助于脾的运化水液功能，从而防止内湿的产生。脾转输津液，散精于肺，则不仅是肺通调水道的前提，而且为肺的生理活动提供必要的物质基础。脾肺两脏协同，是保证津液正常生成、输布与排泄的重要环节。若脾失健运，水湿不行，聚湿生痰，上犯于肺，或肺失宣发肃降，津液停聚，而痰饮水湿内停，均可出现咳喘痰多、倦怠、水肿，痰湿阻络等脾肺同病的症状。由于痰湿产生的关键在于脾，而肺又是痰液易停之所，故有"脾为生痰之源，肺为贮痰之器"的说法。

（六）肺与肝

肺与肝的关系，主要表现于气机的调节方面。肝主疏泄，以升发为宜，肝气的疏泄升发有助于肺气的肃降；肺主气，以肃降为顺，肺气的肃降，亦有利于肝气的疏泄升发。肝与肺的气机一升一降，相反相成，对于全身气机的调畅是一个重要的环节。若肝升太过或肺降不及，则可互相影响，而导致肝肺同病的病理变化。如肝经气火上逆，反侮肺金，影响肺的宣降功能，可出现咳逆、气急、咳血、咯血等病证，临床称之为"木火刑金"或"肝火犯肺"。反之，肺失清肃，也可引起肝的升发太过而出现眩晕头痛、胸胁胀满等症状。

（七）肺与肾

肺居上焦，主气司呼吸，宣发肃降，通调水道，喜润恶燥；肾居下焦，主藏精气，主水，主纳气。两脏在主持呼吸运动、津液代谢以及阴液相互滋生方面有着极其密切的联系。

1. 在津液代谢方面 肾为主水之脏，具有气化功能，能升清降浊，主持全身水液的蒸腾气化，维持津液代谢的正常，利于肺的通调水道功能。肺为水上之源，宣发肃降以使水道通调，肺肾两脏协同，维持机体水液代谢的平衡。若肺肾功能失调，则可互相影响；如肺失宣肃，水道失于通调，则可累及于肾，而致尿少、水肿；反之，肾气化失司，水液停聚泛滥，亦可上凌于肺，而致咳逆倚息、气喘不得卧等症。

2. 在呼吸运动方面 肺为气之主，肾为气之根。肺主气、司呼吸。肺吸入之清气，须在肺气肃降作用下归于肾，由肾摄纳，而根于肾。因此，肺气的肃降，可促使清气下达，利于肾主纳气的功能，而肾中精气充盛，纳气功能正常，亦有利于肺气的肃降。肺肾两脏合作，对于完成呼吸运动，维持呼吸的深沉平衡起重要作用。若肾中精气不足，摄纳无权，或肺气久虚，久病及肾，都可导致动则气喘、呼吸困难、呼多吸少等肾不纳气的病症。

3. 在肺肾阴液相互资生方面 肺脏五行属金，喜润恶燥，肾脏五行属水，为一身阴液之根本。肺肾阴液之间存在着"金水相生"的生理关系。金能生水，肺阴充足，输精于肾，保证肾的功能旺盛，肾阴不亏，循经上润于肺，使肺脏不燥，维持其清宁、宣降的正常状态。若肺阴不足，累及肾阴，或肾阴不足、无以上滋，可以导致肺肾阴虚同时并见，互相加剧的病理，而出现颧红、盗汗、潮热、干咳、音哑、腰酸遗精等症。

（八）肝与脾

肝与脾的关系，主要体现在消化功能和血液生成、贮藏、运行方面的协同作用。

1. 在消化功能方面　肝主疏泄、升发，是确保脾胃消化吸收、正常升降的重要因素。肝气疏泄，调畅气机，不但有助于脾之运化升清，而且能调节胆汁的分泌排泄，以助脾胃的消化。反之，脾运化功能正常，脾气不壅不滞，也有利于肝气的疏泄、升发。在病理上，若肝失疏泄，气机郁滞，常会影响脾胃的运化和升清降浊，出现胸胁胀满，脘腹胀闷疼痛，或兼泄泻，称"肝气犯脾"；或兼呕逆泛酸，称"肝气犯胃"。反之，脾虚失运亦能导致肝失疏泄，而出现胸胁胀满、精神抑郁等，称为"土虚木乘"。脾为湿滞所困，或湿热熏蒸，亦能影响肝的疏泄，而出现胸胁胀满疼痛、黄疸等"土壅木郁"的病证。

2. 在血液生成、贮藏和运行方面　肝的藏血功能和脾主运化、统血之间关系也很密切。脾主运化，为气血生化之源。脾气健旺，运化水谷精微以生血，则肝有所藏，脏腑经络、四肢百骸有所养；肝藏血和脾统血，在防止血液妄行方面起着协同作用，脾统摄血液、肝藏血方能正常；肝的藏血功能健全，亦有助于脾的统血。病理上，肝不藏血和脾不统血亦常互相影响，表现为肝脾藏统失司，血液妄行，而见女子月经过多或崩漏等出血的病证。此外，脾失健运，血液的化源不足，或脾不统血，血液大量流失，常能导致肝血虚损，脏腑筋骨失其濡养。

（九）肝与肾

肝与肾的关系主要表现在"肝肾同源"及肝主疏泄和肾主封藏之间的相反相成的关系。

肝肾同居下焦，肝藏血，肾藏精，肝血和肾精不但同源于脾胃运化的水谷精微，而且两者之间存在着互相滋生、互相转化的关系。血液的化生，不仅有赖于脾气的健运，也要靠肾中精气的气化作用；肾中精气的充盈，亦有赖于血液的滋培。精能生血、血可化精，故曰"精血同源"，亦称"肝肾同源"。病理上，肾精和肝血的病变常互相影响。如肝血不足可以引起肾精亏损，肾精亏损亦能导致肝血不足，出现头晕目眩、耳鸣腰酸等症。此外，肝肾病变，也常互相波及，如肾阴不足以制约肝阳，则肝阳上亢，称为"水不涵木"；肝火旺盛，可以耗伤肾阴，发展为阴虚火旺，肾阴不足也可能导致肝阴不足；肝阴不足亦能导致肾阴亏乏。

肝主疏泄和肾主闭藏之间也存在着相互制约、相反相成的关系，主要表现在女子的月经来潮和男子泄精的生理功能。若二者失调则可出现女子月经周期的失常，经量过多，或闭经；男子遗精滑泄，或阳强不泄等症。

肝肾同源还体现在筋骨相关上，而筋骨互用平衡论是平乐正骨理论体系的一大特色。肝主筋，肝血充盈，则筋力强健而能束骨；肾主骨，肾精之盛衰直接影响骨的生长、发育及损伤后的再生修复，肾精足则能壮骨，骨强方能连筋、张筋。从这个角度来讲，精血同源表现为精充骨壮则筋强，精亏骨弱则致筋弛、筋痿、筋挛、筋伤。筋骨相互依存，共同组成一套处于动态平衡之中的支架结构和杠杆系统，实现人体负重和运动两大力学功能。肝肾强则精血充，精血充则筋柔骨正，气血自流，人体乃健。年老体衰、房室不节、久病失养等因素可致肝肾渐亏，精血不足，筋骨失养而出现慢性劳损及各种退行性骨病；跌打闪挫导致骨损筋伤，内动于肝肾，精血亏虚，筋骨不荣，则筋伤不复、断骨不续、新骨不生，故肢体的运动有赖于肝肾所藏之精血，精血充足则筋骨得养，方能维持协调平衡，从而共同完成肢体活动。

（十）脾与肾

脾与肾的关系主要表现在先后天互相资生及协同调节水液代谢平衡等方面。

脾主运化，为气血生化之源，故称"后天之本"。肾主藏精，为脏腑阴阳之本，生命之源，故称"先天之本"。脾的运化功能，有赖于肾中精气的蒸腾气化，得肾阳温煦，则脾阳不衰，故有"脾阳根于肾阳"之说，亦即"火能生土"之意；反之，肾中精气的充盈，亦有赖于脾主运化而生成水谷精气的充养培育。这样"先天生后天，后天济先天"，两脏密切合作，对保证人体生命活动的正常进行起着极为重要的作用。病理上，脾的阳气不足，失于健运，出现泄泻、水肿等症，日久可损及肾中精气，形成脾肾两亏和脾肾阳虚；如果肾中精气不足，蒸腾气化功能失常，肾阳虚衰不能温煦脾阳，亦可导致脾虚泄泻。

脾肾两脏在水液代谢方面也存在密切关系。脾主运化水湿，输布津液，在五行属土，有防止肾水泛滥的作用；肾主水，为一身水液代谢的主宰。脾肾协同，与其他有关脏腑共同维持人体水液代谢的平衡。若肾阳不足，肾水泛滥，可反侮脾土，则致脾肾阳虚，出现尿少水肿或尿多、遗尿等症。

七、五脏与伤科的关系

（一）心与伤科的关系

心主血脉，主神明，为君主之官。即心脏位居脏腑之首位，是最重要的脏器，而且主持着人的精神状态和思维活动。而这些活动又是"心主血"的具体表现，因为只有心血充足才能使神气旺盛，思维敏捷，其他脏腑也能够维持正常的生理功能，即所谓"主明则下安"；任何原因引起的心血不足，就会导致脏腑之间的功能失调，甚或脏腑失濡、筋骨失养等，出现严重的病理变化，所谓"主不明则十二官危"。

在正常情况下，心血运行在脉管之中，在心气的推动下，运行全身，濡养四肢百骸。创伤虽然极少能直接伤及心脏，但伤及血脉则为常见。血脉伤则势必影响心血，轻者局部肿胀、胃纳呆滞、表情淡漠，重者面色憔悴、烦躁不安、四肢冰冷、口渴而干，或见瘀血攻心而昏迷不醒人事。

（二）肺与伤科的关系

肺主呼吸及一身之气。气是激发和形成全身脏腑器官功能的基本物质，肺虚则气虚，则脏腑器官、四肢百骸功能减退，甚至衰败。

肺朝百脉和心君共同推动和调节血液运行，完成血液的周身循环，以濡养脏腑器官、四肢百骸。肺虚则气血虚滞不行，则脏腑、筋骨失养，患遂生。

肺为"娇脏"，居胸腔内，外合皮毛，又主呼吸与大气相通。外邪侵犯人体，无论从口鼻或皮肤而入，都容易犯肺致病。胸胁若遭受跌打闪扭或挤压碰撞，轻者见胁肋胀满，呼吸不畅，转侧疼痛；重者胸闷气短，咳嗽吐痰，甚则咯血，口唇发绀。若为瘀攻心肺，则见发烧，脉快，躁动不安，呼吸急促，若出现昏迷状态则死亡率很高。

（三）脾与伤科的关系

脾为后天之本、气血生化之源，主运化水谷，并靠自身升发之气把水谷精微输布到全身，形成气血、精津液等基本生命物质，濡养脏腑器官、四肢百骸。

脾主肌肉四肢，也与其运化功能有关。脾气旺盛，脾胃健运，则气血化生充足，四肢肌肉坚实，丰满有力，不容易受伤，即是遭受跌打损伤，也容易痊愈；若脾气虚弱，饮食不振，营养缺乏，肌肉瘦削，四肢无力，不但容易损伤，而且伤后恢复缓慢。

跌打损伤初期，败血归肝，肝胃不和，常影响脾胃纳食和运化功能；创伤后期或出现迟延愈合，或出现肢体肿胀，也与脾气虚弱有关系，因此治疗创伤自始至终都必须注意调理脾胃，促进其运化功能，方有利于创伤的修复。

（四）肝与伤科的关系

肝藏血，具有储存血液和调节血量的功能。人体在劳作时，需血量增加，肝脏内储藏的血液随同脉管内血液周流于全身；在静息时，机体对血液需要量减少，部分血液又储存于肝内，如此循环，周而复始。若肝血虚或气机紊乱，则脏腑筋骨失养而患生。

肝主筋，包括筋络、筋膜、筋腱、经筋等，相当于现在所说的韧带、肌腱、关节囊等。正常情况下筋坚韧、刚强、有力。"诸筋者，皆属于节。"说明人体的筋都附着在骨与关节周围，"连属关节，络缀形体"，并主持人体四肢躯干做俯仰、屈伸、旋转等各种活动。筋需要不断得到气血津液的濡养，才能维护其功能。《素问·经脉别论》说："食气入胃，散精于肝，淫气于筋。"说明肝与筋的关系密切。跌打损伤，瘀血凝滞，气血不和，使气机升降出入运动紊乱，从而影响胃的"受纳"，饮食难以入胃，肝血就会不足，筋也就发挥不了正常功能，同时败血归肝也会直接影响到筋。因此，《正骨心法要旨》说："凡跌打损伤坠堕之症，恶血留内则不分何经，皆以肝为主，盖肝主血也。败血凝滞，从其所属，必归于肝。"故疏肝活血、理气健脾为伤科初期用药的主要原则之一，瘀去新生，筋就会发挥正常的生理功能。

（五）肾与伤科的关系

肾藏精，主司繁殖、生长发育及衰老；肾精需元气的固摄才不至于流失。倘若元气亏损，精关不固，就会出现梦遗、滑精、早泄等现象，久之肾精亏损，导致身体虚弱。

肾生髓、主骨源于"肾藏精"，精生髓，髓充于骨腔而养骨。骨靠髓生长，髓赖精化生，这就是肾、精、髓、骨的相互关系。《医经精义》说："肾藏精，精生髓，髓生骨，做骨者肾之所合也。"肾精足则髓满，髓满则骨强。一旦肾虚则精泄，精泄则髓空，髓空则骨弱，骨弱则容易损伤，而且愈合缓慢，所以骨的生长发育、代谢、修复与肾的关系十分密切。

跌打损伤，既伤气血，也伤骨损髓，伤于外而及于内，骨和髓伤必内动于肾，肾伤，其所司功能必然受到影响。创伤中后期，每见有梦遗滑精者，骨折就会愈合缓慢，此为肾虚之故，当用补肾壮骨、益气健脾之法才能促使骨折愈合。

总而言之，气血根于五脏，又总司五脏六腑、四肢百骸之功能。《素问·五脏生成论》云："肝受血而能视，足受血而能步，掌受血而能握，指受血而能摄。"平乐正骨理论认为，气血的平衡与脏腑经络功能的平衡密切相关。肾藏精，精血互生，为气血之根；心主一身之血脉，运行气血；肺主气，朝百脉，助心行血；肝藏血，调节血量，肝主疏泄，调畅气机，气畅则血行；脾主运化水谷精微，为气血生化之源，脾主统血，统摄血液周而复始循行于脉道。五脏六腑各司其职、互相协调，气血的生化和运行才能保持平衡。气血平衡与脏腑、经络活动密切相关，互相依存。只有脏腑、经络功能活动有条不紊，气血才能源源不断生化无穷，循行有度，从而维持动态平衡；也只有气旺血行，气血平衡，脏腑、经络才能发挥其正常的生理功能。

损伤、劳损，无论外损皮肉筋骨之形体，或内伤脏腑、经络，都必然引起气血之变化。气滞必血瘀，气血阻滞不通，外使关节不利，内致血脉闭塞，气无所行，而内伤脏腑。由此可见，外伤筋骨，必内损气血，气血不畅，必然导致脏腑失于濡养。脾胃系气血之父，心肾系气血之母，肝肺为气血之舍。气血失衡致脏腑不和，脏腑不和又致气闭、气逆、气滞、气虚、气脱，也可致留血、瘀血、结血、亡血。气血与经络、脏腑互相影响，内损、外伤互为因果。

第二节　"内－外"相关之经络学说

一、经络学说的内涵

经络是人体组织结构的重要组成部分。人体气血津液的运行、脏腑器官的功能活动以及相互之间的协调联系，均需通过经络的运输传导和联络调节得以实现，从而使人体构成一个有机的整体。

经络是经脉和络脉的总称，是人体运行全身气血、联络脏腑形体官窍、沟通上下内外、感应传导信息的通道。经脉是经络系统中纵行的主干线，大多循行于人体的深部，且有一定的循行路线。络脉是经脉的分支，有网络之意。络脉深浅皆有，但大多循行于较浅部位，有的还浮现于体表。络脉纵横交错，网络全身，无所不至。

经脉和络脉相互联系，遍布全身上下内外，形成一个纵横交错的立体联络网，将人体五脏六腑、肢体官窍、皮肉筋骨等组织紧密联结成一个有机整体，从而保证了人体生命活动的正常进行。

经络学说，是研究人体经络系统的循行分布、生理功能、病理变化及其与脏腑、形体官窍、气血津液等相互关系的学说，是中医学理论体系的重要组成部分。

经络学说补充了藏象学说的不足，是中药归经的又一理论基础。它认为人体除了脏腑外，还有许多经络，其中主要有十二经络及奇经八脉。每一经络又各与内在脏腑相连属，人体通过这些经络把内外各部组织器官联系起来，构成一个整体。体外之邪可以循经络内传脏腑，脏腑病变亦可循经络反映到体表，不同经络的病变可引发不同的症状。自《黄帝内经》经络学说形成以来，历代医家结合自身的实践，不断予以补充、整理和完善。经络学说与藏象、精气血津液等基础理论相互辅翼，成为中医阐释人体生理活动和病理变化的理论基础，并对临床各科，尤其对针灸、推拿、正骨、气功等都具有重要的指导作用。

二、经络是联系内外的关键

经络系统是由经脉、络脉及其连属部分组成，包括十二经脉、奇经八脉、经别、络脉、经筋、皮部等，其中十二经脉、奇经八脉、经别、络脉是其主体部分，脏腑是其内属部分，经筋、皮部是其外连部分。《灵枢·经脉》指出："经脉者，所以决死生，处百病，调虚实，不可不通。"这里概括说明了经络系统在生理、病理和防治疾病方面的重要性。经脉能决定人的生和死，因其具有联系人体内外、运行气血的基本作用；能处理百病，因其具有抗御病邪、反映病症的作用；能调整虚实，因其具有传导感应、起补虚泻实的作用。概括起来，经络的生理功能就是：①联系内外，沟通表里，联络脏腑，网络全身；②运行气血，协调阴阳；③抗御病邪，反映病症；④传导感应，调整虚实。

经络系统通过有规律的循行和联络交会，纵横交错，网络全身，无处不至，把人体的五脏六腑、四肢百骸、五官九窍、皮肉筋脉等组织器官联结成一个统一的有机整体，从而保证了人体生命活动的正常进行。《灵枢·脉度》说："经脉为里，支而横者为络，络之别者为孙。"可见，经脉，是经络系统的纵行干线；络，有网络之意，是经脉的分支。经脉大多循行于深部，络脉则循行于较浅的部位，有的络脉还显现于体表。

正如《灵枢·经脉》所说:"经脉十二者,伏行分肉之间,深而不见……诸脉之浮而常见者,皆络脉也。"由此可见,络脉由别络、浮络、孙络组成。从别络所分出的细小络脉,称为"孙络";分布于皮肤表面的络脉,称为"浮络"。别络是诸络之长,统率全身细小络脉。任脉的别络散布于腹部,督脉的别络行于背部,脾之大络散布于胸胁,加强了人体前、后、侧面的统一联系,对推动周身经脉之气的运行起着重要的作用。经络系统网络全身,无微不至,使循行于经脉中的气血网状弥散至脏腑器官,从而充分发挥其对整个机体的营养作用。

经络有运行气血、沟通表里、联络脏腑及感应传导等作用,所以在病理条件下,经络就可能成为传递病邪和反映病变的途径,正如《素问·皮部论》说:"邪客于皮则腠理开,开则邪客于络脉,络脉满则注于经脉,经脉满则入舍于腑脏也。"说明经络是外邪从皮毛腠理内传于脏腑的传变途径。由于脏腑之间有经脉沟通联系,所以经络还可以成为脏腑之间病变相互影响的途径。如足厥阴肝经挟胃、注肺中,所以肝病可犯胃、犯肺;足少阴肾经入肺、络心,所以肾虚水泛可凌心、射肺。相为表里的两经,因络属于相同的脏腑,因而使相为表里的一脏一腑在病理上常相互影响,如心火可下移小肠;大肠实热,腑气不通,可使肺气不利而喘咳胸满等等。经络不仅是外邪由表入里和脏腑之间病变相互影响的途径,通过经络的传导,内脏的病变也可以反映于外,表现于某些特定的部位或与其相应的官窍。如肝气郁结常见两胁、少腹胀痛,因为足厥阴肝经抵小腹、布胸胁;真心痛,不仅表现为心前区疼痛,且常引及上肢内侧尺侧缘痛,即是因为手少阴心经行于上肢内侧后缘之故。其他如胃火见牙龈肿痛、肝火上炎见目赤等,都是经络传导的反映。同时,经络又具有调节作用,即通过对各脏腑、形体、官窍的功能活动进行调节,使人体复杂的生理功能相互协调,维持阴阳动态平衡状态。如针刺足阳明胃经的足三里穴,可调节胃的蠕动与分泌机能,当胃的机能低下时,给予轻刺激,可使胃的收缩加强,胃液浓度增加;当胃处于亢奋状态时,给予重刺激,则可引起抑制性效应。

由此可见,经络是体内四通八达的网络,在正常情况下能运行气血,协调阴阳,传递信息到人体各部。当发生气血不和及阴阳平衡失调等病症时,也可通过经络传化,并通过经络将疾病的信息反映出来。针灸、推拿、正骨等治法就是通过激发经络本身的功能,疏通经气的传导,使机体阴阳处于平衡状态。可见,经络联系内外的功能是其他功能实现的基础,经络是联系内外的关键。

三、脏腑经络与气血之间的联系

人体由脏腑、形体、官窍和经络构成,气血是构成人体和维持人体生命活动的基本物质,经络具有运输渗灌气血的作用。经脉作为运行气血的主要通道,而络脉作为经脉的分支散布和渗灌经脉气血到脏腑、形体、官窍及经络自身。各脏腑、形体、官窍及经络自身，得到气血的充分濡养，则能发挥其各自的功能。故《灵枢·本脏》说："经脉者，所以行气血而营阴阳，濡筋骨，利关节也。"《灵枢·脉度》说："阴脉荣其脏，阳脉荣其腑，如环之无端，莫知其纪，终而复始。其流溢之气，内溉脏腑，外濡腠理。"正是由于经脉的运输渗灌作用，才能使气血内溉脏腑，外濡腠理，而脏腑腠理在气血的不断循环灌注濡养下，生理机能得以正常发挥，则机体强健，自能抵御外邪的侵袭。

可见，脏腑、经络、气血之间的联系，是通过经络运输渗灌气血而实现的。平乐正骨手法通过纠正形体、肢节的紊乱，达到疏通经络，气血得以正常运输渗灌，脏腑官窍恢复气血的正常濡养，从而达到祛病保健的作用。

四、经络与骨伤科的关系

创伤必伤及气血，气血损伤，或气滞或血瘀，都可以阻塞经络。经络受阻，其运行气血、传递信息、协调机体的正常功能就会受到影响。不同的损伤部位，则有不同的临床表现。若伤在四肢，轻者可见肿胀压痛，重者远端肢体出现剧烈疼痛、麻木发凉、感觉迟钝、无脉象、失运动等。若伤在躯干，情况较为复杂。伤在头部，头为诸阳之会，轻者头晕耳鸣，失眠，健忘，重者扰乱神明而出现昏迷；伤在胸部，胁肋为肝经之道路，"其支者，复从肝，别贯膈，上注肺"，故伤者常见胸闷气短，咳嗽吐痰，转侧疼痛；损伤脊柱，容易伤及督脉，督脉贯脊通脑，总督周身之阳（手、足三阳经在头部交会），损伤严重，不但出现肢体瘫痪，而且会涉及足太阳膀胱经和手阳明大肠经，从而出现大小便的功能障碍。

第七章　病因病机学说

　　病因，也称为致病因素，指凡能破坏人体相对平衡状态而引起疾病的各种体内外因素。《医学源流论·病同因别论》指出："凡人之所苦，谓之病；所以致此病者，谓之因。"致病因素是多种多样的，如气候异常、精神刺激、饮食失宜、劳逸失度、持重努伤、跌仆金刃外伤等。

　　病机，又称病变机理，即疾病发生、发展与变化的机理。任何疾病的发生都是因致病因素作用于机体所产生的病理结果。在研究伤症的过程中，重要的是研究损伤的病因病机。

第一节　伤症病因及分类

　　在我国现存最早的医药文献中，对伤症病因及分类即有较完备的理论记载。如《素问·缪刺论》中就记载了"人有所坠堕，恶血留内，腹中胀满，不得前后，先饮利药""气伤痛，形伤肿""先疼而后肿者，气伤形也；先肿而后疼者，形伤气也""病有形而不疼者，阳之类也；无形而疼者，阴之类也"等，精辟地把伤症病因分成两大类，奠定了伤症病因分类的基础。目前，伤症病因基本上分为两大类：外伤与内伤。外伤，指伤及躯干包括四肢的筋、骨、皮、肉；内伤，指伤于脑髓、脏腑、气血等，临床所常见的内伤常常是内外并伤。

一、三因概述

　　宋代陈无择《三因极一病证方论·三因论》引申《金匮要略》"千般疢难，不越三条"之意，把病因和发病途径结合起来，明确提出了"三因学说"，他说："六淫，天之常气，冒之则先自经络流入，内合于脏腑，为外所因；七情，人之常性，动之则先自脏腑郁发，外形于肢体，为内所因；其如饮食饥饱，叫呼伤气，尽神度量，疲极筋力，阴阳违逆，乃至虎狼毒虫、金疮踒折、疰忤附着、畏压缢溺等，有悖常理，为不内外因。"即六淫邪气侵袭为外因，情志所伤为内因，而饮食劳倦、跌仆金刃，以及虫兽所伤等则为不内外因。陈氏的"三因"理论对宋以后病因学的研究和发展起到积极的推动作用，故后世医家多宗其说。

伤症病因，在古代文献中，多为不内外因，但往往由于折伤导致营卫不畅，邪气乘虚外侵，脏腑受病，或因疾思虑过度，情志所伤，若纯视为不内外因，也是不全面的。临床上，气血虚弱、肝肾亏虚患者，骨骼坚固性较差，易发生伤症；久病卧床及年老体衰的人，打呵欠有时也会使颞颌关节脱位。因此，我们在诊疗中，应当分析是否有内外因同时存在。

（一）内因

就是"内伤七情"。七情，即喜、怒、忧、思、悲、恐、惊七种情志变化。七情致病，直接伤及内脏，《素问·阴阳应象大论》说"怒伤肝""喜伤心""思伤脾""悲伤肺""恐伤肾"等。七情内伤致病主要影响脏腑的气机升降，使气机的升降协调关系逆乱，具体表现为"怒则气上，喜则气缓，悲则气消，恐则气下，惊则气乱，思则气结"（《素问·举痛论》）等。人类在日常生活中，其情志活动常发生变化，若动而无节，必致内伤。

（二）外因

就是六淫伤人。六淫，即风、寒、暑、湿、燥、火六种外感病邪的统称。风、寒、暑、湿、燥、火，在正常的情况下，称为"六气"，是自然界六种不同的气候变化。若气候变化异常，六气发生太过或不及，或非其时而有其气，超过人体的适应能力，导致疾病的发生，则成为淫邪不正之气；或体弱，或年老身体衰弱，或因劳倦过度，或起居失常致人体的正气不足，抵抗力下降，不能适应自然界气候变化时，六气便成为致病因素，侵犯人体而发病，即《素问·评热病论》所说："邪之所凑，其气必虚。"

（三）不内外因

就是疾病的发生既不属于七情内伤，又不属于外因的其他致病原因。如饮食不节、饥饱过度、叫呼伤气、跌仆损伤、坠堕倒地、虎狼毒虫，以及畏、压、溺等，还有劳倦过度、房室不节、色欲过度而发生疾病的，均属不内外因。

二、伤症病因

伤症，是指因损伤而引起的一切疾患。导致伤病发生发展的各种原因，必须作用于人体，通过人体的反应，才能构成伤病。因此，伤科疾病发生的原因应具有外在因素和内在因素两个方面。内因（机体本身的特性）是变化的根据，外因（损害机体的外界因素）是事物变化的条件，外因通过内因起作用。在伤科疾病中，外因在疾病发生上起主要作用。

（一）内在因素

1. 先天禀赋　即先天体质因素。个体体质的差异性很大程度上取决于先天禀赋。在体质的形成过程中，先天因素起着关键性的作用，它决定了体质的"基调"。一般来说，父母体质强壮，精气充沛，则子代的体质良好；若父母的体质虚弱，精气不足，则子代的体质也较差。禀赋不足即先天体质虚弱不足，为发病的内在因素，是正气虚损的主要方面。先天禀赋与伤症的发生密切相关。先天禀赋充足，体质强壮，则正气充足，气血旺盛，脏腑经络功能正常，肝肾功能健旺、筋骨壮实，动作反应轻快敏捷，承受外力和风寒湿邪侵袭的抵抗能力就强，不易受到伤害，即使发生损伤，也容易康复；相反，先天禀赋不足，体质虚弱，气血亏虚，平时又缺乏锻炼，肝肾不足，筋骨不健者，承受外力和风寒湿邪侵袭的抵抗能力就弱，即使遭受轻微的外力，也容易发生筋骨损伤，伤后恢复也较慢。此外，先天禀赋还决定了个体对某些疾病的易感性，如脆骨病、多发性骨软骨病、各种先天性骨关节畸形等与遗传因素有关，故先天禀赋不足与伤症的发生密切相关。

2. 体质特点　体质的强弱、脏腑的盛衰决定着机体气血的盛衰、筋骨的荣养状态等，与伤病的发生有着密切关系。如年龄相同，而体质不同，遭受同样的外力，气血旺盛、肌肉强健者，不易发生筋骨损伤；气血不足、肌肉萎弱者则容易发生筋骨损伤。

3. 解剖特点　骨与关节的结构特点与伤病的发生也有密切关系。如四肢长骨在近关节部位密质骨与松质骨的交界处是个薄弱环节，因此桡骨远端、肱骨髁上、肱骨外科颈等处的骨折均为临床常见病。在关节脱位中，肘、髋关节常见后脱位，肩关节常见前脱位，其原因除作用力的方向和患者的姿势外，主要与脱位部位在结构上薄弱有关系。胸椎 11、12 和腰椎 1、2 因活动度和承受的压力相对较大，故容易发生压缩性骨折或骨折脱位。此外还有解剖结构异常的先天性疾患，如脊柱侧凸、腰骶部畸形、膝髋关节发育变异、先天性马蹄足、骨缺损等。

4. 年龄因素　不同的年龄段，由于其心理特性、脏腑功能、骨与关节、气血筋肉等方面的生理特点不同，故引起伤症的部位、性质也不同，所发生的伤病也各有其特点。如小儿筋骨柔弱，发育未全，当其手或前臂被牵拉时，易引起小儿桡骨小头半脱位；成人和儿童同是上肢伸直前倾跌倒，手掌按地，成人容易引起肘关节后脱位，儿童则容易引起肱骨髁上骨折；青壮年筋骨强劲有力，一般的跌仆不易发生骨折及严重的筋伤，但当受到强大暴力时，则多引起完全性骨折或关节脱位与筋断裂；而老年人由于肾气亏虚，骨质脆弱，稍遇外力则易引起骨折。不同的年龄好发不同部位伤损，儿童好发青枝骨折，青少年好发骨骺损伤，壮年好发四肢骨折，老年则好发股骨颈、粗隆间骨折，成年人易发腰椎间盘突出症及腰椎小关节紊乱，退行性病变则多发于中老年人，如颈椎综合征在中老年人的发生率远远高于青少年。

5. 性别差异　男女性别不同，身体形态、生理特点方面也各有不同。男性多禀阳刚之气，体格高大，肌肉丰满，脏腑机能较强，健壮有力；女性具阴柔之质，体型娇小而柔和，基础代谢、能量消耗等都比男子低。女性有经、孕、产、乳等生理现象，体质明显有别于男性，故《血证论·男女异同论》有"男子以气为主""女子以血为主"的说法。就与脏腑的关系而言，与男性关系密切的是肾，而女子与肝的关系密切，故有"男子以肾为先天""女子以肝为先天"之说。男女体质的差异性，还表现在对不同病因的易感性及疾病类型的倾向性上的不同，如男子属阳，其气易耗；女子属阴，其气易郁。男子之病，多由伤精耗气；女子之病，多由耗伤阴血。女子怀孕期间应谨防跌倒，以免发生伤症及流产。一般情况下，男性对外力的耐受较女性大，损伤则轻。

6. 饮食因素　人体是一个有机的整体，它必须不断地从外界摄取食物，才能获得足够的营养，才能更好地保证健康、维持生命，所以说饮食是维持人体生命的物质基础。胃主受纳和腐熟水谷，为水谷之海；脾为胃行其津液，主运化水谷精微。饮食合理，脾胃运化功能正常，气血生化有源，身体强健，则不易发生伤症；反之，饮食所伤，主要受病之脏腑是脾胃，可导致脾胃运化失职，气机升降失常，气血不足，体质虚弱，则易发生伤症。多食膏粱厚味，易生痰湿，阻滞经络、肢节，而发为痰湿痹证；多食辛辣，易耗伤阴血，阴虚火旺，好发热疳之疾等。对于伤症病人来说，合理的饮食调护是加速骨折愈合的重要措施之一，只有使病人的饮食做到"药物相促，室温相宜，五味相适"才能提高治疗效果。正确的饮食调护在疾病康复过程中有着重要作用，它对增强病人的抗病、抗感染能力以及对骨折的修复愈合都有非常密切的关系。当机体遭受创伤，除发生软组织损伤及骨折外，还可引起全身各个脏器出现相应的反映。如引起肠胃功能一时紊乱，出现食欲不振，严重时可发生应激性胃溃疡，病人出现恶心、呕吐、呕血、便血、血压下降等症状。故伤症病人的饮食调养应在紧密配合中医内治法分期用药的原则下，辨证给予不同饮食，才能促进脾胃消化功能，有利气血生成，加速骨折愈合。

7. 劳逸因素　劳动与休息的合理调节，也是保证人体健康的必要条件。适度的劳动和体育锻炼，有利于气血的流通，可增强脏腑功能和体质正常的体力劳动和必要的体育锻炼，有助于体内气血流通，增强体质；适当的休息，可以消除疲劳，恢复体力和脑力，不会使人发病。若劳逸失度，或长时间过度劳累，或过于安逸静养，可致脏腑气血失调而发生病变。如劳力太过，一是过度劳力而耗气，损伤内脏的功能，导致脏气虚少。由于肺为气之主，脾为生气之源，故劳力太过尤易耗伤脾肺之气。常见如少气懒言、体倦神疲、喘息汗出等。《素问·举痛论》说："劳则气耗。"二是过度劳力而致形体损伤，即劳伤筋骨。体力劳动，主要是筋骨、关节、肌肉的运动，如果长时间用力太过，则易致形体组织损伤，久而积劳成疾。如《素问·宣明五气》说："久立伤骨，久行伤筋。"临床上，劳累过度常易导致慢性劳损性疾病的发生，如腰肌劳损、疲劳骨折、创伤性关节炎等，易造成骨关节破坏，形成病废；过度强调休息，易使骨关节丧失活动能力，"久卧伤气，久坐伤肉"（《素问·宣明五气》)，正气耗伤，脏腑不和，气血虚郁而筋骨失养，久之也将造成废萎失用。可见，劳逸适度，则气血旺盛，筋骨强健。伤病之后，适度适当的活动与休养，劳逸结合，动静互补，有利于疾病的恢复，又有利于保持关节功能，防止或减少残废的发生。

8.情志因素 七情，即喜、怒、忧、思、悲、恐、惊七种情志活动，是人体对客观事物的不同情感反应，在正常情况下，一般不会使人致病。情志舒畅，劳动或运动中注意力集中，则不易发生意外伤害，即使受外力伤害，也可因反应灵活、动作敏捷而使损伤的程度减轻；相反，精神压抑，注意力不集中，则在一般情况下也可能发生伤病。损伤后，也可因精神状态的改变使症状加重或减轻。在疾病过程中，情志的异常变化，是影响病情变化的重要原因。某些情志变化，如喜志等在特定的情形下，可以使"志和气达、营卫通利"（《素问·举痛论》），或郁随泪解等，从而起到心理调节的作用，故良好的情感活动有助于治疗和促进康复。而不良情绪或情感异常波动又可加重病情，如慢性的骨痹痛中，情志郁结可加重局部病情。因此，情志因素也与伤症的发生有关。

（二）外在因素

1.创伤外力 创伤主要指因机械暴力导致的损伤，如枪弹伤、利器损伤、跌打损伤、持重努伤等而致皮肤、肌肉、筋骨等损伤因素。这些损伤因素，轻者，可引起受损部位皮肤、肌肉的损伤，如瘀血、肿胀、出血，甚则筋伤、骨折、关节脱位等；重者，除局部损伤外，往往累及内脏，或因出血过多，进而导致气随血脱、昏迷、谵妄等严重病变。亦可因创伤后感染，毒邪内攻，进而造成阴阳失调，甚至死亡。

产生伤症的外因，主要是外来暴力。急性损伤，常因跌仆、坠堕、内挫、压轧、负重、撞击、穿刺、扭折、束缚等引起；慢性损伤或劳损，常因长年累月的姿势不良、劳损而产生，亦因职业性工作而引起。根据外来暴力的性质不同，可分为直接外力、间接外力、混合外力及积累性外力（慢性劳损）等。

（1）直接外力：即暴力直接作用的部位受到损害，如打击、碰撞、压砸、利刃、火器等造成的损伤。其中打击伤多引起骨的横断或粉碎；压砸伤除骨伤外，软组织损伤较广泛，常出现较为严重的全身症状；利刃火器则造成开放伤或骨的粉碎伤，常合并肌腱、神经、血管损伤。

（2）间接外力：是指暴力作用的部位骨不一定受伤，而是经过传达、扭转、杠杆等形式在远离暴力作用的部位发生骨折。例如前倾跌倒、手掌按地引起桡骨下端伸展骨折；肘尖着地引起肱骨髁上屈曲型骨折；坠落伤如头部着地，多发生颈椎损伤（颅脑也会损伤），臀部着地多引起脊柱屈曲型骨折；肌肉的猛烈收缩可引起鹰嘴骨折、髌骨骨折、肱骨内髁骨折等；长途跋涉会引起下肢应力性骨折（跖骨、胫腓骨、股骨颈）；剧烈咳嗽会引起肋骨骨折等。

（3）混合外力：是指两种或两种以上的暴力共同作用引起的损伤，如股骨干骨折合并同侧髋关节脱位；肱骨颈骨折合并同侧肩关节脱位，多是直接暴力和间接暴力共同作用的结果；肱骨外髁翻转骨折、肱骨内髁3、4度骨折、三踝旋转变位骨折等均多是由传达、扭转、肌肉牵拉等的共同作用所引起。

引起创伤的暴力是复杂的，因素也是多种多样的，如暴力的大小、方向、方式、速度、时间等，还有作用物体的形状、体积、重量、硬度，以及患者在受伤一刹那的姿势都与造成创伤的类型、性质有关。因此临床必须全面了解，详细询问，仔细检查，才能得出正确诊断，这也是骨伤科辨证求因、审因论治的一个重要内容。

（4）积累性外力：即慢性劳损，就是积劳成伤。长期的过度劳动或运动，会使肌肉筋骨处于疲劳状态，因局部气血耗散失养，气虚血滞，从而引起病变。这种情况多见于固定职业工种，如搬运工人多见脊柱疾患；理发师常引起肘劳损；汽车司机、会计工作、干部多久坐，易发颈腰椎疾病；网球运动员多见肱骨外上髁炎；钳工容易患腱鞘炎；久行可引起疲劳骨折等。

2. 外感六淫　六淫之邪多乘人体正气虚弱，腠理不固，侵袭体表而致病。六淫致病与伤症最密切的是风、寒、湿三邪，它们既是某些损伤的直接诱因，又是伤症后期并发症的病因。风、寒、湿邪，可以单独侵害人体，更多为协从杂合致病，阻闭经络，留滞筋骨，发而为痹，引起骨与关节疾患，致筋脉拘挛等。火热之邪或感于外，或生于内，多引起疮疡（包括原发性骨髓炎、骨结核）。

在伤科疾病中无论是新、陈创伤，还是急、慢性劳损，都会使气血失调，阴阳失衡，这就更容易招致六淫之邪的侵袭。时疫之气可引起小儿麻痹，皮肉破损的开放性损伤则容易引起邪毒感染，严重者出现全身症状，甚至危及生命。

3. 邪毒感染　外伤后再感染毒邪，可引起局部或全身感染。

（三）其他因素

1. 职业工种　职业虽然不属于人体本身的内在因素，但它对机体的影响及与筋伤的关系都比较密切。根据临床上观察，职业、工种与软组织损伤关系十分密切。如从事搬运等重体力劳动者，容易发生急性的软组织损伤；长期弯腰负重挖坑道的工人容易引起腰肌劳损；长期从事低头劳动的缝衣工、伏案电脑编辑写作工作的人员，容易发生颈部肌肉张力代偿性增高，易患颈椎病。目前因职业工种的变革，而造成颈部软组织损伤者，已趋于年轻化。

2. 地理因素　地理因素主要通过影响人体的体质而对疾病产生影响。人总是生活在某个特定的地方区域，不同地区的气候特点、水土条件不同，物产不同，人们的饮食结构、饮食习惯不同，以及生产方式、劳作方式、生活方式不同。这些因素及其差异，对人们的体质产生着直接的影响，从而形成该地区人群特殊的体质特征。如我国北方之人形体多壮实，腠理较致密；东南地区人们的体型多偏瘦小，腠理较疏松等。居处环境也对体质产生影响作用。俗话说"山气使人塞""水性使人通"。久居辽阔的草原、广袤的平原和海边者，性情多旷达奔放；久居狭窄斗室，易焦虑抑郁；长宿空旷广厦者，易滋生寂寞无聊、空虚厌世的心态，故《吕氏春秋·本生》说："室大则多阴，台高则多阳……是故先王不处大室，不为高台。"北方气候以寒、燥为主，故北方人易患气血寒凝之症；南方则多湿热，故南方人易得筋骨、关节痰湿痹证，伤后复感风寒湿邪引起腰背四肢关节痹痛更为多见。

3. 药邪及医过　　药邪是指用药不当造成疾病的一种致病因素。药物既可治病，也可致病。如果医生不熟悉药物的性味、功效、常用剂量、副作用、配伍禁忌等，而对药物使用不当，如用药过量，特别是一些含有毒性的药物，毒性的药物炮制不规范，配伍不当，用法不当，或病人不遵医嘱而擅自乱服药物，均可导致药邪的形成，引起其他疾病的发生。药物使用不当，除了会引起中毒外，还会助邪伤正，一方面使原有的伤症病情加重，另一方面还会引起新的疾病。药邪多首犯脏腑，造成脏腑气血阴阳失调，痰湿内生，顽而不化，阻闭经络，筋骨失养，易致骨坏死等疾病。

医生的一言一行，一举一动，都关系到患者的病情发展，临证之时若不以高度的责任心和责任感认真对待，加强职业道德修养，则很容易产生"医过"，成为一种新的致病因素，给病人带来极大危害。医生言行不当，诊治时漫不经心，用药失误或手法操作不当，是重要的医源性致病因素。医生言行不当或诊治草率，极易引起患者的不信任，甚至情绪异常波动，不利于疾病的康复，甚至导致气血紊乱而加重病情，或变生他疾。

总之，创伤病因学是复杂的。内因和外因互为因果，同时工作环境、安全条件、技术熟练程度等均与创伤有一定关系，因此造成创伤的因素是多方面的，其中外力伤害和慢性劳损为主要的致病因素，但往往是内、外致病因素综合作用的结果。临床必须全面地、辩证地去认识创伤的特殊性和一般规律，做到辨证求因，以便采取相应的安全措施，使创伤发病率减少到最低限度，使已经发生的创伤能够得到及时、正确的诊断与治疗，有效预防伤症的发生，降低病损率与致残率。

第二节　伤症病机

病机，是指疾病发生、发展、变化和转归的机理，也就是各种致病因素作用于机体，引起正邪抗争，导致阴阳偏盛偏衰而表现这一过程的基本机制和一般规律。伤科病机就是包括引起创伤的原因、所伤部位，伤后引起局部和全身反应的病变机制、本质特点及发展的基本规律。因此，仔细研究和辨析病机，是认识疾病本质特点的关键，也是进行正确诊断和恰当治疗的重要前提，故《素问·至真要大论》强调要"谨守病机"。

人体是由脏腑、形体、官窍等构成，通过经络的沟通联系而成为一个有机整体，在生理功能上相互协调，在病理上相互影响。精、气、血、津液，是构成人体的基本物质，是脏腑、经络等组织器官进行生理活动的物质基础。若机体受到内、外致病因素的影响而遭受损伤，则脏腑、经络、筋骨、气血的功能必然失调，产生一系列临床症状。《正体类要·序》云："肢体损于外，则气血伤于内，营卫有所不贯，脏腑由之不和。"指出了局部和整体之间相互作用、相互影响的关系。

伤症损伤有外伤与内伤之分，外伤以损伤肌肉筋骨为患，内伤以损伤气血脏腑为病。但是，外伤与内伤所表现的证候，均有其相互联络的关系。即使是一般外伤，它所出现的证候与气血、脏腑的关系上，仍有内在的必然联系。局部的损伤，可以因其功能上的障碍而发生整体方面的病变；而某一脏腑的损伤，可以导致各脏腑功能发生紊乱。现将伤症的病机阐述如下。

一、气血病机

气血是人体生命活动的重要物质基础。人体之气生成的主要物质来源有三个方面：一是禀受于父母并藏于肾的先天精气；二是饮食物中的营养物质，即脾胃运化的水谷精气；三是由肺吸入的自然界清气。后天血液的生成，主要来源于脾胃运化的水谷精微，此外，肾精、骨髓也是化生血液的基本物质。气与血的关系，古代医家概括为"气为血之帅""血为气之母"。具体地说，"气为血之帅"即是气能生血、行血、摄血；"血为气之母"，包括血能载气、血能生气的关系。气血运行于全身，周流不息，内至脏腑，外达肌肤腠理。气血和损伤的关系极为密切，当人体受到外力损伤后，常可导致气血紊乱而产生一系列的病理变化。《素问·阴阳应象大论》云："气伤痛，形伤肿。"说明肿和痛是气血损伤的病理反应。气和血的病理变化主要包括伤气和伤血两个方面，伤气往往由于负重用力过度，或举重呼吸失调，或跌仆闪挫、击撞胸、脑部等，以致人体气机运行失常，一般可分为气滞、气逆、气陷、气闭、气脱等；伤血常由于跌打坠堕、拳击挫撞以及各种机械冲击等伤及筋骨经络血脉，以致损伤出血，或瘀血停滞而产生，一般可分为瘀血和出血。损伤后血的功能失常又可出现各种病理现象，主要有血瘀、血虚和血热。由于气血的生理关系，伤气往往兼有伤血，伤血也常兼有伤气，临床上以气血两伤为常见，如气滞血瘀、气结血瘀、气虚血瘀、气虚血脱，也可出现血瘀气滞、血亏气虚、血亡气脱等。

二、筋骨病机

肢体的运动是依靠筋骨协同完成。筋与骨相互依存，相互为用。筋束骨、护骨、依骨、养骨，在维系骨骼关节的完整、健康与功能方面，起着主要作用；骨张筋，为筋提供动力支点和滋养，骨强髓充则筋壮。肝主筋，筋有连缀四肢百骸、主司关节运动的作用。肾主骨，藏精，而精能生髓，髓居骨中，充养骨。骨有支持躯体、保护内脏的功能。筋骨依赖肝肾和气血的滋养而发挥作用。筋骨是肝肾的外合，由肝肾主。生理上肝藏血，肾藏精，精血同源互生，共主气血之亏盈，肝血充盈则筋骨得养，肾髓充则骨骼强劲。病理上，筋骨损伤和疾病可累及肝肾气血；肝肾亏损，可直接影响筋骨的健康，造成筋疲、筋弛、筋急、筋挛、筋脱、骨痿、骨软、骨脆等疾病。肝肾精气充盛的人，筋骨强健，筋骨损伤后修复较快；肝肾精气衰弱的人，筋骨衰弱，筋骨损伤后修复迟缓，故《素问·上古天真论》云："肝气衰，筋不能动……肾脏衰，形体皆极。"筋骨损伤后，如果肝肾得到及时调养，就能促进筋骨的修复。

三、脏腑病机

人体的内脏分脏和腑两大类。五脏是化生和贮藏精气的处所；六腑是受盛和传化水谷、排泄糟粕的通道。《素问·五脏别论》说："所谓五脏者，藏精气而不泻也，故满而不能实；六腑者，传化物而不藏，故实而不能满也。"脏腑是化生气血、通调经络、濡养皮肉筋骨、主持人体生命活动的主要器官。若脏腑失和，则经络阻塞，气血凝滞，皮肉筋骨失去濡养从而导致肢体病变。伤症病机与脏腑关系密切，《灵枢·邪气脏腑病形》云："有所坠堕，恶血留内；若有所大怒，气上而不下，积于胁下，则伤肝；有所击仆，若醉以入房，汗出当风，则伤脾；有所用力举重，若入房过度，汗出浴水，则伤肾。"朱丹溪曰："凡损伤专注血论。肝主藏血，无论何经损伤，恶血必归于肝，流于胁，郁于腹而作胀痛。"《外科正宗·跌仆第五十八》亦云："从高坠堕而未经损破皮肉者，必有瘀血流注脏腑。"以上论述说明损伤瘀血可影响脏腑而引起病候。此外，脏腑与皮肉筋骨的关系也十分密切。肝在体合筋，筋有赖于肝血的滋养，才能发挥其正常的功能。故肝血充足，筋得其养，则筋力强健，运动灵活而有力，能耐受疲劳，并能较快地解除疲劳。若肝血不足，筋失所养，运动能力减退，动作迟缓，运动不灵活，易于疲劳，所以《素问·六节藏象论》称肝为"罢极之本"。此外，许多筋的病变都与肝有关，如肝血不足，血不养筋，除易于疲劳外，还可出现肢体麻木不仁、屈伸不利。肾在体合骨，骨的生长，有赖于骨髓提供营养。肾为先天之本，气血生化之根，肾精充足，骨髓充盈，骨有所养，则骨骼坚固有力。若肾精不足，骨髓生化无源，骨失所养，则会出现骨质疏松，易于骨折等。脾在体合肉，《素问·痿论》曰："脾主身之肌肉。"脾胃为后天之本，气血生化之源，脾的运化功能正常，水谷精微充足，肌肉才能丰满壮实，四肢活动强劲有力。若脾的运化功能失常，水谷精微的生成和转输障碍，水谷精微匮乏，气血虚弱，肌肉四肢失养，则肌肉消瘦，四肢软弱无力；肝脾肾虚损，运化、疏布与排泄水湿功能减退，则痰湿内生，阻闭经络，留滞筋骨则发痹证，如历节风等。肺卫虚弱，卫外失职，腠理空疏，则易感外风寒湿邪，留滞筋骨，阻闭经络而发痹证。心气血虚，则无力推血输布，脏腑经络、四肢百骸失去濡润则患病。

由此可见，五脏与伤症的发生发展均有密切的关系，其中尤以肝、脾、肾三脏为要。如肾精充足，骨折愈合较快；如肝脾亏虚，则筋与肌肉的功能也随之衰弱，给骨的愈合造成不良的影响。所以，皮肉筋骨损伤后应注意调理肝肾、脾胃，从而促进皮肉筋骨的生长、发育、修复。

四、经络病机

经络是运行全身气血、联络脏腑形体官窍、沟通上下内外、感应传导信息的通路系统。《灵枢·海论》曰："夫十二经脉者，内属于脏腑，外络于肢节。"《灵枢·本脏》云："经脉者，所以行气血而营阴阳，濡筋骨，利关节也。"《灵枢·脉度》说："阴脉荣其脏，阳脉荣其腑，如环之无端，莫知其纪，终而复始。其流溢之气，内溉脏腑，外濡腠理。"因此，经络畅通，则气血调和，濡养周身，肢体强健，维持脏腑正常生理功能；若经络阻塞，则气血失调，濡养失职，肢体受损，从而导致脏腑失和，引起筋骨病变。

《灵枢·经别》云："夫十二经脉者，人之所以生，病之所以成，人之所以治，病之所以起。"说明人体的生命活动、疾病的发生发展都是通过经络来实现的。经络的病候主要有两个方面：一是脏腑伤病可以累及经络；二是经络受伤，气血运行受阻，影响其循行所过组织器官的功能，出现相应部位的症状。如《杂病源流犀烛·跌仆闪挫源流》曰："损伤之患，必由外侵，经络脏腑并与俱伤。"临床上，经络病机与筋伤病的辨证论治密切相关，如《伤科真传秘抄》中说："若为伤科而不知此十二经脉之系统，则虽有良药，安能见效，而用药、用手法，亦非遵循于此不可也。"由此可见，伤病的发生发展与经络关系密切。

五、创伤病机的基本特点

创伤病机的基本特点是损伤气血，阻滞经络，累及或伤及脏腑，导致机体阴阳不平衡。

中医认为人体是由皮肉筋骨、脏腑、经络、气血、精津液等构成的一个有机整体，这个整体是依靠水谷的补充、气血的奉养、经络的协调、脏腑的功能来维持的，而气血、经络、脏腑、精津液在整体结构上是不可分割的，在生理功能上是相互为用、相互协调的。因此，一个健康人的机体平常处于阴阳相对平衡的状态之中，如果刹那间遭受意外暴力的伤害，无论伤及任何部位，都会引起气血损伤。气血伤，或流失体外，或瘀积体内，或滞留脏腑，或阻塞经络，都会使人体阴阳失去平衡，从而引起一系列症状。若亡血过多，气随血脱则出现危象；若血瘀脏腑会出现该脏腑的特有症状。血阻经络，瘀于皮下或筋肉之间则形成肿胀，出现疼痛、瘀斑和水疱；严重者会阻断经脉引起远端肢体坏死。可见，"气血损伤""瘀血为患"乃是创伤病机的核心。所以古人有"损伤一症，专从血论"之说。气血损伤的基本病理变化是血瘀气滞或亡血过多，其表现或以血瘀为主，或以气滞为主，或以亡血为主，但气和血不能截然分开，临床必须从整体出发，全面分析，气血兼顾，才不致有误。

第八章　整体观念与辨证论治

第一节　整体观念

一、整体观念的内涵

　　整体观念是中医的核心理论，也是平乐正骨的核心观点，其含义不仅指人体是一个整体，而且人与周围环境、宇宙空间亦密切相关。《素问·天元纪大论》说："天有五行御五位，以生寒、暑、燥、湿、风；人有五脏并五气，以生喜、怒、悲、忧、恐。"《素问·五常政大论》说："太虚寥廓，五运回薄，盛衰不同，损益相从。"说的就是人与环境和宇宙空间的关系。这种横向联系称"天人相应"，亦称"天人合一观"。

　　人是一个完整的有机整体，组成人体的皮肉、筋骨、脏腑、经络、气血及各组织器官，在结构上互为一体，不可分割，在功能上相互依存，相互协调，相互为用，相互制约。在正常情况下，由经络沟通，气血输布，阴阳五行调节制约，使整个机体具有统一性和完整性。但是人类在地球上生活，随地球运转，置身于自然界中，与周围环境、宇宙空间则有着千丝万缕的联系。自然界既是人类赖以生存的条件（如生命最基本需要的日光、空气和水），但也是疾病发生的外在因素与条件（如时令气候、昼夜变化、六淫之邪等）。所以人和自然界的关系是对立统一的辩证关系，医圣张仲景比之为舟和水的关系，说是"水可载舟，也可覆舟"，比喻恰当而贴切。

二、整体观念在伤科上的意义

　　整体观念是中医认识疾病的重要方法，也是诊断、治疗疾病必须遵循的重要原则。就目前来说，人体本身是一个尚未被完全认识的"巨系统"，而人居住在地球之上，与周围环境、宇宙空间的关系又密不可分，所以人又是"开放的巨系统"。环境中的高温、寒冷、潮湿，以及其他各种能量物质的作用、社会影响、人的情绪思维等，都与筋骨损伤有着直接或间接的关系。平乐郭氏正骨第五代传人高云峰经常告诫学生："人是一个小天地，牵一发而动全身，局部损伤会出现全身症状。"强调整体观念的重要性。人体无论受到何种原因、何种形式的损伤，都会使气血紊乱、经络受阻，脏腑功能受到影响，出现局部或全身症状，导致阴阳失去平衡，从而使人体这个整体处于"不正常状态"。因此，诊断治疗也必须从整体出发，多方考虑，审症求因，辨证论治，使阴阳平衡，使机体恢复到"功能状态"。

中医这种朴素的、唯物的整体观，说明宇宙间的事物是相互联系、相互影响的，这对我们临床实践兼顾局部与整体，探讨外在因素与内在因素的相互关系以及精神、意识、社会与创伤的相互关系，对正确的诊断治疗疾病、制定安全措施预防事故发生、减少伤亡等均有着积极的社会意义。

第二节　辨证论治

一、辨证论治的内涵

辨证论治是中医的又一基本特点，也是中医认识疾病和治疗疾病的基本原则。辨证论治来源于经验医学，直到《黄帝内经》问世，才有了辨证方法理论，而到了张仲景的《伤寒杂病论》，才确定了辨证立法的原则。目前认为，所谓"辨证"，就是医者运用望、闻、问、切四诊，结合检验、影像、病理等有关科目的检查，把获得的全部资料（包括病因、病史、症状、体征等）进行综合、归纳、分析，从而找出疾病的部位、性质及其本质所在，这一复杂的思维过程即称"辨证"；所谓"论治"，就是根据辨证的结果，确定相应的治疗原则和方法。所以"辨证"是对疾病本质的认识和确定，是治疗疾病的前提；"论治"是治疗疾病的原则和方法。

二、骨伤科辨证方法

中医辨证论治的方法很多，有八纲辨证、六经辨证、卫气营血辨证、三焦辨证、经络辨证、脏腑辨证、病因辨证、气血辨证等。这些方法可以单独应用，也可以联合应用。而创伤病人伤前多为健康常人，鉴于创伤原因复杂，而伤后病机的主要特点是"血瘀气滞"或"亡血过多"等诸症，因此平乐正骨临证常以气血辨证为纲，结合病因辨证和脏腑辨证为主要辨证方法，兼顾其他辨证。

（一）病因辨证

病因辨证是从整体观念出发，来分析所受外力的性质和特点，包括直接外力、间接外力、混合外力，同时还要分析外力的方向、大小，患者受伤时的姿势体位，是自身移动受伤，还是被外来物体所伤。若为后者还应考虑物体的形状、硬度、重量、速度、面积和作用的时间等，然后结合患者的年龄、职业工种、环境条件、体质强弱、所伤部位、伤后时间等（参看病因学），就可辨别轻重缓急，从而确定是软组织损伤或是骨伤，是闭合伤还是开放伤，是单一骨折还是多发骨折，是新鲜伤还是陈旧伤，是病理性损伤还是创伤性损伤，是急性损伤还是慢性损伤。再结合伤员体征和必要的影像学检查结果，就能进一步确定损伤的部位和性质。

（二）气血辨证

平乐正骨认为，气血辨证是伤科辨证的总纲，可用于创伤治疗的各个时期。

1. 损伤初期　损伤初期气血辨证的要点是气滞血瘀和亡血过多引起的局部病变和全身病变。

（1）以伤气为主，常见气滞、气闭、气脱。

①气滞：多发生在扛、抬、端、提重物过程中，屏气用力过猛，或因扭、捩、闪、挫而致伤。临床可见胸胁满闷，疼痛不适，影响转侧和呼吸；或见腰背沉困重着，疼无定处，忽聚忽散，范围较广；或因损伤瘀血阻滞经络而气滞，肿痛并现。治则宜理气止痛，辅以活血通经。

②气闭：多见于创伤之初，虽无合并脏腑损伤和内外大出血，但却因创伤惊吓而出现骤然昏迷。临床生命体征变化不大，多可在短时间内自己清醒，也可经过救治如针刺人中、涌泉等促使其很快清醒。

③气脱：创伤出现气脱，多为危象。原因有：一是大出血引起的气随血脱；二是严重损伤和脏腑损伤而导致的气脱。症见气息微弱，面色白，肢冷汗出，口目微开，手撒遗尿，脉微欲绝，应针对病因紧急抢救。

（2）以伤血为主，主要是伤后瘀血停积。

凡创伤无论是骨伤或是软组织伤，闭合伤或开放伤，或手术伤等，都会导致瘀血。瘀血的轻重和性质与创伤的程度有关。瘀血停留的部位一般来说多在原受伤处，或受伤部位的相应脏腑和组织器官之中。瘀血的危害在于引起局部病变、全身病变和相应脏腑的病变，它不但影响局部损伤的修复，严重者可危及病人的生命。

瘀血引起的局部症状有肿胀，疼痛，瘀斑，水疱等。肿胀为血脉损伤，离经之血瘀于局部，血为有形之物，故"形伤作肿"；肿胀能导致气滞，气为无形之物，故"气伤作痛"；瘀血溢于皮下而引起瘀斑，肿胀严重而张力过大则形成水疱。

瘀血引起全身的一般症状有发热、口渴、尿少、便秘、纳呆等。瘀血严重也可引起血脱。

瘀血在不同部位引起相应脏腑的症状：

①瘀血在头部：轻者见眩晕，头疼，健忘，耳鸣（脑震荡），重者因脑髓瘀阻或见空窍出血，或见昏迷不省人事（脑损伤）。

②瘀血在胸胁：多见肺部症状，如呼吸气短，咳嗽上逆，甚或咯痰带血，胸满闷胀，转侧不利（肋骨骨折）。

③瘀血在脊里：如在颈部，轻者疼痛，头转不利；重者出现四肢瘫痪，呼吸困难，

咯痰无力，身热无汗等。如瘀在腰背，轻者局部肿胀疼痛，活动加重；重者二便闭塞，腹胀如鼓，两下肢瘫痪。

④瘀血在骨盆：多见中满腹胀，小便淋漓，甚或涩滞滴血而不通。

⑤血脱：常见因创伤后人体内外大出血引起，病情紧急，症见面色苍白、神情呆滞、四肢厥冷、全身汗出、脉搏微弱等，需要紧急处理。

有关伤科瘀血的治疗，唐容川在《血证论》中说："凡离经之血，与营养周身之血已睽绝而不相合……急宜用药消除，或化从小便出，或遂从大便出，各使不留，则无余邪为患。"陈士铎在《辨证录》中说："……（创伤）内治之法，必须以活血化瘀为先，血不活则瘀不能去，瘀不去则骨不能接。"平乐郭氏正骨第五代传人高云峰说："肿不消则骨不长，瘀不去则新不能生。"强调伤科瘀血必须用"活血化瘀"之法清除。对于瘀血引起脏腑的某些严重病变，应根据不同情况，采取不同措施，做紧急处理。

2. 损伤中期 瘀未尽去，新骨待生，气血不和，经络不通。证见局部轻度肿胀、瘀斑、隐痛，舌质暗，苔黄或白，脉涩。治宜和营卫，调气血，消肿止痛，接骨续筋。

3. 损伤后期 久病体虚，肝血不足，肾精虚损，脾虚运化无力，表现为肝肾两虚，气血双亏。证见头晕目眩，视物昏花，耳鸣，失眠多梦，腰膝酸软，肢体肿胀，爪甲枯脆，筋脉拘挛，关节不利，舌红，苔少，脉沉细等。治宜培补肝肾，益气养血，强筋健骨。

（三）脏腑辨证

脏腑辨证是根据脏腑的生理功能和病理特点，辨别脏腑病位及脏腑阴阳、气血、虚实等变化，是临床各科辨证的基础，尤其是内伤杂病辨证的基础。平乐正骨认为，伤科疾病多与脏腑关系密切，尤其是肝、脾、肾三脏始终随伤科病情的变化而变化，在伤科的不同时期的辨证施治上起着至关重要的作用。常见病证有：

1. 肝气郁结 损伤之后败血瘀阻于肝，肝失疏泄，气机失调，气血不畅。证见胁痛胸闷，脘腹胀满，情志不舒，妇女月经不调，舌质暗红苔黄，脉弦等。治宜活血化瘀，疏肝解郁。

2. 肝胃不和 损伤之后肝气瘀滞，横逆犯胃，胃失和降。证见胃脘、胁肋胀满疼痛，嗳气吞酸，急躁易怒，不思饮食，舌红、苔薄黄，脉弦等。治宜活血疏肝，理气和胃。

3. 脾胃虚弱 伤后瘀阻脏腑经络，致脾胃失养，运化无力。证见腹胀，纳呆，食欲不振，消化不良，面色萎黄，神疲倦怠，舌质淡，苔薄白，脉虚无力。治宜活血通经，健脾益气。

4. 肝血不足 伤后久瘀，肝失藏血之职，致肝血不足，气机紊乱，气血输布失常。证见头晕目眩，失眠多梦，面白无华，两目干涩，视物模糊，爪甲不荣，肢麻震颤或拘挛，妇女月经量少，色淡，甚至经闭，舌淡苔薄，脉细弱。治宜疏肝活血，益气养血。

5. 肝肾两虚　骨伤中后期，久病必虚，首犯肝肾。证见头晕目眩，视物昏花，耳鸣，失眠多梦，腰膝酸软，肢体肿胀，爪甲枯脆，形体消瘦，舌红，苔少，脉沉细等。治宜培补肝肾，益气养血，强筋健骨。

6. 脾肾阳虚　创伤后期，证见肢体肿胀，沉困乏力，形寒肢冷，骨迟延愈合，面色无华，舌质淡胖，苔白滑，脉沉迟无力。治宜疏肝活血，益气养血。治宜益气养血，温补脾肾。

伤科辨证，从整体出发，结合临床实际，以伤因、气血辨证为主，与经络、脏腑等辨证方法相互参照，综合应用，方可做出正确的诊断。

第九章 治则治法

第一节 治则——平衡为纲

一、顾护脏腑气血共调

气血平衡理论是平乐正骨理论体系的核心。平乐正骨理论认为气血是人体生命活动之总纲，也是伤科病机之总纲。人体是一个有机的整体，局部肢体的损伤可引起脏腑功能紊乱，气血运行失常。气血是人身之至宝，人的生、长、病、老无不根于气血。气血的运行保持着既对立制约又相互依存的动态平衡关系。气血平衡，则机体安；气血失衡，则患生。损伤首犯气血，气血乱则伤病生，伤科疾病的辨证论治核心就是调理气血至平衡状态。平乐正骨在长期的医疗实践中形成了具有鲜明中医特色的"气血共调"平衡论。

平乐正骨强调，气血共调平衡应贯穿于整个治疗过程中，伤科的治则、治法、用药无不与气血相关。轻的损伤如闪伤、牵拉伤等多以伤气为主，气无形，气伤则作痛；较重的损伤如碰撞、跌仆、打击伤等多以伤血为主，血有形，形伤则作肿；严重的复合伤、开放伤多致气血俱伤或亡血过多，气血俱伤则肿痛并见，亡血过多则气随血脱而现危证。伤气能及血，伤血又能及气。治血必治气，气机调畅，血病始能痊愈。血虚者，补其气而血自生；血滞者，行其气而血自调；血溢者，调其气而血自止。治气必治血，血足而气虚自愈，血行而气机自畅。气与血互根互生，必同治而收效。平乐正骨把调理气血、恢复气血之平衡作为伤科之大法。其用药精巧严谨，不拘泥于一方一药，而是辨证论治将祖传经验加以深化发展，对骨折的治疗主张应根据疾病早、中、后三期气血之不同特点辨证立法用药，"破""和""补"各法灵活应用。同时强调慢性劳损以行气为主，急性损伤则活血为先。治疗目标均为调理气血，恢复气血之动态平衡。

（一）创伤早期

创伤早期，肢体受损，筋脉损伤，血溢脉外，瘀血停留，致血瘀气滞。临床上多表现为局部青紫、肿胀、疼痛。瘀不去则痛不止、骨不愈合，治则以活血化瘀、行气消肿止痛为大法。用药以"破"为主，多用较峻之品祛瘀通经，亡血者补而兼行；同时，因气血互根，活血药中必佐以气药以助化瘀之功；肝主血，败血必归于肝，肝受损，轻则连及脾胃传化之道，重则连及心肺，干扰上焦清静之腑，故在活血祛瘀的同时加疏肝理气之品，必能收到事半功倍之效。

（二）创伤中期

创伤中期，瘀未尽去，新骨待生，气血不和，经络不通。患者经初期活血祛瘀治疗后，瘀血尚有残余，气血未完全恢复，肢体筋脉肿痛减而未尽，若继用攻破之药则恐伤及正气，故用药以"和"为主。治宜和营卫、调气血、消肿止痛、接骨续筋。

（三）创伤后期

创伤后期，久病体虚。肝血不足，失于濡养，致筋脉拘急，筋肉失养而身体逐渐消瘦，关节不利；肾精虚损而髓空，骨充养乏源；脾虚而气血生化乏源，气血化源不足又导致脏腑经络功能更加紊乱。同时，因损伤日久，长期卧床，加之不同的固定限制肢体活动，故正气亏虚，筋脉拘挛，关节不利；或血络之中再生瘀滞，虚中有滞，易感受内外因而产生各种并发症，治宜"补"为主，以补肝肾、养气血、健脾益肾、强筋健骨为主，寓补于通，辨证而治，方能取得较好的疗效。

二、筋骨并重

筋束骨，骨张筋，筋与骨的关系颇为密切。在人体中，肌肉收缩产生的力通过肌腱和韧带作用于骨，不同部位的筋通过骨将力进行有效整合，从而产生协调统一的运动模式。因此，筋与骨之协调是保持关节运动动态平衡的基础。筋与骨在结构上密不可分，在功能上相互协调，共同完成人体之运动功能。筋与骨的动态平衡关系体现在伤科疾病诊疗的各个阶段。所以，平乐正骨强调治伤过程中筋骨并重、并用、并治的重要性，要求运用筋骨整体观，对各部位筋骨的平衡关系予以辩证分析，重视筋与骨的相互依存、动态平衡关系，做到二者兼顾、并重，避免厚此薄彼，从而达到优化治疗、减轻损伤、促进康复之目的。对于慢性劳损、退行性病变，平乐正骨主张平时应多做有利于恢复筋骨平衡的功能锻炼，同时在用药上强调筋骨并重、肝肾同治，通过益肝填肾并举，达到养筋壮骨、恢复筋骨平衡之目的。对于急性损伤，平乐正骨强调，一定要把筋伤和骨伤放在同等重要的位置，充分保护软组织；即使是单纯的筋伤或骨折，在开始治疗时也要遵守筋骨并重、平衡的原则，全面兼顾到骨的支撑和筋的约束与动力作用，才能收到事半功倍之效，加速伤科疾病的痊愈。

（一）治骨须护筋，骨病重视调肝、理筋

1. 正骨复位重视用筋、护筋与理筋　　正骨复位要做到筋骨并重。平乐正骨理论认为必须注意以下 3 个环节：

（1）手法整复前，医者应根据患者病史、受伤机制、出血多少、肿胀程度、疼

痛特点、X 线检查等情况判断筋骨失衡的程度，特别强调医者在阅读 X 线片时，不能只局限于 X 线片所显示的骨折图像，还要充分考虑到伤筋在 X 线片上无法显示这个因素。尽量做到对骨折移位可能造成的筋肉损伤状况、筋肉的生理走向、附着点、着力点与方向、伤后筋肉的走向与用力方向的病理变化等了然于心，从而选择正确的拔伸部位、用力方向与力量和有效的整复手法。

（2）手法整复时，着力部位要准确，医者须分工明确，精力要高度集中，注意手下感觉及患者反应，拔伸牵引须恰到好处，手法操作要巧借筋力，干脆利落，做到"快"和"准"，力争一次复位成功，以避免骨折周围软组织发生二次损伤。

（3）手法整复后，重视经筋的自我调节指导和适时的按摩理筋，以舒筋活络、消肿止痛、理筋健骨。平乐正骨理论强调，在使用理筋手法时，动作要轻柔，以不增加患者痛苦为原则，反对采用粗暴手法进行被动活动，认为粗暴的被动牵引及手法按揉将加重筋肉损伤，影响患者康复。平乐正骨擅长使用点、按、推、揉、旋等松筋、活筋、理筋手法，促使跌仆闪挫所致"筋出槽、骨错缝"得到整复、归位。同时，对于慢性劳损性疾病，平乐正骨理论认为理筋手法能解除筋肉痉挛，疏通经络，促进气血运行；强调灵活运用揉药法、理筋法、活筋法、通经活络法等理筋手法疏通气血，通经活络，使气血通则筋骨得养，伤损自复。

2. 固定骨折注意护筋、用筋与调筋

（1）护筋：在骨折固定时要注意筋骨并重，既要固定好骨折，又要注意对筋的保护，避免再次损伤筋肉，以保持骨的营血供给，维护血液循环，保证筋骨的连接与康复。在骨折固定过程中，需从以下几个方面注意护筋：

首先，松紧适当，动静适度。固定不宜过紧或过松，过松不利于骨折稳定，易导致骨折移位，造成筋肉组织二次伤害；过紧则易导致筋脉受损、受阻、气血循行不畅，甚至造成挤压性损伤或肢体筋脉挛缩，甚或肢体远端缺血坏死，严重影响筋的修复和骨的愈合。

其次，开放性骨折切开复位固定时，应选择生物相容性好的内固定材料，尽量保护筋骨的互联关系，顾护筋肉的完整性及血液循环，减少创面暴露时间，将医源性损伤降低至最小限度，从而利于患者早期康复。

最后，在矫正骨折对位、对线时要注意护筋，避免伤筋，最大限度地维护筋对骨的顾护作用和充养作用。

（2）用筋：在固定骨折时，还需从以下几个方面注意用筋。首先，要巧借筋力，达到固定力的平衡，维持骨折对位与稳定；其次，巧用筋力和筋肉适时慢速等长生理舒缩所产生的"肉夹板"效应，维持骨折对位与稳定；第三，巧用筋肉的舒缩活动所产生的自体按摩活筋效应，活血通络，去瘀生新，促进骨折愈合；第四，巧用筋肉的舒缩活动，促进关节功能的康复。

（3）调筋：在骨折固定期间，要适时运用"远取点穴法"以疏通经络，调理经筋，或手法活筋、理筋，调整筋肉张力，充分发挥"筋束骨"的作用，维持筋骨平衡与骨折部的动静力平衡，以利于骨折固定与康复。

3.药物治骨注意疏肝养筋　平乐正骨理论认为，筋与骨在生理上相互依存，在病理上互相影响。骨病必及筋，轻者致张筋无力，筋脉瘀阻；重则筋脱、筋痿、甚至筋脉阻断，骨失所养，筋骨失衡。故在临床治骨同时应重视调肝养筋，注重筋骨相关、肝肾同源之依存关系，在补肾填精壮骨的同时注意补肝调肝强筋。肝血足则肾精旺，骨得所充养；筋强健则骨得所护、所用、所束利，则促进骨之伤病康复。治骨注重疏肝养筋，方能筋骨同治，恢复筋骨之平衡。

（二）治筋须治骨，筋病重视护骨、补肾

1.手法理筋注意护骨　筋主束骨而利关节。筋附着、连属于骨骼，结聚于关节，对骨骼进行约束和连缀，使躯体得以保持相对平衡。筋附着于骨，伴脉而行，生理情况下筋骨互用、动态平衡，一旦外伤暴力、劳损退变、邪气浸淫，使气血运行不畅、筋骨失养，筋之运行状态、解剖结构就会发生变化，致筋弛、筋纵、筋卷、筋挛、筋翻、筋转、筋离、筋合、筋歪、筋走甚至筋脱，从而造成筋骨失衡，筋之约束骨骼和稳定关节的功能减弱甚至丧失，产生骨错缝、骨折、脱位、骨痿等病变。平乐正骨理论强调，运用理筋手法治疗筋病时，医者要静心凝神体会骨关节组织所发生的微细位置变化，及时察觉和整复，注意护骨。尤其是青少年和老年患者治筋时护骨更为重要，前者骨长而未充，充而未强；后者肝肾气血渐亏，骨痿不坚，治筋时若不注意护骨，易造成骨伤，致骨失张筋之职，筋失所依，影响筋患恢复，甚至加重筋伤。

2.药物治筋注意补肾壮骨　平乐正骨认为，治疗筋病须内调外治结合、标本兼治。一方面手法理筋能修复受损筋膜、化瘀通络、解除筋肉痉挛；另一方面，筋病的产生，外与风寒湿邪、外伤暴力相关，内源于肝肾亏损、筋骨失养。肝主筋，治疗筋病固然要补肝养筋，但同时要注意筋骨相关、肝肾同源之依存关系，在补肝同时注意填肾壮骨，肾精足则肝血充，筋肉得养；肾精足则骨骼健，骨健方能张筋。可见，治筋须注意补肾壮骨，方能筋骨同治，恢复筋骨之平衡。

（三）气血为纲，肝肾同治

肝主筋，肾主骨。肝肾同源，精血互生，肝与肾任何一方受损，皆可致肝肾不足，造成筋骨同病。一身之筋有赖于肝血的滋养，筋之用系于肝血的盛衰，只有肝血充盈，才能"淫气于筋"，使筋有所养，筋壮方能束骨利节；肝血旺可以充养肾精，生髓壮骨以张筋；筋骨并健，肢体关节才能正常活动。所以，筋骨相关、肝肾同治是平乐正骨辨证施治遵循的重要原则。强调治筋，在调肝、养肝的同时应补肾壮骨；治骨，在补肾的同时亦需调肝养血以养筋舒筋。

1.伤病早期　瘀阻经脉、血瘀气滞，以治肝调肝为主，兼顾调肾，用药首当调肝活血，使肝得条达，气行血畅，筋骨得养，瘀去骨接筋续；

2.伤病后期　损伤日久气亏血虚、肝肾不足、筋骨失濡，则以补肾壮骨为先，调肝舒筋壮筋并重。在治伤过程中应始终坚持以气血为纲，筋骨并重，肝肾同治，协调平衡。

（四）筋骨互用，动静互补，促进功能恢复

功能疗法是平乐正骨的精髓之一，是筋骨互用平衡论的重要组成部分。功能疗法能活血化瘀、祛瘀生新，加速骨折愈合，并防止筋骨萎缩失用。因而，筋骨并重、科学的功能疗法是促进肢体功能恢复的关键。平乐正骨理论认为，功能疗法应从整复固定后开始，并贯穿于骨伤治疗与康复的全过程。在制订功能疗法计划时，应注意筋骨并重、动静互补。骨位于内，张筋附肉为干，治宜静；筋肉附于外，束骨利关节为形，治宜动。骨静肉动才有利于骨折愈合。动是绝对的，静是相对的，动静结合互补，维持筋骨动静平衡，方能真正实现筋骨互用、同步恢复。一方面，医生要注意调动患者的主观能动性，指导患者及早进行关节邻近部位"筋"的自主活动，活动量和范围由小到大，循序渐进。另一方面，医者运用揉药法、理筋法、活筋法、通经活络法、远取点穴法等按摩理筋法加强患者肢体的被动功能锻炼，促进气血循行。

三、形神共调

平乐正骨认为，形神统一蕴含着人类生命科学的重要原理，在治疗伤科疾病的各个阶段都要充分重视"形"与"神"的关系，二者不可偏废。平乐正骨认为，伤科疾病多以形病为主、形神同病，其病理变化多为形病及神，亦有神病及形者；在伤科疾病的诊断、治疗、预防和养生各个阶段都要充分关注形神之辩证关系，既要观察人的躯体之形变，又要重视人的心理及脏腑机能紊乱之神变，尤其要从二者的相互作用之中全面地认识人的健康和病变。整体辨证以求其本，因证施治以求形神平衡、气血筋骨平衡，促进疾病早日康复。

（一）形神共养，动静互涵

张景岳云："形伤则神气为之消。"伤科患者大多发病突然，病程日久，易致伤、致残，从而会产生不同程度的恐惧、焦虑、抑郁、急躁、悲观等不良情绪。若患者意志薄弱、七情失调，则加重气血内耗，筋骨失濡，不利于伤科疾病的康复，甚至加重病情，危及生命。平乐正骨强调形神统一，形神共养，身心并治。一方面，医者不仅要关注患者形体的治疗，而且还要注重患者的精神调养与心理疏导，使得形壮神调，二者相辅相成、相得益彰。"神明则形安"，调神为治伤的第一要义。医者可通过倾听与疏导相结合的方式，建立医患之间的信任，加强医患合作；每次诊疗时要和患者耐心沟通，了解其内心的痛苦与担忧，消除其不安、恐惧等不良情绪，帮助其树立战胜疾病的信心；通过调养患者的心理健康，促进其形体的恢复，达到调"神"和强"形"

的统一。另一方面，调养形神时要动静结合，刚柔相济；静以养神，动以养形。养形侧重于动，要顺应自然利其形，调摄饮食养其形，运动锻炼强其形，节欲保精固其形；养神侧重于静，要清心寡欲以宁神，怡情益性以畅神，勤于用脑以健神。练形不忘调神，调神不忘练形；形动有助于心静，心静有益于形动。如此，则动静互涵，养形以存神，养神以固形，二者兼顾，形神共养，相得益彰，促进疾病康复。

（二）形神共养，医患合作

现代生物反馈技术证实，生理状态的每一个变化，都伴有自觉或不自觉的精神或情绪状态的相应变化；反之，精神或情绪状态的每一个变化，也都伴有生理状态的相应变化。可见，精神与肉体是一个不可分割的整体。平乐正骨强调形神共养，重视患者在治疗中的能动性，强调身心并重，医患合作。

首先，在临床上应该以人为本，关注生命质量，以患者的利益为出发点。医生治疗的对象是人而不是物，人是万物之灵，有意识，有情感。良性的情志会促进气血畅流，筋骨自濡；而负面情绪则会导致气机不畅，气血失衡，影响康复。伤科疾病的发生往往是突如其来的，猝不及防，给患者的精神上带来很大创伤和刺激，形成较大精神压力。因而，在处理身体局部痛苦的同时，必须根据每个患者的具体情况，解除其精神上的顾虑，使患者正确认识病情，认识到情志因素对身体机能的影响、对康复的影响，使其建立起战胜病痛的信心；并在治疗措施上，尽量避免一切非生理性的约束，尽可能使患者在生活上接近于日常状态，以减轻对患者的心理干扰。

其次，要提高患者配合医生治疗的主观能动性与顺应性，使患者认识到自己才是治疗中的主体与主力，任何医疗措施只有通过患者的内在因素和主观能动性才能充分发挥其作用。在一定的条件下，患者的精神状态和主观能动性对疾病的发生、发展及转归起着至关重要的作用，只有良好的医患合作才能促进疾病早日康复。

四、标本兼顾

分清标本主次、标本兼顾是治疗伤科疾病的首要前提。病有标本，治有先后，但是在临证时病情往往错综复杂，孰轻孰重、孰主孰次亦扑朔迷离。在治疗伤科疾病的过程中，要始终抓住主要矛盾，优先解决主要矛盾，同时兼顾次要矛盾。

（一）急则治标，缓则治本，标本兼顾

1. 急则治标　平乐正骨认为，标病或标证成为矛盾的主要方面时，应以治标作为重点。具体表现在以下两个方面：

（1）急性损伤，标证甚急，可能危及生命。伤科疾病的发生虽以脏腑气血津液为本，但往往因跌仆、闪挫、扭捩、刀刃、坠堕等暴力因素而起，发病突然，病势急迫。此时，患者除以气血瘀滞、筋骨失衡为本外，剧烈疼痛、肿胀、出血，甚至脱血夺气、神志障碍等标证较急、较重，应以治标为主、标本兼顾。如骨盆骨折、股骨骨折、多

发骨折等患者，出血量大，生命垂危，应采取紧急措施，制动、止痛、止血固脱以治其标，待病情缓解、生命体征平稳后，再采用手法或手术整复骨折，恢复筋骨平衡，以治其本。

（2）标病虽不急重，但易于变化，又易治愈，而本病却较稳定，一时难以根治，此时应以治标为主，待标病好转，再以治本为重点。张仲景曰："夫病痼疾，加以卒病，当先治其卒病，后乃治其痼疾也。"如慢性腰肌劳损以肝肾虚损、脏虚络痹、筋弛骨痿为本，证见慢性腰痛迁延难愈；复因岔气或外感风寒，出现腰痛加剧、筋急、筋挛、不能转侧、筋骨失衡等症。虽后发之症属标病，但若不及时治疗，则会步步深入、缠绵难愈，并影响对本病的治疗，所以当先以治标为主，施以理气通经、舒筋解痉之手法，以恢复筋骨平衡，再以养血气、益肝肾、强筋骨之法治其本。

2. 缓则治本　指在病势缓和、病情缓慢的情况下，应针对疾病的根本所在及原因进行治疗。该法多适用于慢性疾病或急性病恢复期，此类疾病多为本虚标实之证。在临床治疗时，应求其本、求其因，以治本为主，本强则标证自愈。如慢性腰痛患者，其本为肾虚，其标为腰部不适、轻度酸痛，施以补肾通络、强筋健骨之法，可以消除其病痛。平乐正骨理论认为，治本之法即所谓釜底抽薪之法，在治疗伤科疾病时只要解决了疾病的主要矛盾，其余矛盾便随之化解。另外，先病为本，后病为标。若后病是在先病的基础上发生且并不急重时，则可先治其先发之本病，后治其后发之标病。比如四肢骨折后期，骨折逐渐愈合，但患者却常并发肢体远端肿胀。审症求因，为损伤日久，脾肾亏虚，水液不运所致，以脾肾亏虚为本，肢体肿胀为标。故治疗应以温肾健脾（治本）为主，辅以行气利水消肿（治标），如此方能标本兼顾。

（二）局部与整体结合，标本兼顾

人体是一个有机的整体，局部疾病是整体病理的具体反映。中医骨伤科内治法独具特色，内服中药等方法一般可以达到疏通气血、强筋壮骨的目的。但在诊治具体伤科疾病时应详审标本、辨证灵活地运用整体观念，正确地处理好标与本、局部与整体的关系。因为伤科疾病的局部症状往往比较突出，如果过分地强调整体，忽略局部损害对整体的潜在影响，则可能会延误疾病的康复。如腰椎间盘突出症，可以运用整体观念，以治本为主，用内服中药调补肝肾，并辅以外敷活血通络止痛膏；但如果椎间盘突出巨大，严重压迫神经，使局部症状成为主要矛盾时，应以减轻局部病理损害为侧重点，考虑局部手法或手术解除压迫。

平乐正骨认为，在诊治伤科疾病时，不仅要重视整体观念，更应注重局部与整体、标与本的辩证关系，根据具体病情辨明标本、主次、轻重。在伤科疾病的发生、发展过程中，局部"邪气"和整体"正气"的矛盾可以互相转化，有时以全身的"本虚"为主要矛盾，有时以局部的"标实"为主要矛盾。当全身气血脏腑亏损为主而伴发局部症状时，当先调理脏腑气血治其本；当局部损害严重、全身情况同重时，应标本兼顾、全身与局部同治；当全身情况稳定而局部损害突出时，应以局部治疗（治标）为主。平乐正骨理论强调，这种基于标本兼顾平衡论的辩证的整体观是诊断、处理伤科疾病的重要原则。

（三）医患合作，标本兼顾

平乐正骨理论非常重视医患合作，强调患者为"本"，医生为"标"。医生治疗应以患者为核心，以患者病情的动态变化为转移，加强与患者的沟通，及时告知患者病情的预后、转归，争取患者最大程度的配合；并结合具体病情从饮食、起居、功能锻炼等方面给予患者正确的指导，帮助患者树立治愈疾病的信心，解除其精神顾虑，促进其早日康复。另一方面，患者也要及时与医生沟通，使医生能及时掌握病情变化，不可讳疾忌医。如此，则能标本兼顾，医患良性互动，促进疾病痊愈。

（四）标本相移，动态审察

疾病变化多端，错综复杂，标本关系不是绝对、静止和孤立的，而是动态变化的，即所谓"标本相移"。随着治疗进程、外在条件、内在因素及正邪力量对比的变化，标本关系也随之发生动态改变。当原来处于主导地位的"本"转化到从属地位时，它可以成为新的"标"；当原来处于从属地位的"标"上升至主导地位时，它可以成为新的"本"。《素问·标本病传论》曰："知标本者，万举万当；不知标本，是谓妄行。"运用"标本兼顾"治则不可以僵化、固守，而要随着治疗进程及内外条件的变化动态观察、判断，及时把握疾病的主次矛盾，以便随着标本的变化对治疗方案做出科学的调整。

五、内外兼治

平乐正骨内外兼治包含两种含义：其一指外伤与内损兼治。筋骨损伤，势必伤及气血，连及脏腑，轻者，骨断筋伤、气滞血瘀，局部肿痛，或致脏腑功能失调；重则内脏、血管等损伤，甚至气脱血脱、阴阳离决、丧失生命。医者必须全面观察和掌握病情，整体辨证，内外兼顾，既治外形之伤，又治内伤之损，方能法到病稳，促进康复。其二指治法。内服药物与外敷药物、外治手法等同用，既用药物辨证施治，又注意以手法等接骨理筋、理筋活节通络。平乐正骨十分强调骨折、脱位的手法复位、推拿理筋治伤，以及用内服药物调理气血，以外敷药物消肿止痛等。

六、动静互补

动静互补是伤科的重要治则。动静互补包括三项基本内容：①适度、适时的"动"可促进损伤修复过程中所必需的"静"（断端稳定）。"动"，通过主动适当的功能锻炼，肌肉有节律的舒缩运动，改善局部血液循环，加速新陈代谢，缓解肌肉痉挛，通利关节，增加协调性。而损伤局部的、早期的、适当的"静"又可颐养筋骨，促进肌肉发挥更佳的"动"效，动静互补、互助、互用，动态平衡，促进疾病康复。②全身的静息、静养，使气血得养，可增强局部的"静"效应，同时可调节、促助局部的"动"效应；而全身的"动"，可促进气血循行，增强局部的"动"效应，同时可调节、促进局部的"静"效应。③形体的外动和心神的内动、形体的外静和心神的内静，互补、互助、互用、协调平衡。形体的功能锻炼和调神、调息结合，形体的静守、静养和精神的宁静相互促进，外静而内动、形静而神动，互助平衡，促进康复。平乐正骨要求在防治伤科疾病的过程中，充分重视"动"与"静"的动态平衡关系。过分强调"动"，忽视制动、静养，或过分强调"静"，忽视功能锻炼，均是片面的。

"动"与"静"是矛盾的统一体，二者互补互用、相互促进。首先，在防治伤科诸疾的各个阶段均应重视动静互补互用、动态平衡关系，鼓励有利的动，限制不利的动；加强有利的静，避免不利的静，二者有机结合，做到动中有静，静中有动，动静互补互用、动态平衡，从而使气血畅流，筋骨得养，关节得以通利，骨折得以修复。其次，治形调神，动静互补。从整体观念出发，将心神层面的动静平衡与形体层面的动静平衡协调互用，重视心理与生理的整体平衡稳定，从而促使患者在形体和心理上全面康复。平乐正骨认为，形体的动静互补、协调平衡固然重要，但是患者的心神活动对伤科疾病的康复也有着重要的影响。伤科患者大多身体活动不便，容易产生自卑、焦虑、烦躁、自暴自弃等不良情绪。因此，医者应充分关注患者心神层面上的动静平衡，培养患者早期进行肢体功能锻炼的主动性和适当锻炼的顺应性。平乐正骨认为，在疾病的康复过程中，患者的精神状态和主观能动性对疾病的康复起着至关重要的作用，应因人而异确定"动"与"静"的量度，兼顾外动与内动、外静与内静的互补互用与协调平衡，制订能充分发挥患者主观能动性的、个性化的动静互补治疗与康复方案。

（一）筋伤动静互补

筋伤是指由各种外来暴力或慢性劳损或风寒湿邪侵袭等因素所造成的肌腱、肌肉、筋膜、腱鞘、韧带及关节部位软骨等的损伤，相当于现代医学的软组织损伤。筋伤因损伤的程度和性质不同而表现各异，或筋急筋挛，或筋痿筋软，或移位或撕裂断裂，络脉随之受伤，血瘀气滞，导致疼痛、功能障碍。筋伤后，需要制动来限制受伤局部的活动（静），以静养续筋抚伤。特别是一些比较严重的筋伤，如肌腱、韧带的断裂及筋急筋挛，必须给予及时的固定，使受损之筋复位，以解除痉挛、减轻疼痛，为筋伤的修复创造有利条件。筋伤的治疗早期宜静，中期逐渐转动，后期以动为主辅以静，使气血畅通，筋肉得养，促进筋伤的修复、愈合。应根据患者伤情、损伤部位、损伤时间等不同，动静互补、协调平衡、互助互用。治疗筋伤应遵从以下原则：

1. 分期论治，动静互补 筋伤早期，应以局部"静"为主，全身"动"为辅；筋伤中后期，应以"动"为主，以"静"为辅，鼓励患者逐渐加强功能锻炼。须注意所谓分期，不是绝对地划分时间段，各期的转换是一个渐进的过程，所以动与静的调适也应是一个渐进的动态平衡过程，须视情况灵活运用。如固定时间过短或应固定而未固定，则可造成相应筋肉松弛、关节不稳或习惯性扭伤、错缝等。如固定时间过长或应锻炼而未进行锻炼，则会造成关节挛缩、肌肉萎缩而影响患肢功能。因此，在治疗筋伤的过程中，"静"（固定的方式、范围、时间）与"动"（锻炼的方法和时间）不是一成不变的，而是依实际情况处在动态平衡之中。

2. 急慢有别，动静互补 急性筋伤多由外来暴力所致，应以"静"制"动"，以免因过早活动而使软组织不能得到完全修复，遗留隐患；慢性筋伤多由劳损所致，应以"动"制"静"，适当的活动可以阻止筋肉退变与痿软失用。

3. 防治结合，动静互补 平乐正骨注重未病先治、已病防变，强调预防重于治疗。筋伤的发生多与职业特点、素体虚弱、过逸少动或活动过度、慢性劳损等因素相关。因此，易患人群应该运用动静互补理论，注意生活中的动静适度与平衡，而预防疾病的发生。如司机久坐，应注意适当运动以防劳损；运动员活动过度，宜注意动静适度以防伤筋。

（二）骨伤动静互补

在治疗骨折、脱位等骨伤疾病的过程中，"动"与"静"相互依赖，相互促进，缺一不可。"静"能使患处合理制动固定、得到休息，静以养阴生新；"动"能促进气血流通、筋骨得养，关节通利而促进康复。应三期辨证，动静互补。

1. 骨折初期 以"静"为主，以"动"为辅。骨折初期即伤后 1～2 周内，骨断筋伤，血脉受损，血瘀气滞，不通则痛，筋骨失用。平乐正骨理论认为，此时应先使筋骨复位，并确保骨折断端有效的固定，以"静"（固定与休养）为主，辅以"动"（肌肉舒缩、健肢活动与神动）。此期"静"的目的：①保证骨折复位良好，并防止再移位；②使骨折处得到充分的静息，以利于损伤修复；③静卧休息，以调养气血，促进骨折愈合。而"动"的目的：①行气活血、消瘀退肿、促进新骨生成；②预防肌肉粘连、萎缩及关节拘挛，促进关节功能恢复。功能锻炼的次数应由少到多，时间由短到长，幅度由小到大，循序渐进，以不影响患处筋骨稳定为原则，切忌进行任何粗暴的被动活动。如此，局部的"静"（固定）与全身的"动"互补互助，有效的"静"（固定与休养）与适当的"动"互补互助，达到动态平衡，形体的"静"与精神的"动"（患者的主观能动性）互补互助，共同促进骨折愈合。

2. 骨折中期 宜动静并重。骨折中期即伤后 3～6 周，此时瘀肿疼痛逐渐消退，但瘀血未尽，新骨始生，骨折处日趋稳定。此期"静"（固定）的目的：①帮助新骨按正常解剖形态生长；②防止新骨断裂，甚至造成再移位。此期"动"（练功）的目的是：行气活血，祛瘀生新，和营续骨，防止局部筋肉萎缩、关节僵硬、深静脉血栓等并发症发生。此期除骨折处肌肉的舒缩活动外，还可逐渐进行骨折上下关节的活动，但动作应轻缓，活动范围应由小到大，活动方式与量度以不影响有效固定为度。如前臂骨折，此期可以做腕、肘关节屈伸活动，还可做握拳运动，但不可做旋转活动。

3. 骨折后期 以"动"为主，以"静"为辅。伤后 7～10 周，骨折多已临床愈合，外固定多已解除。此时，筋骨虽长而未坚，如"动"过度，易引起新骨断裂；肌肉筋腱有不同程度的萎缩、粘连，关节功能尚未完全恢复，又需加强患肢功能锻炼及全身的活动，以促康复。故此期应以"动"为主，以"静"为辅，动静互补互用，维持动态平衡，共同促进疾病康复。此期"动"的目的：①尽快恢复患肢的肌力和关节功能，使未坚之筋骨劲强，逐渐恢复筋骨的力学结构；②加强全身气血循行，促进机体全面康复。此期"静"的目的是防止肢体负荷过度，预防再骨折。此期，上肢骨折患者，应以关节的灵活度锻炼为主；下肢骨折患者则应以负重行走锻炼为主，但均须遵循循序渐进的原则，即活动范围由小到大、速度由慢到快、力度由轻到重、时间由短到长等，不能急于求成。

七、防治结合

平乐正骨强调养骨为先，疾病的发生与正邪双方密切相关。邪气是各种致病因素的总称，是疾病发生的重要条件；正气是人体的机能活动和对病邪的抵抗力，以及维护健康的能力，是决定筋骨健康的内在因素，是疾病发生的内在原因和根据，故《素问》曰："正气存内，邪不可干。"因此，平乐正骨养骨思想认为筋骨疾病应重视未病先防，当以增强正气、避其邪气为原则，正如《素问·上古天真论》所云："上古之人，其知道者，法于阴阳，和于术数，食饮有节，起居有常，不妄作劳，故能形与神俱，而尽终其天年，度百岁乃去。"

既病防变，防治结合，做到防中有治、治中有防。预防时，不能截然和治疗分开；治疗时，亦不能截然和预防分开。往往是此阶段的治，寓下阶段的防；下阶段的防，又为了此阶段的治。

疾病愈后，再次重新发作，或因于复感新邪，或因饮食致复，或因过度操劳而作，或病后滥施补剂、或药物调理失当、或起居失常而发等。因此，病后防复时，则以防为主，兼夹治疗，强调病后慎避外邪、节饮食、适劳作的重要性。同时，在预防中可运用一些治疗手段，如对于脾胃久虚患者可服加味补中益气丸健脾强胃，预防气血失衡等。

第二节 治法

人体是一个有机的整体，其正常生命活动依赖于气血、脏腑、筋骨、经络等维持。《正体类要》序云："肢体损于外，则气血伤于内，营卫有所不贯，脏腑由之不和，岂可纯任手法，而不求之脉理，审其虚实，以施补泻哉。"说明肢体外伤后气血必乱，筋、骨、皮、肉、脉的损伤则内动于脏腑，导致内在气血、营卫、脏腑功能失调。因此，治疗损伤，必须从机体的整体出发，内外兼治，才能取得良好的效果。

平乐正骨治法是在气血辨证的基础上，结合病因辨证、八纲辨证与脏腑经络等辨证而确定的。整体辨证、内外兼治、标本兼顾是其核心和总则。常见治法有：

一、药物疗法

（一）内治法

1. 创伤药物疗法

（1）攻下逐瘀法：适用于损伤早期蓄瘀，大便不通、腹胀拒按、苔黄、脉洪大而数的体实患者。临床多应用于胸、腰、腹部损伤蓄瘀而致阳明腑实证，常用方剂有大承气汤、桃核承气汤、血肿解汤，或鸡鸣散加减等。

攻下逐瘀法属峻下法，常用苦寒泻下药以攻逐瘀血，通泄大便，排除积滞。药效峻猛，对年老体弱、气血虚衰、有宿疾或亡血者，妇女妊娠、经期及产后失血过多者，应当禁用或慎用，而宜采用润下通便或攻补兼施的方法，方剂可选用六仁三生汤、养血润肠汤加减。

（2）行气活血法：也称"行气消瘀法"，是损伤早期最常用的一种治疗方法，是在活血祛瘀类药中加入行气类药，以收理气活血、消肿止痛之功。适用于因损伤后气滞血瘀，局部肿痛但无里实热证，或有某种禁忌而不能猛攻急下者。

常用的方剂有以消瘀活血为主的桃红四物汤、活血四物汤、复元活血汤、活血祛瘀汤或活血止痛汤等方；以行气为主的柴胡疏肝散、复元通气散、加味行气饮或金铃子散等方；以及活血祛瘀、行气止痛并重的血府逐瘀汤、活血疏肝汤、膈下逐瘀汤、顺气活血汤等方。临证可根据损伤的不同，或重于活血化瘀，或重于行气止痛，或活血行气并重。

此法属于消法，具有消散和消破的作用。行气活血方剂一般并不峻猛，如需逐瘀通下，可与攻下药配合。对于素体虚弱或年老体虚、妊娠产后、月经期间、幼儿等不宜猛攻破散者，可以四物汤加穿山甲治之。

（3）清热凉血法：包括清热解毒与凉血止血两法。适用于跌仆损伤后热毒蕴结于内，引起血液错经妄行，或创伤感染，邪毒侵袭，火毒内攻等证。常用的清热解毒方剂有解毒饮、五味消毒饮、龙胆泻肝汤、普济消毒饮；凉血止血方剂有四生丸、小蓟饮子、十灰散、丹栀逍遥散、犀角地黄丸等，后者是用寒凉类药物，以达凉血止血目的，但血有寒凝温通之性，故常配用活血祛瘀类药物，以达凉而不滞，止血而不留瘀之功。

清热凉血法属清法，药性寒凉，须量人虚实而用，凡身体壮实之人患实热之证用清热凉血。若身体素虚，脏腑虚寒，饮食素少，肠胃虚滑，或妇女分娩后有热证者，均慎用。《疡科选粹》云："盖血见寒则凝。"应用本法应注意防止寒凉太过。在治疗一般出血不多的疾病时，常与消瘀和营之药同用；如出血太多时须辅以补气摄血之法以防气随血脱，可选独参汤、当归补血汤，必要时须结合输血、补液等疗法。

（4）通窍祛瘀法：是用辛香开窍、活血化瘀、镇心安神的药物，以治疗跌仆损伤后气血逆乱、气滞血瘀、瘀血攻心、神昏窍闭等危重症的一种救急方法。适用于头部损伤或跌打重症神志昏迷者。神志昏迷可分为闭证和脱证两种，闭证是实证，治宜开窍活血、镇心安神，常用方剂有逐瘀护心散，或用加味通窍活血汤加减；若伴发热抽搐，躁动不安者，可用活血清心解痉汤以祛瘀清心，息风止痉；若颅脑损伤，头痛头晕，恶心呕吐，烦躁不眠或嗜睡，当祛瘀清肝，理气化痰，利湿宣窍，方用利湿清肝祛瘀汤加减。脱证是虚证，是伤后元阳衰微、浮阳外脱的表现，治宜固脱，忌用开窍。

头部损伤等重证，若在晕厥期，主要表现人事不省，常用方剂有黎洞丸、夺命丹、三黄宝腊丸、苏合香丸、苏气汤等。复苏期表现眩晕嗜睡、胸闷恶心，则须息风宁神佐以化瘀祛浊，方用复苏汤、羚角钩藤汤、桃仁四物汤加减。息风，可加石决明、天麻、蔓荆子；宁神，可加菖蒲、远志；化瘀，可加郁金、三七；去浊，可加茅根、木通；降逆，可加法夏、生姜等。恢复期表现心神不宁、头晕头痛，宜养心安神、平肝息风，用镇肝息风汤合吴茱萸汤加减。若热毒蕴结筋骨而致神昏谵语、高热抽搐者，宜用紫雷丹合清营凉血之剂。

开窍药走窜性强，易引起流产、早产，孕妇慎用。

（5）利水逐瘀法：亦属下法，是在活血逐瘀类药中，加入大剂量利水类药，以加强逐瘀消肿的功效。适用于损伤早期，伤后肢体严重肿胀，按之硬而顶指，甚则起大量水泡，寸口脉或趺阳脉触不清，甚或肢末发凉，乃瘀血停聚，气机受阻之急症。常用方有加味血肿解汤或四物苓前汤。多配合外敷药和其他救急措施，严密观察，以待转机。

（6）益气化瘀法：属于攻补兼施的治法，即用补气和祛瘀两类不同性质的药物，以收补而行之和攻补兼施的功效。以大剂补气类药为君，以补气摄血，扶正固本；佐以行气祛瘀药，使补而不腻，补不留瘀助邪。适用于创伤早期皮肉破损出血较多，或虽皮肉完整而内出血较多，或虽出血不多而年老体弱、素体不健，伤后出现面色苍白、烦躁、冷汗、脉细数而微或芤者，以补而行之。常用方剂有：加味独参汤、参苏饮等。若汗出四末厥冷，倦怠嗜睡，脉微欲绝，乃亡血及气，阳气欲脱，急投参附汤回阳救逆；若烦躁，口渴，脉细数，乃亡血津伤，当用生脉饮益气生津。在服药的同时，应抓住时机，及时处理伤口，并及时运用输血、输液等抢救措施。

（7）理气止痛法：重用理气通经之品，佐以活血祛瘀药物，以达疏通经络、理气止痛之功效。适用于急性损伤之腰骶或胸胁闪扭，隐隐作痛，呼吸和咳嗽掣引疼增，俗称岔气，创伤激扰气机、壅而不畅之证。常用方有复元通气散，或补肾止痛散加减。

（8）疏肝和胃法"是在活血和营的基础上，重用疏肝理气之品，以达疏肝理气、和胃降逆、调理气血、消痛生新之目的。适用于损伤中期，肝失调达，胁肋满闷，腹胀，纳呆，或初伤胸胁满闷，呼吸引疼者。常用方有加味柴胡疏肝散，或加味橘术四物汤。

（9）通经活络法：适用于损伤中期，肿胀疼痛减轻，而局部呈现青黄色瘀斑，瘀血留滞于筋肉腠理之间，经络不畅；或虽为初伤，损伤较轻，肿痛不甚者。常用方活血灵汤加减，上肢加羌活、桂枝；下肢加牛膝、独活；胸胁加青皮、桔梗；腰部加地龙、小茴香，或用通络舒筋汤加减。

（10）调气活血法：适用于损伤早期，大便虽通而尚有腹胀，瘀滞减而肿痛未尽者。常用方有活血通气散，或调中和血汤加减，也可用和营通气散。

（11）和营止痛法：适用于损伤中期，虽经消下等法治疗，但气滞血瘀、肿痛尚未尽除而继续运用攻下之法又恐伤正气，影响生新者。常用方剂有和营止痛汤、橘术四物汤、定痛和血汤、七厘散、和营通气散等。

（12）活血接骨法：是在和法的基础上发展起来的，适用于损伤中期骨位已正，筋已理顺，筋骨已连接但未坚实，瘀肿渐趋消散但未尽除者。瘀血不去则新血不生，新血不生则骨不能合，筋不能续，所以使用接骨续筋药，佐活血祛瘀之药以活血化瘀、接骨续筋，以达去瘀生新、接骨续筋目的。常用方药有三七接骨丸、内服接骨丹、接骨紫金丹等。兼有疼痛者，配用养血止痛丸，或服用新伤续断汤加减。

（13）舒筋活络法：主要使用活血与除风通络药，再佐理气药，以宣通气血，消除凝滞，增强舒筋通络之功效。适用于损伤肿痛缓解后而有瘀血凝滞、筋膜粘连的伤筋中期，或兼有风湿，或受伤之处筋肌发生挛缩、关节屈伸不利等症。常用方剂有舒筋活血汤、蠲痹汤、独活寄生汤等。

（14）补益气血法：是使用补气养血药物，使气血旺盛以濡养筋骨的治疗方法。凡外伤筋骨，内伤气血以及长期卧床，出现气血亏损、筋骨萎弱等证候，如创口经久不愈，损伤肿胀时久不消等，均可应用本法。补气养血法是以气血互根为原则，临床应用本法时常需区别气虚、血虚或气血两虚，从而采用补气为主、补血为主或气血双补。损伤气虚为主，用四君子汤；损伤血虚为主，用四物汤；气血双补用八珍汤或十全大补汤。气虚者，如元气虚，常投以扶阳药补肾中阳气，方选参附汤；中气虚，方用术附汤；卫气虚，用芪附汤；如脾胃气虚，可选用参苓白术散；中气下陷，用补中益气汤。若气血虚损，创口日久不愈，脓液未尽，补益气血需与清热解毒法并用，以扶助正气，托毒外出，可在补养气血的基础上合用五味消毒饮、透脓散。对损伤大出血而引起的血脱者，补益气血法要及早使用，以防气随血脱，方选当归补血汤，重用黄芪。

使用补养气血法应注意补血药多滋腻，素体脾胃虚弱者易引起纳呆、便溏泄，补血方内宜兼用健脾和胃之药。阴虚内热肝阳上亢者，忌用偏于辛温的补血药。此外，若跌仆损伤而瘀血未尽，体虚不任攻伐者，于补虚之中仍需酌用祛瘀药，以防留邪损正，积瘀为患。

（15）补益肝肾法：凡骨折、脱位、筋伤的后期，年老体虚、筋骨萎弱、肢体关节屈伸不利、骨折迟缓愈合、骨质疏松等肝肾亏虚者，均可使用本法加强肝肾功能，养血填精充髓，加速骨折愈合，增强机体抗病能力，以利损伤的修复。肝主筋，肾主骨，损伤筋骨必内动于肝肾，故欲筋骨强劲必求之于肝肾。

临床应用本法时，应注意肝肾之间的相互联系及肾的阴阳偏盛。肝为肾之子，《难经》云："虚则补其母。"故肝虚者也应注意补肾，养肝常兼补肾阴，以滋水涵木。肝虚肾阴不足，或损伤久不康复，常以补血养肝为主，滋肾为辅，常用的方剂有壮筋养血汤、生血补髓汤。肾阴虚，用四物汤合左归丸；肾阳虚，用四物汤合右归丸；筋骨痿软、疲乏衰弱者，用健步虎潜丸、壮筋续骨丹等；阴虚火旺，可用知柏地黄汤加味或大补阴丸，滋阴降火；肾阳虚，用金匮肾气丸；若气阴两虚，可用六味地黄汤合四君子汤或补中益气汤。在补益肝肾法中参以补气养血药，可增强养肝益肾的功效，加速扭伤筋骨的康复。

（16）调补脾胃法：适用于损伤后期，耗伤正气，气血亏虚，脏腑功能失调，或长期卧床缺少活动，而导致脾胃气虚，运化失职，饮食不消，四肢疲乏无力，肌肉萎缩；或懒言少食，肢体虚肿，按之陷指，骨折愈合迟缓。因胃主受纳，脾主运化，补益脾胃可促进气血生化，充养四肢百骸，本法即通过助生化之源而加速损伤筋骨的修复，为损伤后期常用之调理方法。常用方剂有补中益气汤、参苓白术散、归脾汤、健脾养胃汤等。

（17）温经通络法：适用于损伤后期，骨折虽愈，但筋肉僵凝，疼痛，关节活动不利，遇寒则疼增；或阳气不足，腠理不固，风寒入侵，血脉痹阻不宣，气血运循不畅，遇气候变化则局部症状加重的陈伤旧疾的治疗。本法属温法，血喜温恶寒，寒则涩而不流，温则流行通利。温经通络法用温性或热性药祛风、散寒、除湿，并佐以调和营卫或补益肝肾之药，以求达到驱除留注于经络骨节之风寒湿邪，使血活筋舒，关节滑利，经络通畅。常用方剂有独活寄生汤、养血止痛丸、麻桂温经汤、麻黄附子细辛汤、大活络丸、小活络丸、乌头汤等。

（18）益气滋肾、养血通经法：适用于脊柱骨折并督脉受损。肢体瘫痪后期，全身情况好者，可采用本法治疗。

"形不足者，温之以气；精不足者，补之以味。"即形不足者，宜用甘温味薄气厚之参、芪等补气类药物，以补气养形；精不足者，即肾精不足，肾精亏损，不但可用熟地、枸杞子、山萸肉之类味厚滋补之品，还可用血肉有情之品如龟板、鹿角胶、鹿茸等，以补精充髓。常用方剂有补阳还五汤加首乌、枸杞子，或黄芪桂枝五物汤加首乌、枸杞子、土元、川断、骨碎补、五加皮。小便稠黄者，加萆薢、金钱草、栀子、木通；小便不禁者，加益智仁、桑螵蛸、乌药；大便秘结者，加火麻仁、肉苁蓉。

（19）补肾壮骨法：适用于骨折时间较长，虽骨折对位对线都好，全身情况也可，唯骨折愈合迟缓（超过 3 个月），或久不愈合。此乃肾精亏损，髓不养骨，可在有效固定情况下，服用补肾壮骨剂，方用特效接骨丸。

（20）固肾涩精法：适用于损伤日久，全身情况可，唯夜梦遗精，患肢皮肤干涩，手或足皮肤粗糙，甚或出现白色裂痕，或虚肿陷指，骨折愈合迟缓。此乃肾虚精关不固，可用固肾涩精法。方用金锁固精丸、锁阳固精丸，或知柏地黄丸加锁阳、龙骨、牡蛎、川断、骨碎补。

以上治法在临床上应用时都有一定的规律，对特殊病例须仔细辨证，正确施治，不可拘泥规则或机械分期。

2. 骨病药物疗法　骨病是某些非创伤性骨疾病的统称，其病因复杂，各不相同，有因热毒郁积，有因正虚邪侵，有因先天禀赋不足，复加情志内伤，或有顽痰结聚，故其治法较之创伤复杂得多。须根据不同病症、体质强弱、病程长短、寒热虚实，辨证施治。遵循"寒者热之""热者寒之""虚者补之""损者益之""留者攻之""结者散之"的治则，寒邪顽痰结聚者，温通逐破之。具体治法有：

（1）清消散结法：包括八法的清法和消法，是用清热和消散类药物，使疾病消散于早期，为最理想的治疗方法。对骨病初起，正盛邪实，应把握时机，依其病情，投以重剂，尽量使之消散。具体又有以下几种治疗方法。

①热解毒法：是骨痈疽的基本治法，是利用清热解毒类药物，以清除热毒，清除热邪，祛散火毒。适用于热毒郁积，或瘀血化热，或破伤感染，热毒内攻、腐肉、蚀骨、灼髓，而见红肿热痛、发热口渴、舌红苔黄、脉数等。常用方剂有解毒饮、五味消毒饮，或仙方活命饮，前方功专清热解毒，后者兼活血消散。若大便秘结者，可加大黄、芒硝以荡涤实热；若为外伤引起者，可加丹皮、丹参等活血凉血药；若见高热、烦渴、舌绛、脉洪数，可加生石膏、生地黄、玄参、丹皮以防热毒攻心；若高热神昏、谵语，乃热毒内陷，当用清营凉血药，方用清营汤加减，或加服安宫牛黄丸、紫雪丹等；若骨痈疽时日较久，不热，但肿胀较甚，可在清热解毒基础上，重用利水药，可用骨炎汤加减。

②清化湿痰法：本法是利用清热化痰类药物，以清化皮里膜外郁结的痰湿之邪。适用于骨痨早期，关节隐痛，夜眠惊痛，可用柴胡橘半汤。若有骨蒸，潮热，盗汗，两颧潮红，脉细数，乃阴虚火旺，可用秦艽鳖甲散，或清骨散，或骨痨汤加减，或丹溪大补阴丸加西洋参、麦冬、五味子，养阴清热；若出现气血虚亏征象者，可用八珍骨痨汤加减。

③温阳散结法：是用温通经络类药物，以温经散寒，化痰通络，使郁结凝滞之阴寒顽痰得以消散，即《黄帝内经》"寒者热之""结者散之"的治法。本法适用于病程日久，关节漫肿不消、不红热，周围肌肉萎缩，形体消瘦，舌淡苔白，小便清长，脉

沉细之阳虚阴寒、顽痰壅滞经络筋骨、血凝气滞证。常用方有阳和汤加减，辨证灵活应用。

④逐瘀散结法：本法是利用逐瘀消肿、祛痰散结和软坚化积类药，以达到祛瘀结，化顽痰，散积聚，即《黄帝内经》"坚者削之""结者散之""留者攻之"的治疗方法。

临证可根据病情、体质等，与下法、消法、补法配合使用，或交替运用。凡一切无名肿块，痰邪郁滞筋骨、经髓，均可采用本法辨证治疗。常用方剂有二陈汤加姜黄、土元、三棱、莪术。颈部，加昆布、海藻、夏枯草；腹部，加香附、灵脂、蒲黄，或用丹参苓术汤加减。发热者，加葛根、柴胡；疼痛者，加三七、乳香、没药。若肿瘤行放疗、化疗期间，白细胞和血小板减少，可用当归鸡血藤汤，以增强机体耐受能力。

（2）托里解毒法：是用补气血药佐以清热解毒药，以达扶正祛邪，托毒外出，防止邪毒内陷之法，为补消兼施的治法。适用于疮疡时日较久，邪盛正虚，疮形平坦，漫肿不消，难腐难溃，正虚无力托毒外出者。《外科精义·托里法》云："脓未成者使脓早成，脓已溃者使新肉早生；气血虚者托里补之，阴阳不和者托里调之。"临证又分托里透脓法和托里排毒法。

①托里透脓法：适用于正气不振，邪气盛，漫肿不热或微热，肿而难溃者。常用方剂有托里透脓汤、代刀散、透脓散。这三方适用于痈疽已成未溃而正气不足者。若疮疡日久，不肿不溃，神疲肢冷，脉沉微弱，舌淡苔白，小便清长，可用《医宗金鉴》神功内托散以温补气血，托里透脓。临床运用本法应注意不宜应用过早，若正邪俱盛，正邪相搏，焮热红肿尚存者不宜用，以防助邪内陷。

②托里排毒法：本法为利用益气补血类药物，托毒外出的治法，适用于痈疽已溃，正气虚弱，毒邪尚盛，坚肿不消，正气无力托毒外出，或痈疽溃后脓液稀少，神疲，身热，面色无华，脉数而弱，可用托里消毒饮。该方为十全大补汤去阴腻之熟地、燥热之肉桂，加金银花、白芷、桔梗、皂刺，透毒外出，共奏托里排毒之攻。

（3）温补气血法：是用滋补类药，扶助正气，祛邪生新，促使疾病痊愈，即《黄帝内经》"虚者补之"的治法。

本法适用于痈疽后期，脓毒外排，邪势已去，正气虚弱，脓水稀薄，疮口不敛；或骨病行病灶清除术后，邪毒锐减，元气亦伤，神疲乏力；或肿瘤行化疗、放疗期间，体弱不支者，均可采用本法。临症应用时，可视疾病性质、病程长短、体质强弱，辨证选用补益气血法、益气养阴法、滋补肝肾法、培补脾胃法。

①补益气血法：本法是利用补益气血类药物治疗痈疽日久，气血亏损，神疲乏力，形体瘦弱，舌淡苔白，脉沉细无力病证。常用方剂有人参养荣汤、十全大补汤，可酌情加薏苡仁、蒲公英、金银花等。

②益气养阴法：本法是利用益气生津类药物，治疗痈疽日久，热邪久留，耗津伤液，潮热盗汗，口干不渴，或渴而不能饮，舌淡红无苔，脉细数无力等虚热病证。常

用方剂有加味生脉饮、圣愈汤、左归饮等。

③滋补肝肾法：本法是利用补肝肾类药物，治疗骨病日久，或手术、化疗、放疗后，正虚不振，肝肾亏损，倦怠、体弱、腰膝酸软、畏寒肢冷等症，用以扶助正气，鼓动肾阳，以扶正抗邪，常用益气补肾汤，或加味金匮肾气丸（汤）。

④培补脾胃法：本法是利用健脾益气和胃类药，治疗痈疽日久，骨病术后，久卧病床，或行化疗、放疗后，脾运失司，胃纳不振，当用培补脾胃法，以增强脾胃运化功能，扶助正气，增加抗邪能力，以利病情转归。常用四君子汤、香砂六君子汤、补中益气汤、加味归脾汤、加味理中汤等。

总之，骨病初期宜"消散"，中期宜"托里"，后期宜"温补"。但骨病复杂多变，多需数法配合运用。结痰凝聚者，祛散之；寒湿阻滞者，温利之；气血凝滞者，行之、活之。还可按部位加减，肿在上者宜"汗"，肿在下者宜"利"，肿在中者宜"行气"，皆可临证加减，灵活运用。

3. 伤科杂症药物内治法　伤科杂症是指非创伤性的而又非上述骨病范畴的一类筋骨病，如劳损退化、风湿痹证等。多因五劳所伤，正虚邪侵所致。此类疾病病情复杂，临证应根据病因、病情、体质、病程久暂，辨证选用相应的方药治疗。

（1）祛风通痹法：适用于风、寒、湿邪侵袭人体后引起的一些疾病。本法包括温法、汗法、散法、清法、补法等治法，用药多偏辛温、燥热，对有阴血不足，或阴虚有热者慎用或加辅佐药物，以免辛燥伤阴。另外，还应根据患者体质强弱、病程长短、风寒湿邪之偏重、是否夹热等，辨证选用。

①发散通痹法：即利用辛温发散、祛风除湿类药物，以治疗风湿初侵，病邪表浅，痹阻经络，关节不利，肢体酸楚，或疼痛游走不定的风痹证。发散通痹法属于汗法、散法范畴，即《黄帝内经》所谓"其在皮者，汗而发之"。本法用药多为辛热温散类，宜微汗，使风湿之邪随汗而解；不宜大汗，以免汗出而湿邪留滞。临床应根据病情，辨证选用相应方药。常用方剂有羌活胜湿汤、九味羌活汤、防风汤等。

②温阳除湿通痹法：也可称"温阳除湿祛风法"，采用温经通络、健脾利湿、辛散祛风类药物，治疗湿邪侵袭，留滞肌肤关节，气血痹阻不畅，肢体或周身酸楚重着、疼痛不移、阴雨加重，舌淡苔白腻、脉沉缓的湿痹证。本法属温法、散法范畴，药物多偏温燥，对阴津不足或湿邪化热者，治当慎用或兼顾滋阴，以免燥热耗伤津血。常用方剂有加味防己黄芪汤、薏苡仁汤、加味麻杏苡甘汤、加味升麻白术汤、利湿除风汤、加味肾着汤等。

③温经散寒通痹法：也称"温经散寒祛风法"，采用辛热、温散祛风类药物，以治疗寒湿风邪痹阻，达到温经通络、祛散风寒、宣通痹阻之目的。适用于痹证或损伤后期，风、寒、湿邪侵袭，肢节冷痛、遇冷痛增、得热则舒的寒痹证。本法属于温法，即《黄帝内经》"寒者热之""结者散之"的治法，常用方剂有益气、温经、祛寒、疏风

的加味乌头汤，即乌头汤加羌活；温经、活血、疏风的麻桂温经汤；温经、散寒、祛风除湿、益气通络的加减乌头通痹汤；治疗损伤后期风、寒、湿邪侵袭，或陈伤旧损，瘀血内留，复感外邪的寒湿型血痹证的大红丸加减；治疗寒型顽痹的顽痹寒痛饮；治疗寒湿痹阻腰疼的加味术附汤、加味肾着汤；治疗宿伤留瘀，复感外邪，温经祛寒，行瘀通络，疏风的宿伤拈疼汤、小活络丹和祛瘀通络宣痹止痛的身痛逐瘀汤。

④清散湿热通痹法：也可称"清散湿热祛风宣痹法"，采用辛凉祛风、清散湿热类药物，以达到清湿热、祛风邪目的，用以治疗湿热痹阻经络之热痹，症见肢节灼热，伸屈不利，遇凉痛减，甚或发热心烦、口渴、小便短赤，舌红苔黄腻，脉濡数。本法属清法、散法范畴。常用方剂有清热除湿祛风的白虎苍术羌活防风汤；清热除湿、祛风通痹的加减木防己汤；清热解毒、祛风除湿、活血通络、益气养血的历节清饮；清利湿热、宣通经络的宣痹汤。

⑤益气养血除风通痹法：是采用补益气血、通络、祛风除湿类药物，以治疗证日久，气血亏损，或气血虚弱，风寒湿邪乘虚入侵；或损伤后期，气血虚弱，复感外邪所引起的肢节疼痛、屈伸不利等症。本法包括八法中的温、补、散法，常用方剂有：治疗痹证缠绵，反复发作，或气血虚弱，肝肾不足，风寒湿邪久留不去的独活寄生汤；益气和营通痹的加味黄芪桂枝五物汤；益气养血、温经祛风除湿的三痹汤；益气活血、温经通络、祛风除湿的大防风汤；益气活血、温经祛风的蠲痹汤；益气养血、通经活络的顽痹尪羸饮等。

（2）补益通络舒筋法：即以温补法治其本，佐以消散治其标。采用补气血、滋肝肾类药配以通经活络、舒筋止痛类药，用以治疗劳损类或兼有轻度闪扭，或损伤后期并发的一些骨关节疾病。补益通络舒筋法，含有温、补、消等法。

此类疾病多为气血虚损，肝肾不足，或积劳成疾，或闪扭诱发；或损伤日久，伤病虽愈，正气已虚，或陈伤宿疾，经久不愈。宗《黄帝内经》"虚者补之""劳者温之""损者益之"的方法以治其本，佐以通经活络、舒筋止痛以治其标。临证根据气、血、肝、肾虚之孰轻孰重和邪之深浅盛衰，分别选用下列方法治疗。

①益气通经活络法：是以补气类药物为君，佐以通经活络舒筋类药物，用于治疗劳损，中气虚弱，四肢倦怠无力，腰膝酸痛，遇劳加重。本法属于温法、补法范畴，常用方剂有：治劳伤而中气不足，腰膝酸软，漫痛倦怠，遇劳痛增，休息痛减之加味补中益气汤（丸）。腰痛或下肢痛，可加黑狗脊、小茴香、独活、川牛膝；若为老年性骨质疏松引起的腰痛，可加川续断、骨碎补；上肢或颈肩部痛，可加片姜黄、威灵仙、葛根。治疗劳损气虚，颈、肩、背及上肢疼痛麻木之加味神效黄芪汤，即原方加片姜黄、葛根、羌活、防风。益气温经和营之加味黄芪桂枝五物汤，即原方加独活、香附。治疗股骨头坏死的益气活血、滋肾养骨的益气活血养骨汤。

②肾养肝通络法：《黄帝内经》云："精不足者，补之以味。"故本法是采用熟地、

枸杞等味厚之品，或鹿角胶、龟板、鹿茸、紫河车等血肉有情之品，以补肾填精。该法属于补法，用以治疗肝肾不足引起的腰膝无力，筋骨痿软；或肝肾不足，复感外邪的腰膝酸软疼痛，步履艰难。常用方剂有：治疗肝肾不足，气滞之习惯性关节脱位的加味补肾壮骨汤；治疗肾虚腰痛的壮腰健肾丸；补肾养肝，通经祛风的健步虎潜丸。

③补脾益胃通络法：本法是采用黄芪、白术等味薄气厚之品，以培补脾胃。适用于治疗四肢倦怠无力，肌肉痿软，甚则吞咽困难的进行性肌无力，以及肌营养不良之类的疾病。本法属于补法，即《黄帝内经》"虚者补之"和"形不足者，补之以气"的治法。根据《黄帝内经》脾主肌肉、四肢的论述，脾胃虚损，中气不振，常累及其他脏器，治当补脾益胃，强筋健力，方用健脾益气强筋壮力汤。

④健脾利湿消肿通络法：本法是采用健脾燥湿、利水类药物，以治疗中气不足、下肢虚肿，关节积液类病症。本法属于消法范畴。常用方剂有治疗膝关节积液的加减利湿消肿汤。肿痛较重者加三棱、莪术；液消肿退后，加山萸肉以巩固；红肿热痛者，加金银花、连翘、丹皮、大黄，或用加减蠲痹消肿汤；上肢加羌活、桂枝、嫩桑枝；下肢加木瓜、独活、川牛膝；红肿加生石膏、知母、薏苡仁、蒲公英；疼剧加乳香、没药、全蝎。也可用《金匮》防己黄芪汤加薏苡仁、萆薢、猪苓、茯苓，红肿发热者加连翘、丹皮。

（二）外治法

"外治之理，即内治之理，外治之药亦即内治之药，所异者法耳。"此也为平乐正骨外治法坚持之法理，不同的是平乐正骨外治法遣方用药强调以局部辨证为主，兼顾全身辨证而施法。

1.创伤药物外治法　骨伤科的药物外治法和内治法一样被历代伤科学家所重视，且有不少精辟论述和有效方剂。平乐郭氏正骨经过历代传人的实践，对骨伤科的药物外治法，积累了丰富的经验，把药物外治法也概括为初、中、后三期辨证用药原则，提出初期损伤瘀血阻滞，肿胀疼痛，治之以"消"，即散瘀消肿止疼；中期瘀血泛注，消而未尽，肿减而未除，治之宜"散"，即活血散结，散瘀和营；后期骨愈未坚，筋肉消瘦，关节僵凝，治之宜"温"，即温经利节。所谓初、中、后三期，也和内治法一样，既寓有时间概念，又不唯时间，而主要是依据临床症状为辨证根据。

（1）损伤初期：伤病初起，瘀血阻滞，肿胀疼痛，治之以"消"，宜祛瘀消肿止疼。须注意的是：此期邪实正盛，不宜用热汤淋洗，因创伤脉络受损，血离经道外溢而瘀滞，热可助血行而增加肿胀。亦不宜冷水淋洗，因血遇冷则凝，恐冷热相搏，寒凝经络而留瘀遗患。

一般损伤初期肿胀疼痛者，宜外敷文蛤膏，或用黄半膏、地龙膏、祛瘀消肿膏、消瘀止疼膏、消肿膏、消肿化瘀膏等；若肿胀严重起水疱者，可抽吸或穿破水疱后，外敷三妙散或平乐外用接骨丹；若肿疼发红，燃热灼手，有瘀血化热之势，当用清热解毒的金黄散或四黄膏；若肿甚僵硬，趺阳或寸口脉搏不清，即有骨筋膜室综合征之虞者，可用芷黄速效消肿膏醋调外敷，干则即换，直至硬度变软，肿胀减轻；若皮肤破损、污染，可用公英荆防煎或黄柏黄芩液冲洗；对皮肤表浅破损渗血者，冲洗去污后，可撒敷桃花散、云南白药、花蕊石散、如圣金刀散、金枪铁扇散等加压后包扎；若为骨折肿势已减，正复后可外用接骨丹，鸡蛋清调敷后固定；若为惊纹性骨折，可外贴接骨止痛膏；若为筋伤可按摩展筋丹或涂擦展筋酊、外贴舒筋活血止痛膏；若为关节脱位整复后可外贴活血止痛膏。

（2）损伤中期：瘀血泛注，去而未尽，肿胀消而未除，局部筋肉僵凝，瘀斑青黄尚存，动则仍疼，功能障碍仍明显，当治之宜"散"，即活血散结、散瘀和营。可用展筋丹按摩或涂擦展筋酊；醋调消肿活血散外敷；或以苏木煎温洗，以散未尽之瘀血，疏经络而止疼痛。

（3）损伤后期：病程日久，骨折已愈，唯筋肉消瘦，气血停滞，关节僵凝，或夹风寒湿邪侵袭，外治当治之宜"温"，即温经活血，通经利节，舒筋活络，或温阳散寒，祛风除湿。

若为筋肉损伤日久不愈，气血郁滞，筋肉僵凝、挛缩，仍可按摩展筋丹或以展筋酊涂擦，并用温经活血、舒筋利节之苏木煎或活血伸筋汤外洗；若为骨折愈合，筋肉消瘦，关节僵凝，除按摩展筋丹或涂擦展筋酊外，可用温经活络、舒筋利节之舒筋活血散、透骨草煎等外洗。

若损伤严重，卧床日久活动不便，可用红花樟脑酒，定时于骶尾等处按摩以预防褥疮；若损伤日久，夹风寒湿邪侵袭，肢节麻木、疼痛，遇风寒加重者，可用温经通络的海桐皮汤熏洗，或用温经活血、祛寒的温经活血酒热敷，或用葱姜醋炒麸子热敷，或用坎离砂热熨，也可用醋调四生散外敷，或外贴万灵膏。若伤口久不愈合，脓液较多、肉芽紫红，为有热毒，可用清热敛疮之生肌散（《张氏医通》方）；伤口肉芽新鲜、脓液不多可撒生肌长皮散、珍珠粉、外敷生肌玉红膏；若伤口腐肉不去，可用去腐拔毒的七三丹、八二丹，或用红升丹、白降丹等。红升丹、白降丹药性峻猛，特别是白降丹专主腐蚀，只可短时用于腐肉不去，绝不能用于正常肉芽组织，可加熟石膏调配成九一丹等应用，以减轻其腐蚀性。

2. 骨病药物外治法　也和内治法一样，是骨伤科的内、外兼治，局部与整体并重治疗原则的重要组成部分，而对某些疾病的一定发展阶段更有其独特的意义。骨病常用的药物外治法，有清热解毒法、温阳散结法、温经解凝法、拔毒生肌法等，临证依据病情辨证选用。

（1）清热解毒法：利用苦寒清热类药物，即"热者寒之"的治法。适用于附骨疽，肿痛发红、焮热灼手，乃热毒壅聚，外治当用清热解毒类药物。常用的有如意金黄膏、四黄膏、速效消肿膏，或活血解毒、祛逐水湿的骨炎膏等。

（2）温经解凝法：是用辛温散寒、活血、温化痰湿类药物，以治疗寒痰凝结之漫肿、不红不热之流注阴疽症，可用《外科正宗》之回阳玉龙膏热酒调敷，或外贴温化湿痰之万灵膏或阳和解凝膏。

（3）温阳散结法：是用辛热温阳类药物，以治疗顽痰瘀聚，漫肿坚硬，青筋努起之石痈症，可用加味四生散蜂蜜或醋调外敷。

（4）拔毒生肌法：是用拔毒祛腐、清热解毒、生肌敛口类药外敷，或洗，或以药捻、绽插入窦道等，以治疗附骨疽、流注、流痰等溃疡久不愈合者。临床可根据伤口情况选用：若疮面脓液不多，肉芽新鲜，或用生肌长皮散，并以生肌玉红膏纱布覆盖；若疮面脓液较多，肉芽暗褐，为有热毒蕴郁，可用三黄公英煎冲洗疮面后，用生肌散、拔毒生肌散，或骨炎膏等外敷。若溃疡久不愈合，形成窦道，内有死骨胬肉突出于窦道口，脓出不畅者，可用三品一条枪等药绽、药捻插入窦道，外敷骨炎膏；若死骨已去，疮口不愈，脓少而清稀，可撒生肌长皮散，外敷橡皮膏，或蜂蜜、白糖纱布以增加局部营养，生肌长肉。

3. 伤科杂症药物外治法　伤科杂症的药物外治历史悠久，早在《黄帝内经》就有用药酒涂擦的记载，历代医家不乏精湛论述，且创制了不少有效方药，有些至今仍被广泛采用，在民间流传尤广，与内治等法配合运用，可增强疗效，缩短疗程，更好地发挥中医药综合治疗的优势。伤科杂症的药物外治法很多，常用的有温经散寒法、活络通痹法、清热消散法等，临证可根据病情辨证选用。

（1）温经散寒法：是用辛热祛寒类药物，以治疗寒邪郁滞，痹阻经络，而致疼痛遇冷加重的寒痹证，可外敷温阳散寒、通痹止痛的回阳玉龙膏；可用温经散寒、祛风止痛的坎离砂热熨；也可用温经散寒、除风活络的温经祛寒散，酒醋炒热外敷；还可用温经祛寒、散瘀止痛的温经散寒酒，用纱布垫蘸药酒外敷或加电灯烤热敷。

（2）活络通痹法：是采用辛温、活血、通经类和祛风除湿、舒筋活络类药物外用，以治疗风湿性疾病或陈伤复感风、寒、湿邪引起的疼痛、麻木、四肢关节拘挛等症。常用的熏洗类药，有温经活络、祛风止疼的二乌红花饮；醋、水煎洗治疗足跟疼的艾苏煎；清热燥湿、活血通经，治疗四肢关节肿胀积液，用以外洗的利湿消肿饮。敷贴类的有祛风散寒、活络宣痹的活血散、三色敷药；温经通络、祛风止疼的加减温经通络膏；温经活血、祛风止疼的消肿止痛膏。热敷类的有葱、姜、醋炒麸子热敷法；温经活血酒，纱布蘸药酒灯烤热敷法等。

（3）清热消散法：是采用苦寒清热、燥湿祛风类药外用，以治疗四肢关节肿疼、发热类的湿热痹证。常用的外敷类药有苦寒清热、燥湿消肿的如意金黄散；清热燥湿、活血舒筋的解毒祛湿膏；清热散瘀、消肿止疼的活血解毒膏。洗渍类的有清热解毒、活血祛风、燥湿的清热利湿饮。

二、正骨理筋手法

平乐正骨正骨理筋手法包含骨折复位十法、关节脱位复位九法、理筋十四法及正脊七法。平乐正骨正骨理筋手法的特点和机理是：根据不同疾病患病过程、病理机制与特点，以及局部的解剖和各组肌力失衡特征，巧妙利用力学原理（如杠杆原理），借力用力，以轻巧之力使骨折复位、脱位归位、肌筋理顺，达到力学和解剖学的相对平衡，有利于外固定的实施与平衡，最终达到舒筋活血、理气止痛、接骨续筋之功效。并尽可能做到施法轻巧，规避医源性组织再损伤，法到痛除（减），甚至做到法到之处于不觉中患已除。

（一）骨折正复法

骨折复位法是平乐正骨重要的治伤方法，共十法。各法的主要适应证不同，但多联合应用。禁忌证相同，即禁用于：①患肢皮肤损伤严重者；②患肢血管神经损伤严重者。在临床上要严加掌握，避免产生不良后果。

1. 拔伸牵拉法　是正复骨折的基础手法，含拔伸和牵拉二则。拔伸和牵拉既有共同之处，又有不同之点，临床应用也各有所侧重，适用于各种骨折脱位的治疗。持续牵引常用于一次性复位困难或不宜于一次性手法复位的患者，也可用于筋伤疾病引起的关节不利，肌肉挛缩。

（1）操作方法：术者以患部为中心，沿受伤躯干或肢体骨干纵轴或根据需要对抗施力。

①拔伸：一般情况下不需助手，多是医者拔、患者伸，由轻到重，使肢体伸向远侧，与牵拉比较用力相对较小，所需时间也较短。

②牵拉：即将肢体牵拉到治疗所需的方法，可分为短时牵拉和持续牵引。短时牵拉一般需要助手配合，常用于较为严重的骨折或骨折合并脱位的治疗；持续性牵引，指借助器具进行长时间的牵引，如下肢等肌肉丰厚的部位骨折，整复前需要骨牵引和小儿下肢骨折的皮牵引等。常用于一次性复位困难或不宜一次性手法复位的患者。

（2）作用机理：筋骨受伤，一般均发生瘀血壅滞，筋肉拘挛，拔伸、牵拉可克服肌肉拉力，解除筋肉挛缩，矫正重叠移位，恢复肢体的长度，使筋骨平衡，气血活顺，易于复位。

2. 推挤提按法　推、挤、提、按为一法四则。这四则手法常需在牵引的基础上进行，临床根据骨折的不同部位、不同类型和伤后时间的长短，或单一应用，或联合应用。适用于所有骨折。

（1）操作方法

①推：包括掌推法和指推法。掌推法：术者用手掌着力于治疗部位上，进行单方向的推动；指推法：术者用指腹着力于治疗部位上，进行单方向的推动。

②挤：包括单向推挤和双向对挤，即术者两手在治疗部位上做挤压运动。

③提：使下陷复起，即术者用手作用于治疗部位上，提拉下陷部位恢复为原来状态。

④按：使高突平复，即术者用手作用于治疗部位上，按压高突部位恢复为原来状态。

（2）作用机理：是在拔伸牵拉、克服肌肉拉力、解除筋肉挛缩的基础上，用直接向力矫正骨折侧方或前后移位，并捺（按）正消除成角畸形，而使骨折复位，筋骨平衡，气血活顺，肿消痛减。

3. 折顶对位法　也称"成角对位法"，该法根据杠杆原理，借用巧力使骨折对位，使四肢长管状骨干骺端骨折和骨干横断型骨折复位的方法。

（1）操作方法：治疗时术者以手法加大断端成角，使两骨折面同侧之边缘成角接触相抵对齐并维持对位，然后将远、近骨折端同时反折，即可使骨折面相对合。该法要领是在筋肉松弛的情况下，将两骨折端推向同一个方向，并使之成角接触，在保持其成角相抵的同时，再行反折使之复位。

（2）作用机理：骨折后由于筋肉收缩，两折端多重叠移位，加之局部血肿，内部张力增加，牵拉复位比较困难，应用折顶法复位以使筋肉舒展，借助杠杆折顶力使骨折复位，恢复筋骨平衡，使气血活顺，肿消痛减。

4. 嵌入缓解法　为会意手法，临床常用于以下三种情况：一是皮肉嵌在两骨折端之间，有时可见锐利骨槎将皮肤顶起，稍有不慎即可造成开放性骨折；二是移位的骨块嵌夹在关节缝内，会严重影响关节功能；三是脱位的关节头被肌腱、筋膜或关节囊缠绕交锁，这种情况常见于拇、食二指掌指关节脱位，脱位后的指呈弹性摆动状态。以上骨折脱位用其他手法均难奏效，必须应用本法使嵌入的骨折块或软组织得以解脱，使骨折或脱位复位。常见于锁骨骨折、四肢及手足骨折脱位。

（1）操作方法：需在筋肉松弛下缓缓扩大畸形，使脱位的关节或骨折两端松解张口，然后根据不同情况施以不同方法。

①缓解骨折端刺入皮下组织造成的嵌夹的方法：是放松嵌夹部组织，将嵌夹皮下组织直接拨出即可。

②解筋肉嵌在两骨折端之间的方法：是分析辨明嵌夹组织及其被夹持状态，使嵌夹组织放松，扩大嵌夹间隙，用手法拨出嵌夹物。

③缓解骨片嵌入关节缝的方法：是利用关节伸屈及远端肢体的旋转展收，导致关节间隙瞬间扩大及折块附着筋肉瞬时紧张而将其拉出。

④缓解脱位关节头嵌入筋肉的方法：是持患指远端根据情况左旋或右旋，或扩大畸形向一个方向牵拉，同时推脱出的关节头滑动，即可将纽扣状嵌夹解脱出而复位。

（2）作用机理：骨折后由于皮肉嵌在两骨折端之间，或移位的骨块嵌夹在关节缝内，或脱位的关节头被肌腱筋膜或关节囊缠绕交锁，加之局部血肿，内部张力增加，复位比较困难。嵌入缓解法，以放松局部组织为前提，并用手法扩大嵌夹间隙、解除嵌夹力，同时借助被嵌夹物（如小骨折块）之附着物（如肌肉肌腱或筋膜韧带）的动力或静力对其的牵拉作用，解除嵌夹与缠绕，使骨折脱位复位。

5. 回旋拨槎法　是纠正骨折槎背向移位的手法。适用于四肢长管骨斜形或螺旋形骨折，骨折槎背向移位者。

（1）操作方法：仔细分析骨折移位机理，做到对骨折的移位通道了然于心。在保持骨折段筋肉松弛情况下，术者一手持近骨折端，另一手持患肢远端，以近折端为中心，将远折端顺骨干纵轴沿骨折移位原通道逆向围绕近折端回旋，背向移位即能矫正。

（2）作用机理：骨折背向移位的原因可能与暴力的方向、肌肉的牵拉和肢体的扭转有关，或因伤后骨折未做固定情况下搬运移动所致，局部往往损伤较重，血肿及内部张力较大。回旋拨槎法，利用力学原理，按骨折移位通道逆向回旋拨正，使骨折复位。此法是在减轻张力情况下施法，首先减轻了局部组织的张力性损害，其次按骨折移位通道逆向回旋，轻巧复位间将软组织再损伤几率降至最低。

6. 摇摆推顶法　是在保持对位情况下，通过摇摆、推顶，矫正残留移位，使骨折端对合更加紧密，促进筋骨平衡、气血活顺与康复。用于四肢长管骨横断骨折。

操作方法：①摇摆法：治疗时，在维持牵拉的情况下，医者双手于前后或两侧捏持骨折端，在约30°的范围内，根据变位情况做前后、左右的摇摆活动，而使残留移位复位，从而使两折端更加紧密的对合与稳定。②推顶法：医者在骨折复位后保持对位，一手持患处近骨折端，另一手持患肢远端沿肢体纵轴向近端推顶，进一步使骨折端间紧密对接。也可通过测定局部有无传导痛，借以判定有无骨折和骨折愈合情况。

7. 倒程逆施法　又称"原路返回法"，是根据骨折发生的过程，沿骨折的移位通路逆向回归骨原位的方法。适用于所有骨折脱位，尤其是肱骨内、外髁等骨折。

（1）操作方法：以肱骨外髁翻转骨折为例，术者一手轻持骨折块，另一手持患肢前臂，根据骨折损伤移位机制，利用骨折块局部解剖与生物力学特点，配合前臂的摆动旋转带来的关节间隙的变化，及骨折块附着的肌腱韧带被动力的瞬时变化，骨折原始移位通道的瞬时打开，顺势将移位的骨折块反转推移回归至原位。

（2）作用机理：借助杠杆原理及骨折局部的生物力学，打开骨折发生和移位的通道，反其道而行之，使骨折得以复位。在轻巧复位的同时，可有效规避局部软组织的再损伤。

8. 旋撬复位法　是利用骨折部位的解剖特点及其损伤机制，借用杠杆力量，使长管状骨近端骨折，如股骨上端等骨折有机复位的方法。

操作方法：旋撬复位法是术者在治疗时，根据骨折部位受肌肉牵拉移位的特点，使肌肉放松，折端靠拢并成角相抵，同时借用肢体的杠杆力量，旋转撬压使骨折复位。

9. 金针拨骨法　是平乐正骨针对一些关节内骨折，单靠手法复位不能达到满意的疗效，借助金属针撬拨骨折端或骨折块以配合手法治疗的方法。但局部皮肤损伤污染严重者或严重粉碎骨折者禁止应用此方法。

（1）操作方法：采用金属针经皮穿入至骨折端或骨折块并撬拨使之复位，然后配合外固定维持固定或直接将针顺势穿入固定，让骨折恢复理想位置。

（2）作用机理：关节内骨折往往折块较小，或有嵌插移位，利用金属针作为杠杆直达病所，以轻巧之力撬拨骨折块，并配合手法治疗获得较好的复位固定效果。

10. 牵拉按压法　是在牵拉下按压骨折角突部，以矫正成角畸形的方法。适用于胸腰椎压缩性骨折及干骺端嵌插性骨折。

（1）操作方法：以胸腰椎压缩性骨折为例。患者俯卧位，上胸部及骨盆部各横垫一海绵垫，令四助手分别于患者头尾两端，把持双肩和双踝关节用力做持续对抗牵拉，或借助器械牵拉使脊柱拉伸，力线稍偏向背侧；术者站在患者左侧，面对患者，以双手掌根部叠加于骨折高突部位，在维持牵引并持续1分钟后缓缓用力下压局部，至无下压余地时，突然发寸力按压骨折高突部位，即可使骨折复位。

（2）作用机理：利用偏向骨折嵌插成交方向的持续对抗牵拉力以及上胸与骨盆处横垫的支点力，使骨折处于解嵌插应力状态下，同时术者于角突部位施加压力，二力相合，使骨折顺利复位，从而矫正骨折成角移位，解痉散结，通经镇痛。

（二）关节正复法

关节正复法是平乐正骨重要的治伤方法，共九法。各法的主要适应证不同，多联合应用。禁忌证相同，即禁用于：①患肢局部皮肤损伤严重者；②患肢血管神经损伤严重者。在临床上要严加掌握，避免产生不良后果。

1. 倒程逆施法　又称"原路返回法"，是关节脱位复位的基本手法。根据脱位发生的过程、机理与检查情况，判断其脱位路径，采用相应的手法，使其沿原路回归原位的方法。适用于所有关节脱位。

（1）操作方法：以肘关节后脱位为例来说明。因肘关节后脱位往往是关节过伸损伤所致，所以，治疗时医者先将肘关节伸直，再过伸，继而牵拉使尺骨喙突向远侧滑降，当其越过肱骨滑车顶点后，维持牵拉，按压肱骨下端向后，同时屈肘即可复位。

（2）作用机理：依脱位发生的过程与路线，反其道而行之。

2. 挤旋屈伸法　是用于治疗关节半脱位及关节错缝、紊乱的手法。

（1）操作方法：患者坐位，医者站于患侧，一手按压脱位之高突部位，一手持关节远端肢体，以按压力将脱位的关节头挤向正常位置方向的同时使关节旋转屈伸，并施以轻度的牵拉力，三力相合使脱位归位。

（2）作用机理：关节半脱位，多为关节韧带轻度受牵、滑移或嵌顿所致。通过挤旋屈伸，并配合轻度牵张，数力相合，使半脱位的关节头回归原位，同时通过归位关

6

平乐正骨基础理论

节头的挤压作用使滑移之韧带回归正常位置，使关节得复，经络得通。

3. 旋撬复位法　是以球凹关节的解剖特点及损伤机制为基础，利用杠杆原理，借力用力、"以四两拨千斤"、轻巧使关节复位的方法。适用于球凹关节。

（1）操作方法：本法多可一人完成，也可在助手配合下完成。术者立于患者伤侧，顺势把持牵拉患肢，以患肢为力臂，以脱位的关节盂（臼）相应部位为旋撬的杠杆支点，根据脱位关节的解剖特点及其损伤机制，顺势旋转收展或屈曲回旋将脱位关节撬回原位（如肩关节前脱位，先牵引、外旋，后内收、内旋的搭肩复位法和髋关节脱位的"？"复位法）。如有助手固定脱位关节近端，则更有利于复位。

（2）作用机理：根据脱位关节的解剖特点及其损伤机制，利用杠杆力量，以患肢为力臂，借助关节盂（臼）边缘为支点，借力用力，"以四两拨千斤"巧妙地使关节复位。

4. 牵拉摇摆法　是用来整复陈旧性关节脱位及难复性肩关节脱位的手法，是以脱位关节的解剖特点为基础，借用牵拉、摇摆使关节周围粘连的肌腱、肌肉以及关节囊得以松解，从而使关节复位的方法。

（1）操作方法：患者仰卧，第一助手徒手或持牵引带固定脱位关节近端，第二助手把持患肢远端以配合术者牵引与活动脱位关节；术者立于患者伤侧，顺势以手或肘把持牵拉患肢和第二助手协力与第一助手对抗牵引，在维持牵拉的情况下，顺势摇摆旋转，新鲜脱位即可复位。若为陈旧性脱位，在维持牵引下医者双手于前后或两侧拿持提拉分拨关节端筋肉，并在约90°的范围内，根据变位情况做前后、左右的摇摆活动，使关节周围粘连的肌肉得以松解，待关节头被动活动自如后，采取常规复位手法，使关节复位。

（2）作用机理：此法的关键是运用牵拉、摇摆松解关节周围软组织粘连与挛缩，使陈旧性关节脱位变为新鲜脱位状态，以利复位。施法过程中一定要根据脱位关节的解剖特点，缓柔施法，循序渐进，避免副损伤。

5. 手牵足蹬法　是术者运用双手对患肢进行拔伸牵引，以足部踩蹬于脱位关节部对抗牵引，同时以足部为支点，利用杠杆原理将脱位的关节复位的方法。本法适用于肩关节脱位及骶髂关节错缝。

（1）操作方法：患者仰卧位（肩关节脱位）或俯卧位（骶髂关节脱位），术者双手握住患肢，将足跟置于患侧脱位关节处（如肩关节脱位置于腋窝处），双手握住其患侧肢体缓缓拔伸，同时用足跟与之相对抗。持续牵引一段时间后，沉稳（肩关节脱位）或突然（骶髂关节脱位）发力，推压撬挤脱位关节配合牵摆患肢即可使之复位。

（2）作用机理：此法利用脱位关节的损伤机制及解剖特点，借用杠杆原理，以足蹬为力的支点，通过手牵摇摆患肢撬压使关节复位。

6. 对抗提拉法　是用来正复肘关节、髋关节及踝关节后脱位的专用手法。

（1）操作方法：患者仰卧位，一助手固定并压实患肢近端（髋关节后脱位则压实固定骨盆），术者把持固定患肢远端并向远侧牵引患肢远端（髋关节后脱位则令一助手协助牵引），同时向前方对抗提拉将脱位关节复位。

（2）作用机理：利用脱位关节的解剖特点及其损伤机制，借用对抗牵引合并提拉力，轻微分离关节，同时使脱位的关节远端顺势滑入关节臼（穴）内，使关节复位。

7. 牵推旋转法　　是一种典型的借助巧力达到治疗目的方法，是专用于治疗难复性跗骨或腕骨脱位的手法。

（1）操作方法：患者仰卧体位，术者站在患侧，令一助手把持固定患部近侧，以对抗牵引；术者把持患部远侧，双拇指置顶于脱位骨块上，持续牵引10秒左右，在维持牵引情况下，旋扭远端肢体，同时以双拇指向关节内推送脱位骨快，在牵、旋、撬、推力的共同作用下，即可使关节复位。复位后再牵旋推挤数次，使关节对合严密为止。牵拉时要力量持续，并略带旋动，推按要快速，各力同时并用，密切配合。

（2）作用机理：利用牵引扩大关节间隙，同时向关节内推脱位骨并旋撬其远端，主要借助其旋撬杠杆力将脱位骨送入关节原位，并使其严密对合，恢复关节平衡。

8. 屏气按压法　　是用于胸胁关节脱位、紊乱的一种复位方法，是根据局部解剖特点及其损伤机制，借用屏气按压使关节复位的方法。

（1）操作方法：患者俯卧体位，医者立于患者左侧，先嘱患者深吸一口气，然后屏住气以锁定胸廓，借以保护胸廓及其内脏，并为正复力提供支点，同时医者瞬间发力按压胸廓，通过胸廓整体的撬压力使关节复位。

（2）作用机理：利用杠杆原理，借助吸气屏气，锁定胸廓后胸胁关节成为撬压力学支点，通过按压所产生的胸廓整体的撬压力使关节复位。

9. 按压推端法　　是用于治疗颞颌关节脱位的专用手法，是根据颞颌关节的解剖特点及其损伤机制，利用生物力学原理，使之巧妙复位的方法。

操作方法：患者坐位，背靠墙挺直躯干，令一助手固定患者头部于直立中立位，术者站在患者正前方，首先以灭菌纱布包绕保护双拇指，然后将双拇指插入患者口腔分别置于下牙智齿部，余四指分别把持下颌两侧，拇指缓缓用力下压，持续数秒，待颞颌关节感觉松弛时，拇指在保持下压牵引力的情况下向后压推下颌骨，同时双手四指把持下颌体向前上旋撬端提，使下颌关节头顺势滑入关节臼内而复位。

（三）理筋法

平乐正骨理筋法是治疗软组织损伤、骨关节康复与养骨的通用手法。禁用于：①急性软组织损伤局部肿胀严重者；②局部有骨折、骨关节结核、骨髓炎、肿瘤、严重骨质疏松症等骨病患者；③有严重心、脑、肺部疾患者；④孕妇、或有出血倾向的血液病患者；⑤手法部位有严重皮肤损伤或皮肤疾患者；⑥无论何种原因不能配合治疗者禁用。

1. 揉药法 特指用平乐展筋丹于特定部位贴揉的一种手法。按不同用途可分为三种：即穴位揉药法、围关节揉药法与痛点揉药法。属中医外治法范畴，其药法结合，具有舒筋活血、分离粘连、通利关节、理气止痛等功效。适用于所有外伤所致的气滞血瘀，肿胀疼痛，筋骨关节疼痛，功能障碍，肢体麻木不用，筋强筋急，筋挛筋缩，或筋肉萎缩，或闪腰岔气等。

展筋丹是平乐正骨特效方，由十数种中药经过混合、粉碎、过滤、加工，装入特指鼻烟壶备用，其重要成分是血竭、珍珠、冰片等。

（1）操作方法：先将展筋丹摇晃均匀，再用拇指腹贴于鼻烟壶口，蘸少量的展筋丹粉末，用蘸药拇指指腹于疾病的相应反应点或穴位上，沿顺时针方向轻柔旋转，力度不宜太大，以不带动指下皮肤为度；揉药范围以一元钱硬币大小为宜；频率为80～100转/分。每日1～3次，每点1～2分钟，10天为一疗程。

（2）作用机理：是通过拇指指腹在患处旋转揉擦达到：①可使局部皮肤温度升高，毛孔开泄，驱邪外出；②通过穴位的机械性刺激，疏通经络；③使药物通过开泄的毛孔直达病所，以活血通经、舒筋利节、解痉止痛。

（3）注意事项：①揉药处的皮肤应清洁干燥。②手法要轻柔，部位要固定，顺时针方向的旋转揉擦，旋圈不宜过大，一般范围以一元钱硬币大小为宜，否则药物分散，不利于吸收，疗效不佳。③揉药点的选择，是根据病情需要，循经取穴或伤处附近取穴，或痛点附近，或关节周围，一般多取体表的阳侧。④对新伤手法宜轻；对旧伤或筋骨伤的后期治疗，常配合活筋和练功，以助功能恢复；对急性疼痛，多用循经取穴，或配合点按，揉捏手法。⑤足底、手掌和瘢痕处，不宜选作揉药点，因局部皮肤粗厚，药物不易透入。

2. 揉摩法 是揉法与摩法之结合，用指腹或手掌放置患处，做轻柔灵活的环形或直线往返的抚摸及揉动，手法轻柔，有消瘀退肿、舒筋止痛的作用。适用于筋伤初期局部肿痛、慢性劳损，或筋急、筋挛及筋骨亚健康状态。

（1）操作方法：掌揉摩法用于施法面较大部位，指揉摩法用于施法面较小部。医者沉肩，肘关节半屈曲，腕关节略掌屈，将手掌的全掌或拇指指腹着力于施术部位上，以肘关节为支点，前臂做主动运动，通过腕掌指面做轻柔灵活的环形或直线往返摩揉转动，手法初始以摩法为主，然后缓缓加力以揉法为主，再缓缓抬起以摩法结束。手法频率为每分钟120次左右，每个施术部位2～5分钟即可。

（2）作用机理：揉摩法具有消瘀退肿，舒筋止痛作用。筋伤无论是急性期或慢性期，肿胀、疼痛往往是其主要症状，损伤后，由于血离经脉，经络受阻，气血流通不畅，从而出现局部肿胀，"不通则痛"而产生疼痛。揉摩法则可以促进局部血液和淋巴循环，加速局部瘀血的吸收，改善局部组织代谢，理顺经络，并可提高局部组织的痛阈，使气血通畅，从而起到舒筋活络、消肿止痛的作用，即"通则不痛"。正如《医宗金鉴·正骨心法要旨》所说："为肿为痛，宜用按摩法，按其经络，以通郁闭之气，摩其壅聚，以散郁结之肿，其患可愈。"

（3）注意事项：①所施压力要适中，以患者感到舒适为度。揉动时要带动皮下组织一起运动，动作要灵活而有节律性。②要掌握好揉摩频率，速度要均匀。一般每分钟120次左右，在面部操作应缓慢操作。③要根据病情的虚实来决定手法的方向。就环摩而言，顺摩为补，逆摩为泻。临床应用时，常以摩动部位的解剖结构及病理状况来决定顺逆的方向。

3. 捏拿法　是指用拇指和其他手指在施术部位做对称性的挤压，用力捏拿筋肉较厚的部位，做一紧一松的对向挤压提起动作。具有疏通气血、松解粘连、缓解挛缩及通经止痛的作用。该法可单手操作，亦可双手同时操作。常用于颈项部及四肢部。

（1）操作方法：医者用拇指和食指、中指指面或拇指与其余四指指腹夹住施术部位肢体或肌筋，相对用力挤压、拉或拽，使患者有酸胀感，提起放松；再挤压、拉拽提起，再放松，轻重交替，连续不断地捏提并略含揉动，如此不断循环移动。

（2）作用机理：捏法是属于动法中的静态手法，其特点是舒适自然，不会对肢体产生晃动，具有较好的舒松肌筋作用。拿法是具有放松作用一类手法的典型代表，可松肌疏筋、活血行气。手法舒适自然，最易被人接受。捏拿手法兼顾二者功效。

筋伤后所产生的疼痛，可以反射性地引起局部软组织痉挛，这虽然是机体对损伤的一种保护性反应，但如果不及时治疗，或治疗不妥当，痉挛的组织就有可能刺激神经，加重痉挛。痉挛日久形成不同程度的粘连、纤维化或疤痕化而加重原有损伤，形成恶性循环。捏拿手法直接作用于痉挛或粘连的软组织等患处，使之放松，从而打破和终止疼痛与肌肉、筋脉痉挛的恶性循环，消除肌肉痉挛的病理基础，解除痉挛、松肌疏筋、活血行气止痛，促进血液循环及组织代谢，为恢复肢体的正常功能创造了良好条件。

4. 推按法　其中包括推和按两种手法。按是对患处垂直的施力；推是在按的基础上向一个方向推移的动作，两者多联合应用，故而得名。此法有理气、活血、解郁的作用。其中又常分拇指推按法、手掌推按法及肘部推按法三种。用于筋骨亚健康状态及慢性劳损等疾病。

（1）操作方法

①拇指推按法：以拇指指腹着力于施术部位或穴位上，余四指置于对侧或相应的位置以固定助力，腕关节悬屈并偏向尺侧。拇指及腕臂部主动垂直按压施力，当按压力达到所需的力量后，要稍停片刻，即所谓的"按而留之"，然后稍松劲减力，根据情况做短距离单向直线推进。适用于面积较小的部位。

②手掌推按法：以掌根部着力于施术部位，腕关节背伸，肘关节伸直，以肩关节为支点，上臂主动施力按压，当按压力达到所需的力量后，要稍停片刻，然后在维持

按压力量同时，通过前臂、腕关节使掌根部向前做单向直线推进运动。可由一掌或两掌，或两掌相叠完成。适用于面积较大，肌肉较肥厚的部位。

③肘部推按法：屈肘，以尺骨鹰嘴突起部着力于施术部位，另一侧手臂抬起，以掌部扶握屈肘侧拳顶以固定助力。其施术过程与掌推按法相似，但其运动方向多是向后拉推，以利于力的控制。适用于脊柱。

（2）作用机理：推按法则可以促进局部血液和淋巴循环，改善局部组织代谢，理顺筋络，并可提高局部组织的痛阈，使气血通畅，从而起到调和气血、疏通筋络的作用，"通则不痛"。

风寒湿邪是筋伤的原因之一，《素问·痹论》云："风寒湿三气杂至，合而为痹也。其风气盛者为行痹，寒气盛者为痛痹，湿气盛者为着痹也……痹在于骨则重，在于脉则血凝而不流，在于筋则屈不伸，在于肉则不仁，在于皮则寒。"通过推按手法可达通经散寒、和血脉而除痹痛的作用。

5. 弹拨法　是弹法和拨法的组合。①弹法，又称弹筋法，指医者用拇指和食指指腹对称地提捏肌肉或肌腱，进行短时间挤压后，用力提起，然后迅速放开，使筋肉弹回的一种手法。②拨法：指医者用指端按于穴位或某部位上，适当用力下压，做与肌纤维垂直方向的来回拨动的一种方法。

弹拨法，是根据病情，以拇、食二指或协同其他手指做与患部筋肉走向相垂直的推拉动作，弹拨筋肉、肌束、肌腱、韧带，类似拨动琴弦的动作。常用于颈肩背腰臀部及四肢肌肉、肌腱损伤、粘连，以及损伤后期关节挛缩等病症。

（1）操作方法：弹拨法操作时医者常用一手在适当部位扶托以固定体位，另一手拇指与四指指端分别插入施治部位两侧的肌肉或肌腱缝隙中，以一侧为支点，抵住不动，对侧拇指或四指深掐于肌腹边缘做来回拨动。然后，医者略伸腕关节，拇指与食指微屈对指呈钳形，摸好被弹的肌腹或肌腱的两侧边，做垂直于肌纤维方向的挤压和提捏，如弹琴弦之感，弹与拨可交替使用。一般多以单手操作，一个部位连续拨动2～5次，弹动1～2次即可。

（2）作用机理：弹拨法具有舒筋活血、松解粘连、理筋整复作用。急性或慢性损伤的后期，损伤的软组织常形成不同程度的粘连、纤维化或疤痕化。关节部位的骨折后期也常见到这样的病理变化，使肢体关节功能障碍。弹拨手法治疗可直接作用于损伤部位，具有较强的松解粘连、缓解挛缩、放松肌筋、畅通气血的作用，可明显增强损伤组织的血液循环，促进损伤组织的修复，有利于关节活动功能改善。另对局部软组织变性者，该手法可改善局部营养供应，促进新陈代谢，从而使变性的组织逐渐得到改善和修复。

（3）注意事项：运用弹法时力求部位选准，用力适度，动作轻柔，一般以弹1～2

次为宜，切忌粗暴用力，避免造成局部的血管损伤。拨法用力由轻渐重，直达组织深处，手指运动幅度要小，拨动时指下应有弹动感。一般多以单手操作，一个部位连续拨动 2～5 次。此法刺激性很强，常产生酸、麻、胀或痛感，应以患者能忍受为度。总之，弹拨法操作时力量应由轻渐重，动作要柔和而富弹性，次数不可过多。

6. 牵顺法　是指医者用单手或双手紧握住患肢远端，一手或助手扶托固定患肢近端相应部位，顺应异常姿势或自然体位的方向做持续牵引松解的一种手法。此法较一般牵法复杂，突出"顺势而为"的特点，痛苦较小，患者易于接受。

（1）操作方法：患者取合适的体位，医者立于患侧，一手或双手紧握患肢远端，一手或助手扶托固定肢体近端的相应部位，顺着异常姿势或体位的方向持续或间断性牵引与松解，施力由轻到重，必要时可配合抖法。一般每天行 1～2 次即可。

（2）作用机理：牵顺法即顺势牵引，是顺应患者异常姿势牵拉的一种特殊手法，使损伤组织或错位关节逐步理顺或复位，痛苦小，安全可靠。适用于颈腰椎小关节错缝、骶髂关节错缝及四肢关节筋出槽所致的活动功能障碍等。

牵顺法具有解除粘连、滑利关节、理筋整复、调正骨缝之功效。肌肉、肌腱、韧带受到外界暴力的作用，可以造成纤维撕裂或引起肌腱的滑脱，使所伤之筋离开原来正常的位置，关节在外界暴力的作用下也可以产生微小的错缝或引起关节内软骨板的损伤，正如《医宗金鉴·正骨心法要旨》手法释义中所说："其中或有筋急而转摇不甚便利，或有筋纵而运动不甚自如，又或有骨节间微有错落不合缝者。"从而引起关节活动受限或交锁现象，即为"筋出槽，骨错缝"。牵顺手法可以使损伤的软组织纤维理顺，错缝的关节或软骨板回纳到正常位置，恢复关节的功能，缓解或减轻疼痛。

7. 伸屈法　伸则拔伸牵拉，屈则屈曲折返，伸屈法是帮助活动受限制的关节伸展或屈曲的一种被动运动的手法。多用于关节骨折、脱位或伤筋后遗关节功能障碍的治疗。

（1）操作方法：医者站在患侧，一手扶托固定关节近端，另一手握其远端，在关节生理活动范围内，做伸屈活动，速度由慢渐快，用力均衡持续，徐徐加大关节的活动幅度。以肘关节为例：患者取坐位，医者立于患侧，一手把持上臂中段以固定患肢，另一手把持腕关节，并向前牵伸至可及最大伸肘位，持续 30～60 秒后再缓缓回力屈肘至可及最大屈肘位，持续 30～60 秒。如此使肘关节一屈一伸，沉缓持续，注意用力应沉稳、均衡、持续，缓慢加力，徐徐加大活动范围，施力适度，以患者最大可耐受度为宜，绝不可使用暴力或蛮劲，以避免加重肌肉的损伤，甚至造成骨折、脱位或加重关节功能障碍。

（2）作用机理：松解关节粘连，解除软组织痉挛或关节内组织的嵌顿，益气通经，舒筋活血，通利关节。

8. 收展法　是针对关节挛缩，韧带及肌腱粘连致关节内收、外展等功能障碍者，使关节做被动内收、外展的方法。适用于四肢关节。临床多与旋转摇晃、伸屈等手法联合应用。

（1）操作方法：医者一手固定于关节近端部位，另一手握持肢体远端，然后缓慢、均匀、持续有力地做适当的被动内收、外展动作。以右踝关节为例：患者平卧位，医者坐于患者右侧，右手握患足，左手固定患侧小腿远端近踝关节处，以左手固定处为支点，右手适当用力使踝关节做内收、外展动作，往复数次。

（2）作用机理：舒筋利节，通经活络，松解粘连，促进关节功能恢复。

9. 旋转法　　是关节做沿纵轴的旋转或环转活动。适用于全身各关节尤其是四肢、脊柱关节受伤后所致的功能受限、僵直、疼痛。临床常与伸屈法配合使用。

（1）操作方法：一手握住关节近端，另一手握肢体远端，做来回旋转摇晃动作。手法操作时令患者要保持放松状态，按关节活动的范围，选择旋转及摇晃的幅度。动作应轻柔，活动范围由小到大，切勿使用暴力或超生理范围的活动。

①踝关节旋转法：患者仰卧，医者坐于足侧，一手掌心向上扶托于跟骨，另手拇指与其余四指呈对钳状握前足部；以跟骨结节为轴心，做前后左右环转摇动，顺时逆时针均可。

②肘关节旋转法：患者坐位，上肢外展90°，屈肘。医者左手托扶其肘后方，右手握住患者的腕关节，以肘关节为轴心做环转摇动。

③肩关节环转法：患者坐位或卧位，上肢尽可能外展，屈肘。医者一手固定肩关节近端，另一手把持其肘关节部，先做各方向的推动活动，并至最大限度时持续30～60秒，然后以肩关节为轴心做环转摇动。

④腰部旋转法：患者坐位，双臂自然下垂，腰部放松，助手面对患者而立，双手按压其膝关节上方以固定体位。医者位于患者背侧，一手从腋下绕过肩前按于颈后，使头部略前屈，另一手扶托于患者腰部，并以其为支点，缓慢轻柔地旋转腰部，幅度从小到大，循序渐进，使腰部肌肉得到最大幅度的伸展。

（2）作用机理：松解关节韧带及关节囊的粘连，舒筋活血，通经止痛，促进关节功能恢复。

10. 拔伸法　　是由医者和助手分别握住患部的近端和远端，对抗牵引，或患者伸、医者拔的方法。多用于肢体挛缩、关节嵌顿及关节紊乱（错位、错缝）等。

（1）操作方法：手法开始时，可先顺肢体病原强迫体位顺势牵引，然后再沿肢体纵轴对抗拔伸，用力要轻重适宜，持续稳准。以颈椎坐位拔伸为例：患者坐方凳，双上肢自然放松下垂，助手面对患者，固定患者双肩；医者于患者身后，双手掌托患者双侧下颌部，双大拇指托枕部，缓缓用力向上拔伸，拔伸同时可配以适度的左右旋转手法，松解效果更佳。

（2）作用机理：此法具有疏通经脉，舒筋活络，行气活血，理顺关节。通过牵引后在周围肌肉、肌腱的作用下，使错位的小关节得以恢复，或使痉挛、短缩、僵硬的筋脉松弛，或使挛缩的关节囊松解。

11.牵抖法　是用双手或单手握住肢体远端，用力做小幅度的多方向的连续抖动，使肢体随着抖动似波浪状起伏的一种手法。常用于四肢及腰部软组织拘挛和小关节紊乱、粘连或功能障碍等疾病。

（1）操作方法

①牵抖上肢：使患者肩臂部分充分放松后，医者位于患者前外侧，身体适度前倾，两手握住患者腕部，抬起患肢将肩外展，在一定牵引力下行连续小幅度上下抖动，频率要逐渐加快，使患肢呈波浪样起伏，让抖动的力量传达到肩部。

②牵抖下肢：患者卧位，下肢放松，医者站在患者足端，双手握住患者踝部，将下肢抬离床面。医者两臂伸直，缓缓牵引，做连续的上下抖动，抖动的幅度由小到大，频率逐渐加快，使其下肢及髋部有舒松感。可对双下肢同时操作，亦可单独对一侧下肢操作。

③牵抖腰部：患者俯卧，肌肉放松，两手拉住床头或由助手固定其两腋部。医者两手握住患者双踝，两臂伸直，向足端稍背方向缓缓牵引，当腰部处于完全悬空状态的同时进行小幅度的摇摆或快速抖动，待其腰部放松后，两手瞬间同时用力，对腰部进行 1 ～ 3 次较大幅度的上下抖动，使抖动之力作用于腰部。

（2）作用机理：本法舒筋活络，松解粘连，解痉止痛，纠正错位，通利关节。

12.循经点穴法　是指医者用手指在体表的穴位和刺激线上施行点、压、掐、拍和叩等不同手法的刺激，通过经络的作用使体内的气血畅通，使已经发生障碍的功能活动恢复正常，从而达到治疗疾病目的的方法。多用于筋骨亚健康状态及急性软组织山扭伤和岔气等。

（1）操作方法

①患者取仰卧或俯卧放松体位，医者根据患者的疾病特点，选取相关的某一经或多经穴位进行点按。

②要求医者气定神闲，肩部不要用力，上肢自然放松，沉肩、垂肘、悬腕、手握空拳，压力均匀柔和地集中在大拇指端，缓慢地点按相关穴位。

（2）作用机理：循经点穴法是以经络理论为依据，循经络的走向点按一经或多经的穴位，调理十四条经脉的气血，补其不足，泻其有余，促进脏腑维持其生理功能。因此能达到疏通经络、行气活血、扶正祛邪、平衡阴阳的作用。

①调正阴阳：阴阳调和则人体健康，阴阳失调则为病。如阴阳失调，则导致"阴盛则阳病""阳盛则阴病"等病理变化，从而产生"阳盛则热，阴盛则寒"的临床证候。治疗的关键在于根据证候属性来调整阴阳的偏盛偏衰，使机体归于"阴平阳秘"，达到治疗的目的。点穴调和阴阳基本上是通过经穴配伍和点穴手法补泻来完成的。

②扶正祛邪：扶正就是提高机体的抗病能力，祛邪就是祛除致病因素。疾病的过程是正气与邪气相互斗争的过程。点穴疗法能通过手法的补泻来补充正气和泻除邪气，增强机体抵抗能力，从而达到扶正祛邪。

③活血通络：经络有内属于脏腑，外络于肢节的特点，根据经络与脏腑在生理病理上相互影响的机理，在穴位上以手法取得"通其经脉，调其气血"的作用，从而排除致病因素，治疗疾病。

13. 空掌拍打法　即五指并拢并以中指为中心向掌内侧微收、掌指关节微屈，使整个手掌呈以中指掌指关节为穹顶的微穹窿状，也称"虚掌"。空掌拍打法即用虚掌有节律地平稳拍打体表的一定部位，具有促进气血运行、消除肌肉疲劳以及解痉止痛等作用。其轻者为"拍"，重者为"打"。多用于筋骨亚健康状态。

（1）操作方法：医者五指并拢呈空（虚）掌状，掌指关节处微屈曲，用手腕部摆动，带动虚掌着力于施术部位，平稳而有节奏地反复拍打。

操作要领：①手法动作要平稳，操作时手部要同时接触施术部位的皮肤，使拍打声音清脆，而无疼痛感。②拍打时腕关节要放松，动作要协调，均匀用力，手法要灵活而有弹性，顺序而有节奏地双手交替进行，亦可单手操作。

（2）作用机理：人体十二经脉，再加之奇经八脉中的任脉和督脉，合称十四经脉。十四经脉是人体经络中最主要的部分，经脉是人体气血的通道，通则不痛，痛则不通。《黄帝内经》说："经脉者，人之所以生，病之所以成，人之所以治，病之所以起。"经脉不通是万病之源，而要治愈疾病则必须从疏通经脉开始。

拍打法可疏通经络，调和气血，营养经络，消除疲劳，发散邪气，解痉止痛。《黄帝内经》曰："血气不和，百病乃变化而生。"《医宗金鉴》曰："气血郁滞，为肿为痛，宜用拍按之法，按其经络以通郁闭之气，其患可愈。"中医认为，人之所以生病，是因为经络阻滞，气血虚弱，外邪入侵所致，通过辨证施治，对症拍打相关经络、穴位，可使经络通畅，气血旺盛，从而达到防治疾病，起到"诸脉皆通，通则疾除"的效果。

（3）注意事项：拍打后不可立即洗浴。如果天凉汗不多，最好当天不洗浴。骤然凉水洗浴，易造成气血瘀滞，影响疗效。

14. 循经推搌法　指先将施术部位涂抹药媒等相应推拿介质，然后用手掌紧贴皮肤，稍用力下压沿经络循行上下方向或左右方向直线往返摩擦，使之产生一定的热量，加强药力渗透，增强疗效的一种推拿手法。具有活血化瘀、通络止痛、软坚散结、缓解痉挛之功。

（1）操作方法：医者肩及上肢放松，掌指关节微曲，五指稍分开，着力部位紧贴体表的治疗部位，用力深沉平稳，沿经络循行方向自上而下呈直线移动，往返摩擦。推进的速度宜缓慢均匀，每分钟80次左右。操作向下的压力要适中、均匀，掌指着力要和缓连贯，用力均匀。

（2）作用机理

①疏通经络，调和气血：《灵枢·本脏》中说："经脉者，所以行气血而营阴阳，濡筋骨，利关节者也。"当人体经络运行、传递功能发生异常，气血的运行则发生障碍，因而发生各种病症，正如《素问·调经论》中所说的"血气不和，百病乃变化而生"。循经推搡法通过在经络、穴位的直接手法刺激及药物等介质渗入，能使经络疏通，气血调和。

②扶正祛邪，防病保健：扶正即是扶助人体正气，增强抗病能力；祛邪，即祛除致病因素。循经推搡法可以通过手法及药物介质等作用于穴位及经络，使之补益正气，祛除邪气，起到防病治病保健等作用。

③活血散瘀，消肿止痛：循经推搡法对软组织损伤治疗的一个明显作用是活血散瘀、消肿止痛，这也正是《医宗金鉴》所说的"散瘀结之肿"的作用。循经推搡法的活血散瘀、消肿止痛，是由手法在局部的直接刺激以及药剂等介质渗入等作用而产生的。循经推搡法在局部施术，促进局部血液及淋巴循环，促进炎症介质的吸收，加速局部瘀血的吸收，改善局部组织代谢，继而起到活血散瘀、消肿止痛之功。

（四）正脊法

正脊法是平乐正骨用于治疗脊柱关节疾患的专用手法。禁用于：①脊柱肿瘤、结核、骨髓炎、椎间盘炎及严重骨质疏松者；②脊柱骨折者；③脊髓损伤或变性者；④严重脊髓型椎间盘突出症；⑤伴有严重血压异常、心肺功能不全者；⑥妊娠期妇女；⑦脊柱手术后或有先天性畸形者等。

1. 屈曲调脊法 是指将脊柱呈屈曲姿势，通过按压、滚动等动作，以达纠正脊柱关节错位、松解粘连、舒筋通督作用的一种正脊手法。主要应用于腰椎滑脱症、腰椎管狭窄症、腰椎小关节紊乱症。

（1）操作方法：该法由托臀按膝及滚床两种手法组成。

①托臀按膝：患者仰卧，双下肢屈髋屈膝，医者立于患者右侧，左手前臂按压其双膝前下方，右手掌心朝上托提骶臀部，双臂一托一按，向下、上方同时交错用力，反复操作5～7次。

②滚床：患者仰卧位，医者立于患者一侧，令其屈颈低头，双下肢并拢，极度屈髋屈膝，双手抱紧于膝关节下方，患者身体呈圈曲状；医者一手向上托扶颈后部，一手扶于双小腿前方，并向下按压。如此双手一上一下交错用力，使患者自骶臀至肩背部呈连续滚动状态。反复10～15次为一组，一般一次可做三组。注意用力协调，忌粗暴操作；动作均匀有序，不可过快。患者年龄过大者、身体较弱者慎用，且滚动速度宜慢。

（2）作用机理：屈曲调脊法能舒展及拉伸腰背部肌肉、筋膜、关节囊及韧带，缓解痉挛，解除关节滑膜嵌顿，通利关节，纠正脊柱小关节错位，使失稳的椎体序列得以好转甚至恢复；借助后纵韧带的张力，逼压椎间盘向前，使椎管内容积及神经根的通路得到一定程度的扩充，畅通气血，起到舒筋通督之功效。

2. 斜扳调脊法 斜扳调脊法是指医者用双手或双肘沿着脊柱纵轴方向，向相反方向用力，使脊柱关节被动旋转、瞬间位移的一种正脊手法。该法多用于颈椎、胸椎及腰骶部，具有纠正关节错位、松解粘连、解除或减轻神经压迫、通利关节、舒筋活血的作用。斜扳调脊法常包括颈椎斜扳调脊、胸椎斜扳调脊及腰椎斜扳调脊三种手法。

（1）操作方法

①椎斜扳法：患者坐位，颈项部放松，头稍微前倾。医者站在患者后侧方，一手扶住患者头顶部，另一手托住患者颏部，两手协同动作使头向患侧慢慢旋转，当旋转到有阻力时稍微停顿一下，随即用寸劲做一个突发性的有控制的快速扳动，此时常可以听到轻微的"咯嗒"声响即可。

②胸椎斜扳法：患者取侧卧位，以胸椎右侧错位为例，患者取左侧卧位，双上肢屈曲，抱头护胸。医者站在患者对面，用左肘部固定骨盆，左手掌轻扶患处以下的脊柱，右手用力将肩部轻轻向前下推按，当交锁的力量传递到患椎棘突时，随即用寸劲做一个突发性的有控制的快速扳动，即可听到弹响声。

③腰椎斜扳法：患者取侧卧位，患侧在上，双上肢屈曲，抱头护胸，屈膝屈髋；健肢在下，自然伸直，腰部放松。医者面对患者站立，一手按住其肩前部，另一手用肘部抵住患者臀部，双手协同做相反方向的用力，即手掌将肩部向前推，肘部将髋臀部向后按，使患者腰部做被动扭转，当有明显阻力时，交锁力量传到患椎棘突处，用寸劲做一个增大幅度的可控的突然扳动，此时常可以听到"咯嗒"声响即可。

（2）作用机理：斜扳调脊法，具有纠正脊柱小关节错位、松解软组织粘连、缓解肌肉痉挛、舒筋活血通督的作用，能减轻或消除神经根的卡压，促进炎性物质吸收和水肿的消退，减轻或消除疼痛；该手法亦能滑利关节，改善脊柱的活动度。

3. 牵弹三步法 为牵引疗法与正骨推拿疗法有机结合的一种治疗腰椎间盘突出症的疗法，该疗法由牵引、弹压整脊及扳伸治疗三个阶段综合而成。该疗法为平乐正骨颇具特色和代表性的系列正脊方法之一，是对中医传统推拿和正脊手法治疗的系统优化组合，是非手术治疗腰椎间盘突出症的一种有效治疗方法。该法为国家中医药管理局"十一五"中医适宜推广技术项目之一。一般在牵引、中药熏蒸及展筋丹揉药治疗10～15日后实施该疗法。

（1）操作方法

第1步牵引：患者取俯卧位，用牵引床或骨盆牵引带牵引，牵引前排便，牵引重量为患者体重的1/3左右，每次时间30～50分钟，病变椎间隙处于上下牵引带之间，每日2次，尾部牵引仰角30°，误差±5°。每次牵引解除后要求患者卧床30分钟后再下地。如上所述牵引12±5天后，患者腰部骶棘肌紧张基本松弛，入院时神经症状有所缓解后可进行第二步治疗。

第 2 步弹压：患者床头牵引 10 ～ 15 天后，在有显示力度的电脑牵引床上实施弹压手法。具体方法为：患者俯卧于牵引床上，胸部和髋部常规缚扎牵引带后，使病变间隙之腹部悬空，将牵引重量根据患者耐受程度设定为超体重 10% ～ 30%，持续牵引 10 ～ 15 分钟，待患者骶棘肌充分松弛后实施弹压手法。医者站立于患侧（中央型突出站立于症状较重一侧），一手掌根按压于相应病变节段棘突间隙，中指正对脊柱方向（或上或下），另一手虎口叠加于腕背部，双肘关节伸直，向腹部垂直连续弹压（弹压过程中，嘱患者张口呼吸，切勿闭气），压力为 30 ～ 50kg（电脑牵引床可显示弹压力公斤数），频率为 100 ～ 120 次 / 分，此时牵引力维持不变，患者如无不良反应，连续弹压约 10 分钟即停止手法，逐渐减小牵引重量至电脑显示牵引力为 0。患者自身手掌置于腰骶部，用直尺越过手掌连接 T12 椎体棘突和骶骨岬，直尺下的 T12 棘突、手掌、骶骨岬在同一水平面以下表明手法到位，嘱患者深呼吸，去除牵引带。如未达到标准，视患者耐受性可重复操作一遍，仍不能达到标准者不再强求。

第 3 步扳伸：弹压后行扳伸手法，具体为患者健侧卧位（如中央型突出则症状较轻侧卧位），健肢贴紧床面并伸直，患肢尽量屈曲。医者面对患者，一手肘推肩向后，一手肘压臀并用拇指压住病变间隙上位棘突（如有棘突偏歪则以偏歪棘突为准），双肘交错用力，调整力线，当力线传导至拇指下并有阻抗感时突然发力，闻及"咯嗒"弹响声，同时拇指下有关节松动感时即告复位成功。然后嘱患者仰卧，腰骶部垫厚约 10cm 海绵软垫，助手固定骨盆，医者将患者双下肢分别直腿抬高，并做踝关节背伸，高度以患者能耐受为限，但不低于 50°，不高于 100°；先健侧、后患侧，每侧 3 次（如中央型突出则先症状较轻侧、后症状较重侧）。术后患者绝对卧床 3 天，整体翻身，避免腰部旋转，平卧时腰下加自制腰垫，高度不低于 2cm，以维持腰曲。并应用 20% 甘露醇 250mL 静滴，每日 1 次，连用 3 天。3 天后，指导患者床上行腰背肌锻炼、四肢活动 1 ～ 2 个小时，测血压正常后，佩戴腰围下床活动，注意保持正确姿势，避免突然弯腰。

（2）作用机理：牵弹三步法之牵引疗法主要采用卧位背伸间断牵引，其目的以松解脊周动力肌，缓解脊柱周围软组织的紧张和神经根的缺血、水肿；然后采用等体质量甚或超体质量、脊柱背伸、病变节段悬空牵引，给手法治疗创造条件，待牵引至脊柱周围软组织松弛时行连续弹压手法治疗。

弹压可改善腰部生理结构，松解粘连，改变突出椎间盘与神经根的位置关系。弹压后，解除牵引，改侧卧位斜扳手法，侧扳后行仰卧位直腿抬高拉筋治疗。

扳法可纠正腰椎小关节错缝，而屈髋屈膝拔伸下肢，可解决神经根受压迫或受刺激问题。

4. 牵引按压法　是指在牵引的状态下施以按压脊柱，以达到调整曲度、矫正小关节紊乱的治疗方法。

（1）操作方法：患者取俯卧位用牵引床或骨盆牵引带顺脊柱纵轴并微偏向背侧持续对抗牵引，医者站于患者一侧，一手掌根按压于相应病变节段棘突间隙，中指正对脊柱方向（或上或下），另一手虎口叠加于腕背部，双肘关节伸直，向腹部垂直连续弹压，力量适度，以患者可耐受为度，一般每次按压 2～3 分钟即可，频率为每分钟 20～30 下，每日按压 2 次，按压后患者仍应继续保持牵引。

（2）作用机理：在背伸牵引下行按压治疗，可调整腰椎小关节，恢复患者腰椎生理曲度，纠正小关节紊乱，达到通督活血、舒筋养骨的作用。

5. 提拉推顶法　是指在人工牵引提拉颈椎的同时，在颈椎患处给予向下颌或鼻尖方向的一个前上推按动作，以达纠正关节紊乱、改善或恢复颈椎曲度的一种正脊调曲法。

（1）操作方法：患者坐于低凳上，双上肢自然放于双腿上，医者立于患者侧后方，一侧肘关节及手指抱托患者下颌、后枕部，紧贴医者胸部，并适度给力沿纵轴方向上提牵拉，另一手拇指顶按住颈曲反弓中心处，其余四指放置于颈部侧方，在上提牵拉逐渐适度背伸的同时，拇指用力向鼻尖方向瞬间做小幅度有控制的推顶动作，手下常有关节滑动移位或弹响声即可。操作过程所施力量要适中，提拉要缓慢持续，推顶要轻巧寸劲，避免暴力。要使患者尽可能充分放松，做到"法施骤然人不觉"。

（2）作用机理：提拉推顶法具有整复调曲的作用。该手法向上提起牵拉可放松颈部肌肉，松弛紧张关节囊，拉大椎间隙，解除小关节嵌顿，使颈椎在一定程度上处于暂时失稳状态，利于手法成功实施，然后再给予向前、向上的推力，使异常的颈曲和紊乱的小关节得以纠正，从而恢复颈椎正常结构，为脊柱内外力学平衡创造良好条件。

6. 膝顶调胸法　是指医者借助膝关节对患者胸椎病变施以手法以治疗胸椎疾患的正脊手法，该法主要适用于胸椎小关节紊乱的患者（尤其适用于中胸段肋椎关节紊乱的患者）。

（1）操作方法：患者端坐于方凳上，双手十指交叉扣紧并置于枕后抱头；医者站于患者身后，一足置患者身后踩实于方凳之上，膝关节屈曲并用膝前抵住要施术的部位，双手把持患者肩前部，并缓缓向后提拉，待感觉膝部已顶紧患者胸椎病变部位时，嘱患者深吸气，医者双手向后上骤然发力，使患者肩背部快速后伸扩胸，两力交错可听到胸椎后方发出清脆的"咔哒"声，即告正脊成功。

（2）作用机理：该手法具有松解粘连、滑利关节、整复错缝的作用。该法以患者双肩为杠杆，医者膝前部为支点，合力向上牵拉使错位的小关节得以整复；还可使在一定程度上改变胸廓运动，增大关节间隙，解除关节囊嵌顿，松解粘连，活顺胸椎小关节，有利于促进损伤后炎症的吸收，从而解除神经的机械性压迫和炎症刺激。

7. 平脊按压法　即推按法的衍生手法，是平乐郭氏正骨手法里面专门针对脊柱骨关节相关疾病诊疗的特殊手法，用于纠正胸腰椎小关节紊乱症、胸胁关节紊乱症、脊柱生理曲度异常，以及脊柱亚健康状态等。该平脊按压手法是根据人体脊柱的解剖特征和生物力学特点以及经络腧穴分布规律，脊柱骨关节相关疾病的病因病机，运用手法在推、压的复合力学作用下，将胸腰椎、胸胁关节的错位、偏移、卡压、嵌顿予以纠正和调节，从而达到整脊和通督的目的，恢复脊柱的弹性和活动度。该手法独特，配合呼吸，操作简便、安全高效，是专门针对脊柱本身相关疾病的独特手法。

（1）操作方法：患者俯卧于治疗床上，医者立其左侧，双手叠加按压于患者椎体上，从上往下一个一个椎体进行按压，同时嘱患者进行呼吸配合，发力时嘱患者进行呼气，收力时吸气，一呼一吸与手法作用相互配合，作用力斜向下方，用力柔和，节律与幅度一致，从胸椎开始到骶椎一点一点连续进行，使作用力均匀分布到每一个椎体、椎间关节，重复操作 15～20 遍。在按压的过程中，发生紊乱的关节能得到自然的复位，无需其他特殊的手法。

（2）作用机理：运用力学原理，在施法过程中把推、按压的复合力一气呵成，借助手法纠正脊柱小关节解剖位置异常，以减轻对脊神经根的刺激压迫，改善脊柱的力学平衡，并通过神经反射调整内脏功能。督脉统帅全身之阳气，行经背部正中。平脊按压手法通过对脊柱部位进行操作，达到通督助阳，流通气血、调和脏腑、祛除疾病的目的。

三、针灸疗法

针灸是针法和灸法的合称。针法的原意是指用毫针按一定穴位刺入患者体内，运用捻转与提插等针刺手法来治疗疾病；灸法是把燃烧的艾绒置于穴位部温熨局部，利用药与热的共同作用，通经络，调气血，治疗疾病。针灸是中医学的重要组成部分，也是平乐正骨治法的重要组成部分，其内容包括针灸理论、腧穴、针灸技术以及相关器具，在其形成、应用和发展的过程中，不断创新、丰富、发展与完善，具有鲜明的汉民族文化与地域特征，是基于汉民族文化和传统自然科学产生的宝贵遗产。

（一）作用机理

1. 疏通经络　使瘀阻的经络通畅而发挥其正常的生理作用，是针灸最基本最直接的治疗作用。经络"内属于脏腑，外络于肢节"，运行气血。经络不通，气血运行受阻，临床表现为疼痛、麻木、肿胀、瘀斑等症状。临床上经常选择相应的腧穴和针刺手法以及三棱针点刺放血等方法，使经络通畅，促进气血正常运行。

2. 调和阴阳　疾病发生的机理是复杂的，但从总体上可归纳为阴阳失衡，故临床诊疗的终极目标是阴阳调和、相济与平衡。针灸调和阴阳的作用是通过经络阴阳属性、经穴配伍和针刺的补泻手法完成的。

3. 扶正祛邪　针灸扶正祛邪的作用就是可以扶助机体正气及驱除病邪。疾病的发生发展及转归的过程，实质上就是正邪相争的过程。针灸通过选穴不同与手法变化，可通经驱邪，调和气血，扶助正气，调理脏腑，而发挥其扶正祛邪的作用。

（二）针灸分类

1. 传统疗法　包括毫针刺法、灸法、三棱针刺法、皮肤针刺法、皮内针刺法、火针刺法、芒针刺法、电针刺法与梅花针疗法等。

2. 现代刺法灸法　包括耳针法、头针法、眼针法、鼻针法、手针法、足针法、腕踝针法，以及声电波电针法、电火针法、微波针法等。

3. 穴位疗法　穴位激光照射法、穴位贴敷法、穴位埋线法、穴位磁疗法、穴位注射法、穴位指针法、穴位电离子透入法、穴位割治法、穴位结扎法等都属针灸法的创新与延伸。

（三）平乐正骨针灸疗法特点

1. 在以"平衡为纲"学术思想的指导下，整体辨证，通过针灸的通经络、理气血作用，达到气血调畅、脏腑和合、扶助正气、驱除病邪的作用。

2. 主要用于神经、肌肉、骨骼疾病的治疗。如岔气、急性软组织闪扭伤、神经性膀胱功能失调、肋间神经痛、颈臂综合征、肩凝症、网球肘、腰痛、坐骨神经痛、关节炎、小儿脑瘫、小儿麻痹症等疾病的治疗。

3. 采用循经远取（穴）疗法为主。

4. 慢病善补，以补为通，辅助气血，调和脏腑，滋养筋骨，通利关节；急病多泻，通经活络，开窍驱邪，缓急止痛。

5. 常以指代针，信手拈来，手到病除。

（四）注意事项

1. 过于疲劳、精神高度紧张、饥饿者不宜针刺。

2. 年老体弱者针刺应尽量采取卧位，取穴宜少，手法宜轻。

3. 孕妇禁针，必要时可慎用一些灸法辅助治疗。

4. 小儿因不能配合，一般不宜留针。婴幼儿囟门部及风府、哑门穴等禁针。

5. 血友病等出血性疾病的患者禁针。

6. 皮肤感染、溃疡、瘢痕和肿瘤等部位禁针。

7. 眼区、胸背、肾区、项部，胃溃疡、肠粘连、肠梗阻患者的腹部，尿潴留患者的耻骨联合区针刺时应掌握深度和角度，禁用直刺，防止误伤重要脏器。

8. 针刺对某些病症确实有极好的疗效，但并非万能，特别是一些急重病的治疗，应根据情况及时采用综合治疗，才能更有利于病人，也可充分发挥针灸的作用。

四、熏洗疗法

中药熏洗疗法是伤科常用的治疗方法。早在《五十二病方》就记载外伤疾病有用以外敷的药剂，有煎汤外洗的洗剂，有燃烧熏治的熏剂，有蒸葱熨治的熨剂以及灸剂。《黄帝内经》中也有"热汤洗浴""烫熨"和"浴法"的记载，如《素问·阴阳应象大论》中说："其有邪者，渍形以为汗。"热敷熏洗古称"淋拓""淋渫""淋洗""淋浴"。在骨伤科的领域，现存最早的伤科专书《仙授理伤续断秘方》已提出了"凡肿是血伤，用热药水泡洗"的观点。骨伤熏洗法作为中医药外治的特色疗法之一，具有方便、有效、副作用小、应用范围广泛的特点，在治疗骨关节疾病，尤其是伤筋疾患方面发挥着重大作用。

熏洗疗法是利用药物蒸气的熏与药液的洗相结合的治疗方法，是在患处体表部位进行熏洗从而达到治疗疾病目的的外治方法。通过药物局部熏洗，使药物直接为肌肤吸收、利用，在熏洗中还可以通过热量促进机体的新陈代谢，增强治疗效果。

平乐郭氏正骨十分注重筋伤疾病和关节功能障碍的中药熏洗治疗，通过创新与智能化改进相关装置，配合平乐正骨传统特色药物组配，为腰椎间盘突出症、颈椎病、退行性关节炎、关节功能障碍等疾病提供了一种安全、无创、疗效确切的优效疗法。

（一）作用机理

此疗法是应用中药煎汤熏蒸病人患处，借温度和药物的联合作用，达到活血化瘀、舒筋活络、蠲痹止痛的目的。中医理论认为，"血见热即行，遇凉即凝，治瘀先治血，血行痹自止"；现代医学认为，中药熏洗时，由于物理温度的刺激及药物药理作用，引起皮肤和血管扩张，促进局部血液循环、淋巴循环和新陈代谢，改善局部组织营养，并刺激神经系统和血管系统，温经通络，行气活血，破瘀散结，祛风除湿，消除水肿，调节生理功能。中药熏洗局部治疗，克服了服用中药口感不佳和胃肠道刺激等缺点，局部应用使药物直达病所，对骨伤病患者具有良好的疗效，是内病外治的经典。

（二）适应证

①风寒湿痹证；②伤损后期，关节拘挛，功能障碍者，配合牵引治疗效果更好；③劳损性疾病，包括骨性关节炎等；④筋骨亚健康状态等。

（三）操作要点

患者取舒适体位，将患部裸露置于熏蒸容器的正上方，盖好蒸罩，尽量不使热气散发。常规设定温度50℃，时间为30分钟，15天为一疗程，一般应用1～2个疗程。熏洗之后应注意保暖、避风寒。

（四）平乐正骨熏洗疗法特点

①注重整体辨证施治，以求平衡为纲；②强调以温热为宜，忌高温过熏，耗泄正气，尤其是老年人、骨质疏松症及急性滑膜炎患者更忌高温；③重洗轻熏，或熏洗并重，注重药之功效；④主张仅用于寒湿痹阻之症（包括伤损后期之关节拘挛、活动不利），忌用于热证（包括虚热证与实热证）；⑤主张综合治疗，内外兼治；⑥常与手法联合运用，相得益彰。

五、药物离子导入

药物离子导入是利用直流电将平乐正骨特色中药中的有效成分更深入、更有效地透过皮肤黏膜快速进入人体，直接作用于病所，达到舒筋活络、化瘀消肿止痛、通经除痹、松解粘连、调节和改善局部循环的作用的一种疗法。现代医学认为，中药离子进入人体后，在局部直接与组织产生理化反应，在皮肤内形成离子堆使患肢局部有较高的药物浓度。本疗法具有简便、安全、有效等优点，适宜临床推广。但对于局部有皮损者、药物过敏者、有出血倾向性的患者禁用。

（一）适应证

①风湿痹证；②软组织损伤；③劳损性疾病，包括骨性关节炎等；④筋骨亚健康状态等。

（二）操作要点

患者取舒适体位，将垫有药片的电极片固定于患部相对应处，根据不同部位与病情设定频率与时间。10 天为一疗程，一天 1 ～ 2 次，可连续治疗两个疗程后休息一周，再重复治疗。

（三）平乐正骨药物离子导入疗法特点

①注重整体辨证施治，以求平衡为纲；②强调温和施法；③强调辨证遣方，注重平乐正骨特色药之功效；④主张综合治疗，内外兼治；⑤常与手法等联合运用，相得益彰。

六、物理疗法

物理疗法顾名思义是指应用物理因素治疗疾病的方法，其内容包括应用天然或人工的物理因子，如电、光、声、磁、冷、热和机械等。平乐正骨常用的理疗方法有以下的这些种类。局部有皮损者、皮肤过敏或感觉障碍者和有出血倾向的患者禁用。

（一）温热疗法

温热疗法是最常用的物理治疗方法，能够起到局部消炎镇痛、增加局部血液循环、调节局部组织代谢、促进组织再生与修复、解除痉挛等效果。比较表浅的温热疗法有红外线和温水浴等，热力能够到达深层的则有超短波、极超短波、超音波等。又可分为干热和湿热两类，湿热可以到达体部深层；干热比较表浅，热力渗透力较弱。平乐正骨常用温热疗法有：

1. 温水疗　平乐正骨多辨证运用中药煎剂温药水或单纯温水，温度 40 ～ 42℃，浸泡 15 ～ 20 分钟。或将毛巾浸湿在 50℃以上的热药水中或温水中，取出后交替敷在伤处 3 ～ 5 分钟一次，共 15 ～ 20 分钟。

2. 蜡疗　利用加热熔化的石蜡作为温热介质接触患处体表，将热能传至机体以治疗疾病。石蜡具有较大的热容量，导热系数极低，且没有热的对流，其温热作用可达较深部位，可透入皮肤 0.2～1cm，保持时间较长，使皮肤血管明显扩张，有利于血肿吸收和水肿消散。在石蜡逐渐冷却的过程中，其体积逐渐缩小，对机体产生柔和的机械压迫作用，进一步促进肿胀吸收。石蜡中含有的油质，还能润泽皮肤，软化挛缩的瘢痕和肌腱组织。平乐正骨多于石蜡之上辨证垫以薄药垫，以增加药理作用。

3. 热疗袋　平乐正骨常用葱姜炒麸子作热药袋，用于风寒湿邪痹阻经络之症，以散寒除湿；也常用于慢性劳损性疾病或伤损后期关节拘挛、屈伸不利、畏寒肢冷等症，以温经通络、舒筋活血、除风散寒、通利关节。初始温度 40～42℃，每次 15 分钟。

（二）冷疗法

冰敷可使局部血管收缩，减少出血，并可抑制局部感觉、降低局部组织代谢率和应激反应，从而达到止痛、消炎、消肿、减轻创伤反应的作用，对局部炎症所引起的红、肿、热、痛，有明显的抑制作用。

常用的冷疗方法有冰袋冷敷法、冰块按摩法、全身或局部冷水浸浴法、喷射法等。其中，冰敷是平乐正骨最常用的冷疗方法，用纱布包裹冰块后，于局部做同心圆式的轻轻按摩 10 分钟左右／次，可根据情况确定冷敷次数，常在肢体创伤及手术后 72 小时之内应用。当疼痛强烈时，可用二氧化碳喷雾剂做局部喷射，可获得即时止痛效果。

平乐正骨十分强调在冷疗时必须注意：①不同的个体对寒冷的耐受性不同，要防止冻伤；②冷疗后温度应逐渐过渡到常温，以免局部反弹性充血，甚至出血，反而加重肿胀与创伤反应；③伤科冷疗常适用于软组织急性扭伤，多为急诊处置之计，不可过度应用，以免寒凝瘀血，留滞不散。

（三）水浴疗法

水浴疗法是指病人在水中运动锻炼，利用水的物理特性如温水、冷水、浮力、水压等流体力学来进行物理治疗，包括全身浴和局部浴两种。全身浴需 38～40℃，局部浴应为 40～42℃，平乐正骨常根据不同病证辨证配合药水进行。

水浴疗法的优点：①身体在水中受到浮力影响，可减轻重力影响早期活动；②温水中浸浴，可有镇痛、镇静、肌肉松弛的效果，并可增加关节活动度和肌肉的柔软性；③流体力学促使肌肉力量均匀恢复；④减少穿着对活动的影响；⑤病人能够明确看到关节的活动，增加训练的信心；⑥水中有利于进行各种有计划的运动，如辅助运动、支托运动和抗阻运动等，也可以进行水中的步行训练、平衡训练和协调训练。

（四）电疗法

高频电疗是平乐正骨常用的辅助疗法，它对神经肌肉组织不产生兴奋作用，但是有明显的热效应和非热效应。其热效应的成因与水、泥、蜡的传导性热效应有显著的不同，在热的深度、强度、稳定性、均匀性、选择性、可控性等方面，要显著优于传导性热效应；其非热效应具有促进代谢与生长、促进神经细胞纤维再生、增强白细胞吞噬、促进炎症吸收等生物学效应，对于急性炎症、损伤、疼痛等有良好的治疗作用。

对于关节及关节周围骨折术后的病人，早期进行电疗，可以有效地促进炎症吸收，能够明显减轻局部粘连，对于关节功能恢复有着积极的作用。但体内安装有金属内固定物、心脏起搏器，以及恶性肿瘤患者、孕妇、出血或有出血倾向的患者禁用。

（五）超声疗法

超声波是一种机械弹性振动波，与光波有相似的物理性质，一般对组织不产生损害。超声振动具有刺激组织细胞的功能，可用于松解组织粘连、软化瘢痕等，是平乐正骨较常用的物理疗法，多与其他疗法联合运用。

（六）光疗法

光疗法是指应用日光或人工光源进行治疗的方法。根据光的波长不同，可分为可见光、红外线、紫外线和激光等多种治疗方法。与电疗相似的是，这些不同波长的光在临床应用上也各有其不同的适应证和控制参数。平乐正骨常用医用红外线与激光设施配合其他方法改善局部血液循环，促进组织代谢，消肿止痛。

七、牵引疗法

牵引疗法是平乐正骨的常用治法，是借助器具对人体患部进行牵拉的方法。目的是缓解肌肉痉挛，协助骨折复位，解除组织压迫与粘连，纠正关节错缝与畸形，扩大关节间隙，改善关节功能。常见有颈椎牵引、骨盆（腰椎）牵引以及四肢关节牵引。常用牵引形式有：牵引固定带牵引（皮牵引）与骨牵引。该疗法具有简便易行、经济实用、疗效显著等优点。适用于关节功能障碍、关节炎、颈椎病、腰椎间盘突出症、髋关节一过性滑膜炎、骨盆倾斜、关节肌肉挛缩与畸形者，多配合中药熏洗，其效更佳。